« J'ai quelque chose à vous dire... »

Conception graphique de la couverture: Violette Vaillancourt

DISTRIBUTEURS EXCLUSIFS:

- Pour le Canada et les États-Unis:
  LES MESSAGERIES ADP*
  955, rue Amherst, Montréal H2L 3K4
  Tél.: (514) 523-1182
  Télécopieur: (514) 521-4434
  * Filiale de Sogides Ltée

- Pour la Belgique et le Luxembourg:
  PRESSES DE BELGIQUE
  96, rue Gray, 1040 Bruxelles
  Tél.: (32-2) 640-5881
  Télécopieur: (32-2) 647-0237

- Pour la Suisse:
  TRANSAT S.A.
  Route du Grand-Lancy, 2, C.P. 125, 1211 Genève 26
  Tél.: (41-22) 42-77-40
  Télécopieur: (41-22) 43-46-46

- Pour la France et les autres pays:
  INTER FORUM
  13, rue de la Glacière, 75624 Paris Cédex 13
  Tél.: (33.1) 43.37.11.80
  Télécopieur: (33.1) 43.31.88.15
  Télex: 250055 Forum Paris

Betty Fairchild et Nancy Hayward

«J'ai quelque chose à vous dire...»

Faire face à l'orientation sexuelle de son enfant

Traduit de l'anglais par
Marie Perron

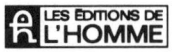

Données de catalogage avant publication (Canada)

Fairchild, Betty

«J'ai quelque chose à vous dire...»:
faire face à l'orientation sexuelle de son enfant

Traduction de: Now that you know.
Comprend des références bibliographiques: p.
ISBN 2-7619-0960-7

1. Homosexuels — Relations familiales. 2. SIDA (Maladie).
I. Hayward, Nancy. II. Titre.

HQ76.3.U5F3314 1991   306.76'62   C91-096523-4

© 1979, 1989, Betty Fairchild et Nancy Hayward

© 1991, Les Éditions de l'Homme,
une division du groupe Sogides,
pour la traduction française

L'ouvrage original anglais a été publié par
HBJ Publishers sous le titre: *Now that you know.*
(ISBN: 0-15-667601-X)

Tous droits réservés

Dépôt légal: 2e trimestre 1991
Bibliothèque nationale du Québec

ISBN 2-7619-0960-7

*À tous nos enfants gais —
hier, aujourd'hui et demain.*

Remerciements

Les lettres et les récits de ce livre sont véridiques. Ils sont racontés avec des mots de tous les jours par ceux qui les ont vécus. La plupart du temps, les protagonistes sont identifiés par leur seul prénom et nous avons omis certains détails afin de préserver leur intimité. Il peut arriver toutefois qu'une personne soit désignée, avec son autorisation, par ses prénom et patronyme réels.

Nous remercions chaleureusement les femmes et les hommes qui nous ont écrit leur histoire. Nombreuses sont celles qui n'ont malheureusement pu trouver place dans notre ouvrage. Ce livre doit cependant beaucoup à chacun de leurs récits personnels qui ont accru notre perception et notre compréhension de l'homosexualité. Nous sommes également très reconnaissantes aux nombreux amis et collègues dont l'intérêt et le soutien ne se sont jamais démentis et dont l'aide constante a permis la réalisation de ce livre.

Betty Fairchild et Nancy Hayward

Introduction

Depuis la parution de ce livre il y a une dizaine d'années, bien des choses ont changé — que jamais nous n'aurions pu prévoir. Pour la plupart d'entre ceux qui nous lisent, le plus radical de ces changements est sans aucun doute l'émergence du sida — un phénomène qui, de quelque manière, affecte tous les habitants de notre planète.

Le sida (syndrome d'immunodéficience acquise): un mot et un mal si lourds d'émotion et si terrifiants que la plupart des gens, surtout les gens mal informés, continuent de nourrir à ce sujet des convictions tenaces (souvent inexactes) ainsi que des opinions préjudiciables et des sentiments hostiles. En effet, peu d'entre nous sont exempts d'inquiétude. Le sida vous a peut-être arraché un être cher. Peut-être soignez-vous en ce moment une personne qui en est atteinte ou connaissez-vous quelqu'un chez qui la maladie a été diagnostiquée. Et si rien de cela ne vous touche, vous éprouvez sans aucun doute une angoisse terrible à l'idée que votre enfant ou un autre être cher puisse un jour être atteint du sida.

Si par hasard vous venez d'apprendre que votre enfant est homosexuel — ou qu'il est gai et sidéen —, vous êtes probablement terrassé.

Quand nous avons écrit ce livre en 1970, nous avions pour objectif de vous donner les moyens de comprendre votre fils ou votre fille homosexuels, de façon à renouer et à renforcer entre vous les liens familiaux. À cette époque, personne n'avait encore entendu parler du sida. Nous avons ajouté un chapitre à la présente édition, qui contient des renseignements précieux et des histoires de cas susceptibles d'apaiser vos craintes et de vous aider à faire face au sida avec amour et courage s'il devait affecter votre famille. D'autres ouvrages traitant de cette question sont également répertoriés dans la bibliographie.

Ces dix dernières années, l'homosexualité est devenue un sujet de conversation courant. Même avant l'avènement du sida, on parlait plus ouvertement d'homosexualité; femmes lesbiennes et hommes gais affichaient leurs couleurs dans toutes les couches de la société; la presse écrite, les médias électroniques et le monde du spectacle commençaient à transmettre une image plus positive de la vie homosexuelle. Bien que certains s'y opposent encore, l'attitude générale à l'égard de l'homosexualité a changé.

Je craignais qu'une telle évolution ne rende notre ouvrage — écrit pendant les années soixante-dix, c'est-à-dire à une époque où régnaient encore la naïveté et l'étroitesse d'esprit — quelque peu caduc. Mais, mis à part l'exclusion forcée de tout commentaire au sujet du sida, à laquelle nous suppléons dans la présente édition, la convergence des inquiétudes et des émotions reste en tous points valable aujourd'hui. Parents et enfants ont encore à affronter des conflits familiaux liés à l'homosexualité.

Il est malheureux de constater que dans l'esprit de beaucoup de gens le mot «gai» et le mot «sida» soient si souvent accouplés et si terrifants. Les pages qui suivent, par l'information, les histoires de cas et les nouveaux points de vue qu'elles recèlent, sauront apaiser les esprits et les cœurs en suscitant une meilleure compréhension chez les lecteurs. Voilà du moins ce que je souhaite.

Ce qui précède et tout notre livre sont empreints de gratitude et d'affection envers les femmes et les hommes qui ont partagé avec nous l'histoire de leur vie et qui nous ont ainsi permis de l'écrire. Nous souhaitons aussi exprimer notre appréciation et nos vœux de bonheur à tous ceux et celles qui le liront.

Betty Fairchild
Juin 1989
San Francisco, Californie

1
Maintenant qu'on vous l'a dit

C'est arrivé un dimanche matin de l'hiver 1970. Il avait neigé. Mon fils Glenn, âgé de dix-sept ans, et moi étions seuls à la maison. Ma fille aînée, Ellen, était mariée et habitait loin de nous. Nicki, la plus jeune, avait passé la nuit chez une copine. J'étais dehors en train de dégager la voiture pendant que Glenn dormait. Puis, à ma surprise, il ouvrit la porte et cria: «Tu rentres bientôt?»

— *Déjà* debout? répondis-je, non sans une certaine ironie. Je rentre bientôt. Ou bien, pourquoi ne pelleterais-tu pas à ma place, hein?

Il disparut dans la maison. Je continuai à pelleter la neige.

Quelques minutes plus tard, sa tête parut encore une fois dans la porte.

— Tu viens, maman? Il faut que je te parle.

Je sentis que quelque chose n'allait pas. J'abandonnai ma tâche et rentrai, ôtai mes bottes et mon blouson en m'efforçant d'avoir l'air de bonne humeur. Glenn brillait par son absence.

— Qu'est-ce qu'il y a? criai-je. As-tu déjeuné?

Il se précipita dans le hall, une drôle de rougeur aux joues, et bafouilla: «Oui. Non... je n'ai pas faim.»

Nous nous installâmes dans la salle de séjour pour prendre un café. Je n'avais pas la plus petite idée de ce qui le tracassait, mais il avait certes toute mon attention.

— Je ne sais pas comment te dire ça..., commença-t-il, un sanglot dans la voix. C'est terrible.

Au bout d'un moment, en songeant au «pire», je demandai: «Est-ce que Laura est enceinte?»

Glenn s'essuya les yeux.

— Non, dit-il. Pire que ça.

Mon cerveau s'éteignit. Je me mis à fouiller le noir à la recherche de choses épouvantables.

— As-tu des ennuis avec la police?

— Non... Maman...

Il s'interrompit pour se moucher.

— Maman, c'est que... vois-tu, c'est que... je suis homosexuel.

Tout en moi voulait crier NON! et mon cerveau se mit à fonctionner à une vitesse folle. Ce n'est pas possible!... Ah! si seulement Laura *était* enceinte... pas de petits-enfants... quelle horreur!... ce n'est pas possible... qu'ai-je donc fait pour ça... NON!

— Bon, parvins-je enfin à dire, ce n'est pas la fin du monde, mon chéri.

Mais pour moi, ça l'était.

Quand Glenn m'apprit la nouvelle, il était au deuxième cycle du secondaire. C'était un jeune homme merveilleux, très attiré par la musique et le théâtre. Bien que Laura et lui aient été très proches, il n'avait pas de petite amie et, comme toutes les mères, je souhaitais qu'il en ait bientôt une. Mais jamais je n'aurais pensé qu'il puisse être gai. En ce temps-là, l'idée même ne m'aurait pas effleurée. Je n'avais de ma vie jamais connu d'homosexuel.

Ce jour-là, Glenn et moi avons parlé jusqu'au milieu de l'après-midi. Il s'en était rendu compte dès le début de son secondaire, et même avant, mais il avoua n'avoir jamais eu d'ami gai jusqu'à ce que lui et Ted, un copain de l'école, se découvrent l'un l'autre.

Pendant cette conversation et durant les semaines qui suivirent, je me sentis comme une éponge prête à absorber tout ce que Glenn avait à dire, curieuse de tout, et puisant quelques gouttes de réconfort dans le vain espoir de l'entendre enfin me dire un jour que ce n'était «qu'une passade», que tout était «rentré dans l'ordre».

Pendant des semaines, des mois sans doute, j'ai porté en moi ce Terrible Secret comme une maladie honteuse. Toutes les horreurs que j'avais entendues, si vagues fussent-elles, se bousculaient dans ma tête; mon fils était «comme ça». Notre vie avaient beau continuer comme avant, j'étais convaincue au-dedans de moi que rien ne serait plus jamais pareil.

Comme la plupart des hétérosexuels, j'établissais un parallèle entre homosexualité et SEXE. Quand Glenn sortait le soir, de fort désagréables pensées me torturaient. (Je ne m'étais pas inquiétée de la sorte quand mes filles avaient fréquenté leurs petits amis — et j'aurais sans doute dû!)

Six mois plus tard, quand Glenn s'inscrivit dans une université du sud-ouest, je fus soulagée de ne pas être au courant de ses allées et venues, et je pus de la sorte affronter plus rationnellement les questions d'homosexualité. Je traînais néanmoins encore beaucoup d'angoisses et d'inquiétudes, et il me restait beaucoup de choses à apprendre.

Voilà le début de l'histoire de Betty, mais cela pourrait arriver à chacun de nous. Nous pourrions lire de telles confidences dans une lettre soigneusement rédigée, une lettre angoissée ou provocante ou les deux. Nous pourrions apprendre la nouvelle par téléphone: «J'ai bien essayé de te le dire quand j'étais à la maison, mais je n'en ai pas eu le courage.» Parfois, l'aveu est brutal, il a lieu dans la voiture au moment où votre fille passe vous prendre au bureau. Elle veut vous prévenir elle-même, avant que vous ne la voyiez ce soir-là au téléjournal prononcer un discours à l'occasion d'une manifestation de Fierté gaie (Gay Pride). Quelle que soit la façon dont nous l'apprenons, cela se résume à: «Maman, papa, j'ai quelque chose à vous dire. Je suis gaie...»

Il se peut que, comme nous deux, vous sachiez déjà ce que signifie découvrir que votre enfant est homosexuel. De quelque façon qu'il s'y prenne, quels que soient les mots employés, ils sont rarement prononcés à la légère et encore plus rarement faciles à entendre. Quand notre enfant «se confie» à nous, nous sommes souvent les derniers à l'apprendre. Les amis, les collègues, parfois même les frères et les sœurs le savent déjà. Mais il semble que ce soit toujours plus difficile de mettre maman et papa au courant.

Cela peut arriver à chacun de nous. Des milliers de familles ont eu à affronter cette réalité inattendue, dont la possibilité ne les aurait même jamais effleurés. Des hommes et des femmes sont capables d'accepter des différences fondamentales chez les êtres, même chez leurs propres enfants. Nous connaissons plusieurs parents dont la réaction fut de dire: «Nous le savions depuis toujours. Nous attendions que tu sois prêt à te confier.» Mais une réaction plus courante est le choc, l'incrédulité, et même l'horreur. Nous nous surprenons à espérer que tout cela ne soit qu'un mauvais rêve dont nous nous réveillerons. Nous repoussons des images mentales qui reviennent sans cesse nous harceler, de troublantes scènes de sexe où figurent nos propres enfants, des scènes dégradantes et parfois dangereuses. Nous voulons l'aide, le soutien et la sympathie de nos proches et de nos amis, nous voulons quelqu'un qui nous aide à traverser la douleur que nous ressentons, mais nous tremblons à l'idée d'en parler à qui que ce soit.

Le fils, la fille que nous croyions connaître nous sont tout à coup devenus des étrangers ayant une vie cachée. Imaginez un peu qu'au travail, à l'église ou au club l'on découvre cette chose épouvantable! Comment pourrions-nous supporter l'expression polie sur ces visages tout en devinant que la rumeur circule Dieu sait où, Dieu sait jusqu'où? N'est-il pas difficile d'affronter l'avenir en sachant d'avance que le mariage tant souhaité n'aura pas lieu, qu'il n'y aura pas de petits bébés à dorloter, à admirer, à exhiber à toute la famille? Les cousins de nos enfants vont se marier, de même que leurs amis. Comment prétendre que cela ne nous affecte pas?

Souvent, la culpabilité est la plus forte. Où nous sommes-nous trompés? Qu'avons-nous fait pour mériter cela? Certains parents cherchent à se dégager d'un tel poids en en rendant leur enfant responsable. Ceux-là disent: «Comment peux-tu nous faire une chose pareille!» Ou bien: «Tu fais exprès pour nous faire de la peine!» Ou encore, trop souvent: «Nous ne voulons plus te voir. En ce qui nous concerne, nous préférerions que tu sois mort!» Certains parents ont des réactions d'une méchanceté inconcevable. Une femme jeta son fils à la porte quand il lui rendit visite pour essayer de parler avec elle. Plus tard, ses frères aînés vinrent lui donner une raclée et le prévenir de ne plus essayer de revoir sa mère.

D'autres parents cherchent ailleurs un responsable: «C'est ton copain Untel qui t'a appris ça?» Un père dit tristement à sa fille: «Est-ce à cause du petit ami que tu as eu à seize ans?» D'autres se mettent immédiatement sur la défensive: «Je ne t'ai pas élevé comme ça! Je t'ai amené à l'église. Je t'ai enseigné à reconnaître ce qui est bien et ce qui est mal!» Certaines histoires seraient drôles si elles n'étaient pas les témoins d'une aussi tragique ignorance. Une mère se précipita sur le tiroir à argenterie et en sortit une cuiller, une fourchette, un couteau, etc., en déclarant qu'il n'était plus question pour sa fille de toucher à la vaisselle ou de manger avec les autres membres de la famille.

D'autres parents affrontent leur culpabilité en cherchant où ils ont failli à leurs responsabilités de parents. Si seulement mon mari avait passé plus de temps avec les enfants! Si seulement j'avais su être à l'affût des signes précurseurs chez mon fils, si je l'avais amené à s'intéresser davantage au sport! Si seulement j'avais obligé ma fille à porter des vêtements plus féminins! Certains fouillent leur vie en quête de la faute épouvantable sûrement commise pour que le Ciel leur inflige un aussi terrible châtiment. Dans une longue lettre à son fils, une mère fort pieuse se reprochait d'avoir usurpé la place de chef de famille qui revenait de droit à son mari et d'avoir ainsi encouru la colère divine.

Sans doute, pour la plupart d'entre nous, avons-nous réagi plus ou moins de la sorte, ouvertement ou non. Nos acquis et les messages subliminaux dont nous sommes sans cesse bombardés font qu'il ne nous est pas facile d'apprendre que notre enfant est différent. Cette révélation remet en question tout ce que nous pensions savoir au sujet de nos enfants, l'idée que nous nous faisions des choses telles qu'elles *sont* et telles qu'elles *devraient* être.

Aucune de ces réactions n'est utile ou constructive, tant pour les parents que pour les enfants. Nous devons nous arrêter à des considérations plus importantes. Par exemple: que puis-je faire pour aider mon enfant? Quelle serait la meilleure attitude à avoir dans les circonstances? Que faut-il que je sache et où trouver l'information nécessaire? À qui puis-je me confier? Que signifie pour ma fille «être lesbienne»? Et, surtout, qu'est-ce que mon fils ou ma fille attend de moi dans l'immédiat?

L'hystérie ne suscite aucune réaction sensée, alors qu'on peut répondre positivement et utilement aux questions soulevées dans le paragraphe qui précède. Il existe des choses que vous pouvez faire pour aider votre enfant. Il existe des façons aimantes de réagir (même si vous ne «comprenez» pas encore ce qui se passe). Nous avons beaucoup à apprendre sur le rôle des hommes et des femmes homosexuels dans la société, sur leurs besoins et leurs espoirs, sur ce que représente l'homosexualité pour notre enfant, et sur ce que nous pouvons lui apporter maintenant qu'il s'est confié à nous.

Il n'a pas été facile par le passé de réagir de façon constructive à pareil assaut sur nos convictions et nos comportements les plus profondément ancrés, car nous n'avions accès à aucun soutien et aucune information. Une telle détresse n'est plus nécessaire aujourd'hui. Avec un peu d'amour et un peu de courage, nous pouvons tous traverser ces circonstances de façon constructive, comme tant d'autres parents l'ont fait, comme nous l'avons fait nous-mêmes.

Revenons au récit de Betty:

Environ un an après le départ de mon fils, un changement s'est opéré — en moi, non pas en Glenn. Il vivait alors à Berkeley. J'allai lui rendre visite et découvrir la Californie. Ce fut pour moi une expérience tout à fait nouvelle.

Cette visite d'une dizaine de jours me rendit consciente du fait que j'ignorais presque tout des multiples comportements humains, des multiples façons de penser et de vivre. Je fis la connaissance de plusieurs amis de Glenn, des gens tout à fait différents de ceux que j'avais rencontrés jusqu'alors. Ils étaient intéressants et actifs, des hommes et des femmes en pleine possession de leurs moyens, et certains d'entre eux très attachants. Les idées que je me faisais de la façon dont les gens sont censés vivre, idées qui concernaient non seulement leur orientation sexuelle mais aussi leurs opinions socio-politiques et tout l'éventail des modes de vie, bref, mes idées préconçues furent mises à rude épreuve. Ce fut une expérience très stimulante — renversante même — qui me permit de rassembler ensuite mes idées autrement, pour devenir une personne plus compatissante, plus informée, plus compréhensive.

Doit-on s'étonner si l'une des conséquences les plus importantes que mon séjour à Berkeley eut sur ma vie fut que l'homosexualité en général, Glenn, et aussi les autres personnes gaies que j'ai rencontrées et que j'ai appréciées, tout cela ne me mettait plus mal à l'aise?

Quant à mes autres enfants, l'aînée, Ellen, à l'occasion d'une de ses visites à la maison, avait déjà été mise au courant avant moi par Glenn. Elle avait beaucoup soutenu son jeune frère, bien qu'à cette époque elle n'ait pas su grand-chose sur l'homosexualité. Elle l'avait aidé à trouver un thérapeute, non pas pour qu'il le change mais pour l'aider à ordonner ses idées, et pour reconnaître et accepter l'être fondamentalement bon qu'il était.

Glenn et sa sœur plus jeune d'un an avaient toujours été très proches. Sans doute est-ce pour cette raison qu'il ne voulut pas que Nicki sache tout de suite ce qu'il m'avait dit. Cependant, quelques mois après son départ pour l'université, il m'écrivit pour m'autoriser à le lui dire. Je préparai soigneusement le théâtre de cette pénible conversation.

— J'ai quelque chose à te dire. Cela concerne Glenn.
— Quoi? Qu'il est homosexuel? répliqua Nicki, en ajoutant: Je m'en doutais.

Depuis, Glenn et Nicki (et plus tard Ellen) ont eu nombre d'amis communs qui ne semblent nullement trouver problématique l'orientation sexuelle de qui que ce soit.

Passons au récit de Nancy:

Je proviens d'un milieu différent de celui de Betty. J'ai grandi à New York où l'on se fait une gloire d'accepter tels qu'ils sont les êtres les plus bizarres. Je m'éveillai plus clairement à l'homosexualité à la fin des années quarante, à l'occasion d'un séjour à Fire Island. L'enfant que j'étais fut fascinée de constater qu'il y avait là une communauté importante d'hommes gais fortunés très aimés et très respectés des autres estivants. Par la suite, je continuai à m'intéresser à l'homosexualité. Au collège, j'écrivis même une dissertation sur le sujet.

J'étais donc assez bien préparée à recevoir les confidences de ma fille. Au terme de sa première année d'université, Avril m'apprit qu'elle était gaie. Je lui demandai aussitôt s'il pouvait s'agir d'une «simple phase». Elle me regarda avec pitié, l'air de déplorer autant d'ignorance chez une femme instruite, puis elle dit: «Non, maman. Ce n'est pas ça du tout. Tu t'accroches à de vieilles théories freudiennes auxquelles personne ne croit plus. Je vais te prêter quelques livres.» Au moment d'aller passer l'été dans l'Ouest en compagnie de sa nouvelle amante, elle me remit les ouvrages *Lesbian/Woman* de Del Martin et Phyllis Lyon et *La femme eunuque* de Germaine Greer, ainsi qu'un certain nombre d'articles de revues.

Avril me dit qu'elle avait «vraiment essayé de se faire aux hommes» pendant sa première année d'université. Et, en effet, elle nous avait parlé dans une lettre d'un homme très sympathique, plus âgé qu'elle, pour qui elle éprouvait beaucoup de respect et qu'elle voyait souvent. Je m'étais demandé alors quel type d'homme c'était. Je n'avais jamais pu imaginer quel genre d'homme pourrait plaire à Avril. Je sus par la suite que cette étape était typique. La plupart des gais, hommes ou femmes, ont des expériences avec l'autre sexe avant d'admettre qu'une relation homosexuelle leur convient davantage.

Mes lectures et la bonne communication qui a toujours présidé à nos relations familiales ont facilité notre ajustement à la nouvelle situation. Abby, qui n'avait alors que huit ans, regretta de ne pouvoir avoir de petits neveux et nièces à dorloter. Elle avait espéré que sa sœur se marierait bientôt. Elle se consola en jurant qu'elle élèverait elle-même une grosse famille le plus tôt possible. Je lui avais tout simplement expliqué qu'Avril appréciait les autres femmes davantage que les hommes, et elle avait accepté ce fait comme elle acceptait sans condition toutes les autres bizarreries de la famille qu'elle aimait. Avec le temps, elle glana d'autres informations dans ce qui se disait à la maison, mais elle posa rarement des questions directes.

Avec le recul, je constate aujourd'hui qu'aucun de nous ne ressentit de véritable choc. Nous avions toujours eu l'impression qu'Avril participait difficilement aux jeux et aux activités de ses compagnes de classe. Enfant, elle n'avait pas beaucoup d'amis: elle manifestait une certaine réserve naturelle qui éloignait les autres enfants. Au secondaire, elle fut prise par ses études de musique. Avec son frère Matt, plus jeune qu'elle d'environ deux ans, elle fit partie d'un petit groupe de musiciens. La ronde sans fin des répétitions, des leçons, des pratiques, des concerts et des auditions l'avait tenue occupée et heureuse, du moins en surface. Je me souviens qu'elle m'avait dit un jour: «Quand j'ai mon violoncelle, je sais qui je suis. Je suis une musicienne.» À cette époque, le meilleur ami de Matt était un jeune pianiste gai pour qui nous avions tous un grand respect, et nous savions que les deux avaient connu des jeunes gais au camp musical; l'homosexualité en soi ne nous choquait donc pas le moins du monde. Comme nous savions tous qu'Avril ferait face à de nombreux changements en réorientant ainsi sa vie, nous nous sommes dit «qui vivra, verra».

Après s'être ouverte à la famille, Avril s'épanouit comme une fleur. Elle abandonna la musique, prétextant qu'elle l'amenait à trop se replier sur elle-même et qu'elle empêchait des contacts humains plus importants. Elle se fit de nouveaux amis par douzaines et apprit à se faire accepter d'eux telle qu'elle était plutôt qu'en fonction des canons sociaux qui, jusque-là, avaient dominé sa vie. Elle releva la tête et recommença la pratique des sports qu'elle avait aimés quand elle était petite. Elle fit couper ses longs cheveux raides et mêlés pour qu'ils encerclent sa tête de belles boucles naturellement blondes. Elle s'intéressa à la mode et développa un style personnel qui, accordé à sa silhouette mince et un peu garçonne, lui donna de l'assurance. Enfin, elle retourna aux études dans un domaine qui la passionnait: la littérature classique.

Betty déclarait au début de ce chapitre qu'elle avait souhaité que Glenn finirait par dépasser son attirance envers des personnes de son sexe et, au début, j'avoue avoir moi aussi souhaité cela pour Avril. Mais dans les faits, c'est mon mari et moi qui avons fini par nous défaire de l'idée que notre fille deviendrait hétérosexuelle. Au bout d'un moment, la question fut sans intérêt. Ce qu'elle pouvait bien faire au lit, ou avec qui, ne regardait qu'elle, pas nous. Quand Avril nous dit récemment qu'il y avait un homme dans sa vie, son père et moi répondîmes: «Ah oui? et que fait-il?» Il nous parut digne d'intérêt qu'elle ait un nouvel ami, à ses yeux digne de considération, mais il nous importait peu qu'il s'agisse d'un homme ou d'une femme.

De nombreux parents, en particulier les parents qui ne communiquent pas facilement avec leurs enfants gais, n'en viennent jamais là. Ils persistent à espérer envers et contre toute logique que «l'homme qu'il lui faut» ou «la femme qui lui convient» se montrera et que s'opérera la métamorphose. Ou bien, ils se convainquent qu'une psychothérapie ou une consultation apportera la «guérison» attendue, bien qu'il n'y ait rien à gagner par cette approche. Notre expérience et celle de nos amis démontrent que de vouloir à tout prix changer les faits cause plus de tort que de bien.

La question cruciale est qu'il nous faut comprendre que chaque être est unique et doit orienter sa vie comme il l'entend. Voilà pourquoi nous avons souhaité écrire le présent ouvrage. Tant de parents ne songent qu'aux mythes et aux stéréotypes homosexuels, ces «pédés» solitaires, ces marginaux qui fréquentent les bars minables et draguent dans les quartiers louches, ces âmes égarées dont nous parlaient nos mères, ces hommes cachés dans les toilettes publiques, à l'affût des petits garçons qu'ils entraînent à la débauche. Cela signifie-t-il que notre enfant deviendra «comme eux»? Notre fille affublée de vêtements masculins, notre fils efféminé, mal aimé, rejeté par la société, devenu avec le temps une épave humaine?

Bien sûr que non, à moins qu'ils ne soient sérieusement névrosés et qu'ils renoncent à vivre — ce qui n'est certes pas réservé aux homosexuels.

Ni Betty ni moi ne pouvions jamais imaginer Avril ou Glenn «comme eux». Mais nous n'avons pas su pourquoi, tant que nous n'avons pas commencé à travailler auprès des personnes gaies et à les apprécier. Simplement, parce que «eux» n'existent pas. Nos enfants ne sont pas comme «eux», c'est tout le contraire: «eux» sont exactement comme nos enfants, c'est-à-dire timides ou audacieux, refoulés ou sans inhibitions, tapageurs ou calmes, généreux ou radins, dépendants ou forts, exactement comme tout le monde. Et, bien entendu, c'est de cela qu'il est question dans cet ouvrage.

Avec le temps, Betty et moi avons fini par nous laisser gagner par le militantisme. Comme Betty le soulignait, les premiers homosexuels que nous avons connus ont été les amis et amies de nos enfants. Avril nous a toujours présenté ses nouvelles amantes. Elle est fière d'elles et fière de sa famille, et elle veut que nous nous appréciions les uns les autres. Plus je connus de ces jeunes femmes remarquables, plus les stéréotypes s'estompèrent. Je compris que les lesbiennes ne désirent pas devenir des hommes et qu'en groupe elles ne sont ni timides ou effacées ni farouchement garçonnes. Au contraire, nombre d'entre elles sont tout à fait jolies et élégantes et pourraient être couronnées reines du bal des finissantes. Quand les amies d'Avril venaient à la maison pour dîner ou pour le week-end, qu'elles étaient témoins de nos badinages familiaux, de nos plaisanteries et du réel plaisir que nous avions à être ensemble, elles disaient: «Comme j'aimerais être aussi détendue avec ma famille et mes amis!»

Je les ai visitées dans leurs maisons parce que ma fille y vivait avec elles. J'ai encouragé leurs commerces de bijoux et d'artisanat et leurs galeries d'art parce qu'Avril ayant une haute opinion de leur travail je voulais en prendre connaissance, et parfois il m'arrivait de faire une acquisition. Auprès d'un distributeur de livres écrits par des femmes, je me suis procuré de la littérature féministe en même temps que des brochures d'information sur les mesures d'hygiène et de salubrité publiques, pour en faire profiter mes étudiantes à l'institution d'enseignement professionnel où j'avais des classes. Mon libraire m'a vendu les livres qu'Avril m'avait conseillé d'acheter. Mon mari, Tod, et moi l'avons accompagnée, elle et ses amies, à des concerts d'orchestres de femmes, et nous y avons amené notre fille de dix ans car les autres femmes amenaient les leurs. Rien n'arrive lors d'un concert donné par des femmes pour des femmes qui ne saurait se produire dans votre propre salon, du moins un vendredi soir, à Washington, D.C. La musique est entraînante et les spectateurs enthousiastes: tout ce qu'il faut pour une belle soirée en famille.

Et il y a les bars. On pourrait croire que les mères ont intérêt à ne pas s'en approcher. Pas du tout. Permettez que je vous relate la fois où j'invitai ma belle-mère à m'accompagner dans un club lesbien du quartier du sud-est de Washington.

La mère de Tod est née dans l'Oklahoma. Elle nous avait rendu visite un an après les aveux d'Avril et, à cette occasion, nous lui avions fait part de l'orientation sexuelle de sa petite-fille. N'allez pas croire que belle-maman soit une oie blanche. Elle avait déjà tout compris, mais pour détruire certaines de ses idées fausses et l'amener à évoluer, il fallait la confronter au mode de vie d'Avril. À la fin de l'été, j'estimai que le moment était venu de la faire plonger. Je l'invitai donc à m'accompagner à Washington un jeudi soir, sachant qu'il y aurait un spectacle au club préféré d'Avril.

J'étais allée au Club Madame à l'occasion. La boîte est devenue plus commerciale aujourd'hui et, les week-ends, on y présente des spectacles très sophistiqués. Mais en 1974, l'ambiance de chez Madame me rappelait celle qui régnait à la résidence des étudiantes de Bryn Mawr. Il y avait de longues tables entourées de chaises pliantes, et de petites tables rondes recouvertes d'une nappe à carreaux. L'éclairage était convenable, il y avait une petite piste de danse, un juke-box et un bar où un ou deux policiers se mêlaient à la clientèle. Ils avaient sûrement pour tâche d'exercer une surveillance discrète, mais je les soupçonne aussi d'avoir fréquenté l'endroit parce qu'ils en appréciaient l'ambiance. D'autres hommes rôdaient au fond de la salle et près du bar. Quelques-uns dansaient ensemble au son du juke-box, se mêlant aux couples lesbiens et hétéros fortuits. En général, on ne saurait dire qui est qui, mis à part les jeunes couples qui se tiennent par la main et qui s'étreignent. Les femmes plus âgées sont plus discrètes. Les arrivées et les départs sont ponctués d'embrassades, mais il y a peu de manifestations ouvertement sexuelles. Des groupes se forment, on converse, on se présente mutuellement des amis, on observe les nouveaux venus qui entrent. La plupart des jeunes portent des jeans.

Le soir où nous y sommes allées, une amie intime d'Avril s'apprêtait à partir comme nous arrivions. Puisqu'elle connaissait déjà ma belle-mère, elle vint nous embrasser et m'offrit une boîte de sirop d'érable qu'elle avait rapportée du Vermont. Au moment où nous prenions place à une petite table, une autre amie s'approcha pour m'embrasser et faire la connaissance de la mère de Tod. Avril était assise à l'autre bout de la salle avec des amies et ne nous avait pas vues entrer.

Quand la serveuse, une femme à l'air maternel, vint prendre notre commande, je lui demandai de porter des consommations à Avril et à Barbara, en précisant que la jeune femme blonde était ma fille. La serveuse s'exclama: «Seigneur! vous paraissez bien trop jeune pour avoir une fille de cet âge!» Ma belle-mère se redressa et dit: «Et moi, je suis sa grand-mère!»

Suivirent d'autres compliments et d'autres exclamations à propos de son apparence juvénile. J'étais enchantée du déroulement de la soirée.

Le juke-box se tut, on tamisa les lumières et on présenta la chanteuse. Une jeune femme en jeans et chemise à carreaux exécuta des chansons country dont elle était l'auteur. Elle avait un style vif et piquant et s'accompagnait très bien à la guitare. Le public l'écoutait avec attention et l'applaudissait après chaque numéro. Après la présentation du calendrier des événements de la communauté lesbienne, nous nous levâmes pour partir. Avril s'approcha pour nous embrasser.

Je crois pour ma part qu'une soirée passée dans un bar choisi avec soin est une bonne façon de mettre des membres de la famille en contact avec le milieu gai, mais, bien entendu, cela peut ne pas plaire à tout le monde. Pour ma propre mère, une New-Yorkaise libérale, avoir une petite-fille lesbienne ne présentait pas de difficultés. Elle me racontait récemment que lors d'une réunion du conseil de sa paroisse — une paroisse épiscopale —, elle approuva l'évêque d'avoir reçu une femme gaie à la prêtrise. Un autre membre s'en dit choqué, mais ma mère se rangea du côté de l'évêque et, par la suite, le conseil vota presque à l'unanimité en sa faveur. Inutile de dire que ma mère était ravie, d'autant plus qu'elle était la seule femme siégeant au conseil de la paroisse à cette époque.

Mon père accepta assez bien la nouvelle, mais je m'étonnai qu'il me demande si Avril était «l'homme» ou «la femme». Il faisait référence à une conception conventionnelle de la vie lesbienne qui veut que les membres du couple assument un rôle soit actif-masculin, soit passif-féminin. Ce phénomène est aujourd'hui en voie de disparition bien qu'il persiste surtout chez les femmes des milieux défavorisés. J'expliquai à mon père que la répartition des rôles définis est mal vue de nos jours. Les couples lesbiens féministes s'efforcent d'éviter d'avoir des comportements stéréotypés et recherchent l'égalité. Les partenaires prennent ensemble les grandes décisions et sont tour à tour actives lors de leurs rapports sexuels. Si l'une des deux est d'un tempérament plus dominateur, elle peut délibérément encourager sa partenaire à s'affirmer davantage, et vice versa. Je ne suis pas sûre que mes explications aient bien été comprises par mon père, mais quoi qu'il en soit, j'aurai essayé.

Quand vous avez grandi dans la croyance de certains mythes, comme ce fut le cas pour mon père, il est parfois difficile de s'en dégager. Moi qui fus élevée à New York où l'on accepte sans discussion la plupart des comportements, je n'avais jamais eu vent de la plupart des histoires de bonnes femmes concernant l'homosexualité. Mais depuis que je travaille au sein d'un groupe militant en faveur des gais, je crois bien avoir tout entendu, surtout le mythe voulant que l'homosexualité détruira la famille traditionnelle américaine. Comme si être gai était si tentant qu'il leur suffit de faire la connaissance d'un homme ou d'une femme homosexuels qui leur inspire de l'admiration pour que les jeunes soient irrévocablement attirés par la vie gaie, le corollaire étant, bien sûr, que les gais souhaitent convertir les enfants à leur orientation — bien que quiconque connaît intimement le milieu gai ne croira jamais de telles balivernes. Les membres du conseil de la Société Mattachine (Mattachine Society), l'une des plus anciennes associations homophiles des États-Unis, expriment ainsi leur point de vue sur la fameuse théorie de la «conversion»: «Sur la base de notre expérience — l'embarras, la honte et l'humiliation que tant d'entre nous ont connues — nous conseillerions à tout individu qui n'a pas encore d'activités homosexuelles suivies, mais qui a eu seulement certains écarts à se reprocher, de choisir l'autre voie, s'il le peut[1].»

Je ne connais personne quant à moi qui ait été «converti» à l'homosexualité, mais je connais très bien au moins une petite fille qui adore sa grande sœur lesbienne et qui, au cours de quatre années de contacts parfois très fréquents, a connu aussi nombre de ses amies. Nous avons tous pu voir Abby grandir et devenir, comme l'a dit un jour sa sœur Avril, «scandaleusement

---

1. Cité par John J. McNeill dans *L'Église et l'homosexuel: un plaidoyer*, traduit de l'américain, Genève, Labor et Fides, 1982, p. 147.

hétérosexuelle». Y a-t-il meilleur exemple d'une enfant qui s'assume telle qu'elle est, en dépit de toute influence extérieure, d'autant plus que tous les membres de sa famille acceptent d'emblée l'homosexualité comme un phénomène naturel?

Abby m'a donné une preuve de cela récemment. Matt avait une nouvelle petite amie qui commençait à faire partie des meubles, et Abby, romantique comme pas une, en était ravie. «Matt l'aime beaucoup», m'annonça-t-elle un jour que nous étions dans la cuisine. «Ils se caressent et ils s'embrassent tout le temps! C'est si romantique!» Je lui demandai: «Est-ce que tu ne trouves pas ça romantique quand Avril et son amie s'étreignent et s'embrassent?» Je connaissais déjà l'idée d'Abby là-dessus, mais je voulais l'entendre me la dire avec ses propres mots. Abby, ignorant qu'on allait la citer un jour, réfléchit longuement et dit: «Oui, mais pas comme on m'a appris. Ce n'est pas comme avec Vivien Leigh et Clark Gable, par exemple. Je m'identifie plus facilement à Matt et May.»

Nous n'avons jamais eu l'intention arrêtée de discuter du lesbianisme d'Avril avec tous les membres de la famille, mais plus je m'engageais dans le militantisme, plus je parlais, écrivais ou effectuais des travaux de planification, plus il devenait difficile de le cacher. Je n'ai jamais aimé raconter des histoires. Quand on me demande ce que je fais ces temps-ci, en général je me dis: «Allons-y», et je plonge.

Récemment, un jour que mon mari était absent, nous avons eu la visite de lointains parents catholiques. Ils me demandèrent comment avançait le nouveau livre. Je faillis m'étouffer et répondis: «Vous voulez dire que maman vous en a parlé?» Ma fille de douze ans se racla la gorge et se leva de table en roulant des yeux et en fronçant les sourcils pour me faire bien comprendre qu'elle ne souhaitait nullement participer à la commotion qui s'annonçait. Mes parents répondirent que, bien sûr, ils avaient entendu parler du livre, pourquoi ma mère ne leur aurait-elle rien dit? Je continuai à m'empêtrer, supposant qu'ils auraient pu en être choqués, et je poursuivis en expliquant pourquoi je voulais écrire pour les parents de gais. Ma tante s'exclama aussitôt: «Oh, tu veux dire que tu es en train d'écrire un livre par toi-même?» En fait, elle en était restée à l'époque où je collaborais avec mon mari à un ouvrage scientifique. J'avais tendu mon propre piège et je m'y étais prise toute seule.

Ils ont été plutôt gentils et m'ont dit avoir remarqué qu'Avril s'intéressait peu aux hommes. Abby revint, et je leur expliquai qu'elle s'était esquivée, craignant une discussion.

— Mais non, plus maintenant, dit ma tante. Il y a trente ans nous aurions été choqués, mais de nos jours tout le monde est au courant et il en est même question à la télévision.

J'ignore ce qu'on peut dire dans notre dos et j'ai appris à ne pas m'en soucier. Au fond, si nos amis et notre famille nous apprécient suffisamment pour que nous fassions partie de leur vie, c'est qu'ils nous acceptent tous, tels que nous sommes. Sinon, ce sont eux les perdants, pas nous. Nous, nous pouvons compter les uns sur les autres. Si mon mari et moi attendons de nos enfants qu'ils nous épaulent, nous devons d'abord leur donner l'exemple en ayant confiance en eux et en leur jugement, et en les appuyant dans leurs décisions. J'ai aussi pu constater que si je n'ai pas peur de dire les choses telles qu'elles sont, on réagit mieux que si je tourne autour du pot. La plupart des gens hésitent à affronter une mère qui semble les défier d'attaquer sa progéniture.

Je décrivais récemment mes activités dans une lettre à la sœur aînée de mon père, une femme de quatre-vingt-quatre ans qui vit au Canada et que nous ne voyons pas souvent. Voici ce qu'elle me répondit: «J'espère que le livre auquel tu travailles avec ton amie de Denver progresse bien. Il faut susciter une meilleure compréhension et une plus grande sympathie à l'égard de ces variations sur un thème de la nature.»

Il n'y a pas façon plus simple et plus élégante de parler de cette question. Chaque homme, chaque femme représente une suite de variations: les gens ne sont pas, comme des voitures ou des robots, le produit d'une chaîne de montage. Aucun ensemble de caractéristiques ne peut être jugé plus «normal» qu'un autre. Les psychologues nous disent que si nous sommes capables de conserver un emploi, de bien nous entendre avec nos voisins et nos collègues, d'avoir un réseau d'amis, et de nourrir de bonnes relations affectives, nous sommes dans la normalité. Nous connaissons littéralement des milliers d'homosexuels hommes et femmes de toutes les couches de la société dont plusieurs sont considérés par leur famille et leurs connaissances comme étant hétérosexuels parce qu'ils ont un comportement tout à fait «normal».

Bien sûr, il y a aussi des homosexuels névrosés et troublés. N'importe quel mouvement militant pour la tolérance à l'égard d'un comportement anormal, tels les mouvements gais, vont attirer un certain nombre d'individus qui s'intègrent difficilement dans la société. Si, par exemple, les sectes religieuses attirent beaucoup de marginaux, cela ne signifie nullement que la secte compte essentiellement des marginaux.

Betty et moi savons que de fréquenter des homosexuels et de travailler avec eux nous a permis d'évoluer. Nous avons été acceptées par la communauté gaie, nous nous y sommes spontanément fait des amis sincères, et nous avons appris à fonctionner comme membres minoritaires au sein d'une culture majoritaire, expérience tout à fait inédite pour nous. Nous avons trouvé là un enrichissement considérable, nous avons connu nombre de gens intéressants et admirables, nous avons appris à nous débarrasser des vieux clichés et à voir la vie sous un tout autre angle.

Betty et moi avons fini par devenir membres du mouvement Parents d'enfants gais (Parents of Gays) (voir le chapitre 9), où les parents travaillent ensemble à acquérir une vision positive de l'homosexualité, ainsi qu'à renforcer et à approfondir les liens familiaux.

Voici ce que Betty raconte:

J'ai pu vraiment me renseigner sur l'homosexualité et son impact sur ma vie familiale quand j'ai commencé à travailler avec le groupe Parents d'enfants gais. Quand on a su que je comptais fonder un groupe de parents à Washington d'abord, puis à Denver, j'ai reçu beaucoup plus de lettres d'hommes et de femmes homosexuels que de parents. J'ai vite saisi qu'eux aussi ont besoin de comprendre ce que leurs parents ont à affronter. J'ai vu aussi que pour les enfants gais la peur d'être rejetés par leurs parents est primordiale. Par de nombreuses conversations et par un vaste échange de correspondance avec les parents, j'ai su quelles angoisses et quelles inquiétudes nous affectaient le plus souvent. Aussi, nous insistons beaucoup auprès des parents sur l'importance capitale de toujours assurer leurs enfants gais de leur amour, de leur appui et de leur compréhension.

Au cours des ans, nous avons eu des échanges avec un nombre incalculable de parents — des gens comme vous et moi, venant de tous les coins du pays. Il doit être clair maintenant qu'aucune de nous deux ne prétend être un *expert*, ou le *seul* parent capable de comprendre ses enfants, bien au contraire. Partout au pays, des pères et des mères connaissent des expériences similaires: ils apprennent, ils aiment, ils tendent les bras, ils évoluent. Leur expérience personnelle est aussi importante que la nôtre, leurs contributions, comme celles de nos connaissances et de nos amis gais, font corps avec tout ce que nous disons dans ce livre et ailleurs. Eux aussi travaillent, souvent dans l'ombre, à réunir des familles éclatées et à redresser les torts qu'ont trop longtemps subis les hommes et les femmes gais.

Il nous apparaît clairement qu'il n'y a plus de place dans les familles pour la peur, les accusations et les noirs secrets. S'il n'est plus de mise pour nos enfants de rester dans l'ombre, ça ne l'est pas davantage pour nous. Sortons de notre cachette noire et solitaire grâce à la clé que représente notre largesse d'esprit. Sans cette clé, nous resterons dans nos ténèbres. Par elle, nous surgirons dans la lumière.

Ce livre vous secouera. Nous y exprimons des concepts qui ne vous ont sans doute jamais effleurés. Appuyées par une vaste information, nous y contestons d'anciennes conceptions et d'anciennes lois. Et nous ouvrons de nouvelles perspectives à ceux qui les désirent.

Nous parlerons ici beaucoup d'homosexualité (ce n'est pas étonnant!) et de ce que signifie être gai pour un homme ou une femme qui se reconnaissent eux-mêmes comme tels (ou que d'autres reconnaissent comme tels). Nous parlerons encore des mythes, des idées fausses et des stéréotypes dont aucun n'a jamais correctement décrit la plupart des homosexuels et auxquels nous devons cesser de croire, car ils sont inutiles et même dommageables.

Vous lirez des récits personnels d'homosexuels et de parents, tels qu'ils nous ont été racontés de vive voix ou par lettre. Vous verrez comment des familles finissent par développer une grande compréhension et comment d'autres n'y arrivent pas encore. Nous aborderons les problèmes les plus courants qu'ont à affronter parents et enfants et nous proposerons quelques solutions. Les renseignements que nous vous transmettrons, puisés à notre propre expérience, aux résultats de recherches scientifiques et à d'autres sources qui font autorité, répondront à bon nombre de vos questions.

Vous connaîtrez la vie privée de plusieurs personnes gaies et vous découvrirez qu'elle peut être aussi variée et aussi complexe que celle des hétérosexuels. Vous saurez quels problèmes spécifiques les gais doivent affronter, dont la plupart proviennent bien plus d'une société homophobe que d'une orientation sexuelle particulière, et vous verrez quels changements sont déjà entamés.

Nous parlerons de couples gais, de gais engagés dans un mariage hétérosexuel, des problèmes que suscite la garde légale des enfants pour une mère lesbienne ou un père gai. Nous vous proposerons des réponses aux objections religieuses, le point de vue des psychologues, des résultats d'études, bref, tout ce que vous avez toujours voulu savoir sur cette orientation sexuelle sans jamais oser y songer! Vous trouverez également une bibliographie commentée et un répertoire des différentes sources d'information et de documentation disponibles.

Nous espérons vivement que de cette exploration commune naîtront chaleur et affection, et une meilleure compréhension de «l'amour qui n'ose pas se nommer», de même qu'un trésor d'expériences favorables qui sauront transformer votre vie.

2
Le récit des enfants

J'ai voulu t'expliquer avec
mes meilleurs mots
Mais tu fermais les yeux,
Tu ne voulais rien entendre.

Et je ne voulais pas te faire de mal,
Et je ne voulais pas devoir partir,
Mais tu ne me connaissais pas,
Et il fallait que tu le saches...

Lynn Cook

Une façon qu'ont les êtres humains d'apprendre à se connaître est d'écouter ce que les autres ont à dire. Pourtant, nous avons beau écouter les autres avec sincérité, il arrive que nous ne sachions pas être attentifs à nos propres enfants.

Quand nos fils et nos filles nous parlent d'eux, qu'ils nous confient des émotions profondes et personnelles, nous devons entendre au-delà des mots si nous voulons vraiment comprendre leur message. Voyons un peu ce que signifie pour nos enfants le fait de nous dire qu'ils sont gais. Pourquoi ont-ils jugé bon de nous en informer? Pourquoi, en fait, doivent-ils nous le dire? Sommes-nous si préoccupés de nous-mêmes que nous n'ayons pas vu le processus qui a conduit à l'aveu de notre fille? Devons-nous croire que notre fils a parlé sans réfléchir, simplement parce qu'il souhaite nous «choquer»? (Ne sait-il donc pas combien tout cela nous bouleverse?)

À la vérité, la réaction de la famille inquiète beaucoup la plupart des homosexuels. Si un parent pour qui l'homosexualité n'est pas un problème vient à se mêler à n'importe quel groupe de lesbiennes ou de gais, tôt ou tard la conversation convergera vers la question des parents.

— Comment prévenir mes parents sans les blesser?

— *Devrais-je* le dire à mes parents? Je crains qu'ils ne comprennent jamais.

— Ma mère est très troublée par ceci. Elle est très malheureuse, et rien de ce que je dis ne semble pouvoir l'aider.

— Mon père refuse de m'en parler. Que puis-je faire?

Ils veulent aussi questionner les parents.

— Comment, vous et votre mari, avez-vous réagi aux aveux de votre fille?

— Comment vous êtes-vous vraiment senti quand votre fils vous a annoncé qu'il était gai? Que lui avez-vous dit?

— Combien de temps vous a-t-il fallu pour surmonter la douleur d'avoir un enfant homosexuel? Cela a-t-il vraiment été douloureux?

Ils parlent aussi entre eux de leur expérience personnelle.

— Laissez-moi vous raconter ce qui s'est passé quand *je* le leur ai dit!

— Comment se fait-il que tes parents aient si bien pris la nouvelle et les miens si mal?

— Je suis sorti de l'ombre bien avant toi, pourtant, je n'ai pas encore eu le courage d'en parler à mes parents.

Pour comprendre ce que «nous le dire» représente pour nos enfants, nous devons comprendre le chemin qui mène à cet aveu. Souvent, l'annonce elle-même marque la fin d'un très long processus. Quand une jeune fille se confie enfin à ses parents, elle s'est déjà livrée à une introspection souvent pénible, d'abord et avant tout pour reconnaître son homosexualité. Le jeune homme connaît aussi un stress considérable au fur et à mesure qu'il prend conscience du fait qu'il «n'aimera jamais les filles» (tout au moins, comme partenaires sexuelles) et qu'il est naturellement attiré par les hommes.

La plupart des jeunes homosexuels grandissent au sein d'une société qui abhorre et persécute ceux dont ils font partie. Aussi, au lieu de nous tourmenter en raison de la «tragédie» que *nous*, les parents, sommes appelés à connaître, nous ferions mieux d'essayer de comprendre ce que notre enfant homosexuel a été contraint de vivre pendant les années qui ont précédé ses aveux. Supposons-nous plutôt que notre enfant vient tout juste de «décider» (ou vient de se laisser «persuader») qu'il est gai? Accordons-nous foi à ce qu'il nous dit? Dans un ouvrage destiné aux parents intitulé *Now What*, Bill Hutchinson[2] cite deux histoires vraies qui illustrent ce qui précède: «Ma mère m'écoutait et me regardait dans les yeux pendant que je parlais et que je lui expliquais tout, raconte une lesbienne dans la vingtaine avancée. Puis elle me dit: "Je ne te crois pas et je ne veux plus en entendre parler."»

L'autre histoire est semblable à la première. Il s'agit d'un jeune homme dont les parents ne réagirent pas à ce qu'il leur annonçait. Mais sa mère lui demanda de ne plus jamais aborder ce sujet et déclara qu'elle était persuadée que «ça lui passerait». Le jeune homme dit: «Mon Dieu, je vais bientôt avoir trente ans. Il y a douze ans que je suis gai. Pourquoi n'écoutent-ils pas ce que je dis?»

Si nous voulons vraiment comprendre nos enfants, nous devons cesser de *les expliquer* à eux-mêmes et écouter ce qu'ils ont à nous dire.

Jeff Moses qui, plus tôt, avait prévenu sa mère de son homosexualité, lui écrivit ceci:

> Essaie de réfléchir un peu au point de vue de l'enfant homosexuel (oui, il y a des enfants homosexuels. Ned était en sixième année quand il sut qu'il était gai. Quant à moi, je devinais que «quelque chose n'allait pas» dès ma première année de secondaire. Nous ne sommes pas atypiques.) L'enfant gai

---

2. Consulter la bibliographie pour connaître la disponibilité de cet ouvrage.

n'est pas conscient que les gais sont des gens ordinaires. Il entend des blagues de vestiaire, lit dans les journaux des références à des «tueurs homosexuels» (parle-t-on jamais de «tueurs hétérosexuels»?), il voit le stéréotype de l'efféminé au poignet ramolli au cinéma et à la télé. Si un enfant est gai, il ne peut s'identifier à aucun modèle valable. George Q. fut le premier gai tant soit peu équilibré que j'aie connu, mais il n'était pas le *premier* gai que je rencontrais. Si j'avais calqué mes comportements sur ceux des gais que j'avais rencontrés avant lui, ma vie serait aujourd'hui un désastre. Les enfants gais ont besoin de savoir qu'ils peuvent être gais sans être tarés. Leur refuser l'accès à des modèles sains équivaut à refuser de donner des contraceptifs à des jeunes filles de moins de seize ans «pour éviter qu'elles ne tombent enceintes»...

Pendant des années, j'ai vécu enfermé dans le secret, et je connais des tas de gens qui s'y enferment encore. C'est L'ENFER. Imagine un monde où tu devrais non seulement cacher ta relation avec Walter, mais où la possibilité même d'une telle relation te serait interdite. Imagine ne pas pouvoir lui prendre la main en public de peur qu'on te chasse de chez toi si on venait à le découvrir. Imagine que vous ayez à prétendre vous connaître à peine, quand tes enfants ou tes amis viendraient te rendre visite, de peur qu'on t'accuse de «conduite sexuelle dépravée» et qu'on te congédie de ton travail. Imagine tes amis parler ouvertement de leur amour et que toi, tu doives taire le tien. Imagine que tu sois forcée d'aller dans un bar pour personnes seules parce que ce serait le seul endroit où trouver un ami intime. Imagine qu'on t'interdise la compagnie d'enfants, à moins de te tenir à l'œil. Imagine que tu marches dans la rue et que, de l'intérieur des voitures qui passent, on te crie des obscénités. Imagine qu'on te fasse chanter, qu'on t'agresse dans des ruelles sombres, imagine même qu'on t'assassine. Voilà ce que c'est que de vivre au secret. Voilà pourquoi j'en suis sorti. Voilà pourquoi je veux en aider d'autres à en sortir... Je ne veux pas qu'on m'appose l'étiquette «vertueux». Je veux seulement qu'on cesse de m'apposer l'étiquette «vicieux». Entre les deux, il y a toute une marge.

Selon de nombreux homosexuels hommes et femmes, beaucoup d'entre eux se rendirent compte très tôt qu'ils étaient «différents» (même à trois, quatre ou cinq ans). Ils ne savaient pas exprimer cette différence avec des mots: à cet âge, nul n'aurait su dire: «Je suis homosexuel», mais ils sentaient confusément qu'ils n'étaient pas exactement comme les petits garçons ou les petites filles étaient «censés être». Beaucoup ont été attirés très tôt dans la vie par des gens du même sexe qu'eux. Par exemple, certaines femmes nous disent qu'elles ont *toujours* «remarqué» plutôt les photos de femmes que les photos d'hommes, et l'inverse est aussi vrai pour ce qui concerne les hommes. Betty nous rappelle que Glenn lui disait «avoir su ce qu'il était» dès le début du secondaire. «Il me dit un jour qu'il m'en a beaucoup voulu de ne pas me rendre compte de ce qu'il «traversait» à l'époque, tout en admettant qu'il m'avait délibérément caché tous les indices de sa détresse et de son trouble.» Quant à Avril, elle avoue aujourd'hui à Nancy qu'elle fut pendant longtemps malheureuse en secret. Elle en ignorait le pourquoi et le comment, mais elle savait au fond qu'elle devait supporter sa souffrance toute seule.

Bien que certains gais déclarent qu'au moment de leur éveil sexuel leur homosexualité ne leur a pas causé de problèmes et qu'ils ont toujours su «ce qu'il en était d'eux» dès le départ, beaucoup d'autres ont dû lutter contre ou réprimer des sentiments qui leur étaient naturels, persuadés que la société attendait d'eux ce sacrifice. Pour ces gens, l'acceptation de leur sexualité fut un long et pénible parcours sans appui extérieur d'aucune sorte. Même après une telle prise de conscience, ces hommes et ces femmes peuvent mettre beaucoup de temps à s'accepter. Mais d'habitude, quand une femme lesbienne commence à rencontrer d'autres femmes lesbiennes (ce qui n'arrive pas toujours tout de suite), la conscience qu'elle a de sa propre valeur croît au point où elle se libère du mensonge et de la peur. Tôt ou tard, ces jeunes personnes veulent confier cette part d'eux-mêmes à leurs parents. Bien sûr, une seule conversation ne saurait rendre toutes les années d'un long éveil, si heureux soit le choix des mots. Voilà pourquoi nous, les parents, avons le devoir d'écouter ce que nos enfants gais ont à nous dire, bien après le moment de leurs premiers aveux. Il est bon de savoir que la lettre de Jeff Moses à sa mère, citée précédemment, a occasionné chez elle un changement radical. Voici ce que Lucille, la mère de Jeff, nous dit:

> Il a fallu la lettre de Jeff pour qu'enfin je comprenne. J'ai pleuré en lisant cette lettre. Je voyais ce qu'il avait dû affronter dans ses premières années de secondaire et je me sentais coupable de ne pas l'avoir su et de ne pas avoir pu lui donner la compréhension et l'amour dont il avait besoin. Cette lettre changea tout. On aurait dit que des vagues de compassion me submergeaient pendant que je lisais. Tout ce qu'il disait me semblait rationnel. En d'autres termes, je n'avais jamais vraiment réfléchi à ce qu'être gai pouvait signifier pour quelqu'un. Quand Jeff parle de ne pouvoir s'identifier à des modèles valables... cette partie de sa lettre (entre autres sujets) a fait mouche. J'ai souffert dans mon cœur pour mon fils et pour les autres homosexuels.

Une piètre image de soi est ce que les jeunes homosexuels ont de plus pénible à affronter en mûrissant. Bien que, grâce à des groupes d'appui homosexuels de plus en plus nombreux, surtout dans les grandes villes, hommes et femmes assument plus facilement leur homosexualité, il y a encore des milliers de gais qui ont assimilé une image spécifique de l'homosexuel telle que la leur dicte la société et qui adoptent alors, du moins au début, le seul comportement gai qu'ils connaissent. Jake, un garçon du Kansas, était de ceux-là.

À vingt et un ans, Jake haïssait ce qu'il était et se sentait tour à tour sale, fou et pervers. Il se tourna vers l'alcool et la drogue pour masquer son mépris de lui-même et se mit à fréquenter les bars gais, où il rencontra des travestis. C'était cela, pour lui, être gai. Il avoue avoir eu par la suite une conduite publique scandaleuse. En l'arrêtant, l'agent de police le confirma dans l'idée que Jake se faisait de lui-même. Cette nuit-là, ses parents apprirent sa véritable orientation sexuelle. Le policier téléphona à son père qui vint le chercher pour le ramener à la maison. Bien que les deux parents firent de leur mieux pour aider leur fils en l'aimant et en se préoccupant de son sort, Jake continua à boire, à se droguer et à être malheureux. Peu à peu, il dirigea son mépris de lui-même vers toute la communauté gaie et se mit à blâmer les autres pour son désespoir. Environ six mois plus tard, il partit pour Los Angeles, rempli d'amertume et de colère.

À force de rencontrer là des homosexuels différents, Jake abandonna peu à peu ses manières outrageusement efféminées, mais il demeura toujours aussi agité au fond de lui-même. Au bout d'un certain temps, il commença à travailler au Centre de services sociaux pour les gais (Gay Community Services Center) en compagnie de jeunes hommes et de jeunes femmes qui s'assumaient visiblement et qui semblaient vraiment apprécier sa présence. Dès qu'il cessa de se haïr, il cessa de blâmer les autres pour ses infortunes. Il sortit une deuxième fois de l'ombre et pénétra dans un monde nouveau de stabilité et d'acceptation de soi. Son plus grand regret est d'avoir donné à ses parents une image aussi mauvaise, aussi négative de la vie gaie, mais il espère pouvoir un jour y remédier.

À mesure qu'émergent des modèles valables, c'est-à-dire des gais plus équilibrés, plus articulés, plus respectés, certaines attitudes et façons d'agir imitées par les jeunes gais et les jeunes lesbiennes disparaissent, emportant avec elles les sentiments d'angoisse, de mépris et de haine de soi qui s'y rattachaient.

Quand nous commençons à prendre conscience de ce que nos enfants ont traversé — souvent sur une longue période et en éprouvant tout un éventail d'émotions — avant d'assumer pleinement leur orientation sexuelle, nous devons convenir que la décision de nous en faire part n'a pas été prise à la légère. Mais certains d'entre nous se demandent *pourquoi* ils veulent se confier. Nous souhaitons parfois ne pas savoir ces choses quand il s'agit de notre enfant. Pourtant, nombre de bonnes raisons poussent les jeunes à vouloir confier cette partie de leur vie à leurs parents, ou à sentir qu'ils doivent le faire.

D'abord, bien que le fait d'être gai ne soit pas la *seule* chose qui compte chez une personne (mais nous agissons souvent comme si ce l'était), cela constitue une partie importante et essentielle de sa vie. J'entends les protestations des parents: «Mais nos enfants hétérosexuels ne nous parlent pas de leur vie sexuelle.» En fait, nos enfants gais ne nous parlent pas non plus de leur vie sexuelle, c'est-à-dire de ce qu'ils font au lit, mais ils nous parlent de ce qu'ils ressentent profondément et de la manière dont ces sentiments affectent leur vie, leurs amitiés, et leurs choix amoureux. Quand notre fille nous arrive en disant qu'elle a rencontré un homme très bien, nous sommes en général curieux et heureux pour elle. Mais si nous ignorons tout de l'homosexualité de notre fils, les chances sont minces que nous serions aussi spontanément heureux si lui aussi nous confiait qu'il a rencontré «un homme très bien». Pour partager leurs joies et leurs inquiétudes avec leurs parents, les jeunes gais et les jeunes lesbiennes doivent leur dire qui ils sont.

Malheureusement, comme le confiait Jeff dans sa lettre à sa mère, trop d'homosexuels doivent encore s'efforcer de dissimuler les liens et les événements qu'ils aimeraient partager. Un jeune homme nous raconta combien il aurait aimé pouvoir dire à ses parents que, quelques mois auparavant, quand il s'était senti extrêmement troublé et malheureux à cause d'une rupture amoureuse, il aurait eu besoin de leur réconfort et de leur compassion. Mais comme ses parents ignoraient cet aspect de sa vie, il ne pouvait leur confier sa peine. «S'il s'était agi d'une fille, ils auraient été là pour elle. Moi, je traversais une période de ma vie très pénible et je devais me comporter comme si de rien n'était.»

En outre, de telles dissimulations, pour quelque motif que ce soit, dressent un mur entre les parents et l'enfant, même si papa et maman ignorent tout. Il y a tant de choses qu'on ne peut dire, tant de questions auxquelles on ne peut répondre.

— Quand vas-tu nous présenter une petite amie? Quelles sont donc ces activités dont tu parles dans ta lettre? Y a-t-il quelqu'un de spécial dans ta vie?

La réponse à la dernière question aurait beau être oui, comment un fils ou une fille sauraient-ils en parler si les parents *ne savent pas*?

Souvent aussi, une jeune personne sera contrainte de cacher les circonstances de sa vie quotidienne aux parents ignorants de son homosexualité. Pour un couple gai qui partage le même toit, la visite des parents peut occasionner un grand bouleversement. Nous connaissons des couples gais qui ont deux chambres à coucher, dont la seconde n'est occupée qu'à l'occasion de la visite de papa et maman. Ces mensonges et tout ce qui s'ensuit (impossibilité de se donner des marques d'affection, interdiction aux amis d'appeler pendant la visite en question) ne prédisposent pas à une rencontre familiale très chaleureuse.

D'autres circonstances, par exemple l'annonce d'un divorce quand l'homme ou la femme est homosexuel, entraînent parfois l'obligation de «dire ce qui s'est passé». Ces drames sont évitables si les parents connaissent et comprennent leurs enfants gais et s'ils les acceptent aussi facilement qu'ils acceptent leurs enfants hétérosexuels et leurs partenaires.

Quoi qu'il en soit, ce sont là certaines des raisons qui font que nos enfants gais veulent se confier à nous. Bien sûr, la méthode d'approche varie avec chaque personne et chaque famille. S'ils le peuvent, la plupart des gais essaient de parler à leurs parents (ou à l'un des deux) en personne, à l'occasion d'un week-end spécialement planifié ou d'une conversation après le repas ou encore d'une longue promenade à la campagne. Mais il arrive aussi que la nouvelle tombe de façon très inattendue. Si le jeune est encore aux études et habite chez ses parents, ceux-ci peuvent s'inquiéter du nombre d'appels téléphoniques masculins que leur fils reçoit, ou de la relation particulière de leur fille avec une femme. Ils peuvent poser des questions à leur enfant, ou pis, l'accuser, pour provoquer des aveux. Parfois, les parents surprennent leur fils ou leur fille dans les bras d'une personne du même sexe. Si parents et enfants vivent séparément, un coup de fil leur révélera la vérité ou bien le facteur leur apportera une enveloppe épaisse contenant la nouvelle inattendue.

Si plusieurs gais préfèrent une rencontre qui leur permettra de répondre immédiatement aux questions de leurs parents, d'autres optent pour téléphoner d'abord, de façon à préparer le terrain et à éviter, au cours d'une discussion, la trop grande charge d'émotion. D'autres encore préfèrent écrire une lettre mûrement réfléchie que leurs parents pourront relire (parfois à plusieurs reprises) sans avoir illico à affronter leur enfant. Nous ignorons laquelle de ces approches est *la meilleure*. Chacune dépend du type de relation et de communication que les enfants entretiennent avec leurs parents. Bien qu'il soit préférable que les jeunes homosexuels aient cette conversation avec leurs parents après avoir pleinement assumé leur orientation, ce n'est pas toujours possible. Il revient alors aux parents d'affronter la situation avec un maximum de compassion.

Voici comment certains jeunes hommes et jeunes femmes s'y sont pris pour parler à leurs parents.

Lou écrivit une longue lettre à ses parents en projetant de la leur laisser à la fin d'une visite au cours de laquelle il leur apprendrait qu'il était homosexuel. Il avait hâte de leur parler, persuadé qu'ils accepteraient son homosexualité sans problème. Il était convaincu aussi que sa lettre, à laquelle il avait longuement réfléchi (et dont il ne nous a transmis que des extraits), répondrait à des questions laissées en suspens et comblerait les lacunes dans l'information qu'il donnerait en personne à ses parents.

>Chère maman,
>Cher papa,
>Quand vous lirez cette lettre, je vous aurai déjà dit que je suis homosexuel. Je conçois bien ce que cette nouvelle a de pénible pour vous et j'imagine les inquiétudes qui vous assaillent: Notre fils sera-t-il heureux? Pourquoi est-il «différent»? Que

vont penser les voisins et le reste de la famille?

Plusieurs personnes m'ont conseillé de ne jamais dire la vérité à mes parents. «Pourquoi créer des problèmes et des tensions et risquer de perdre à jamais l'amour de tes parents?» me disaient-ils.

C'est tout à votre honneur que j'aie choisi de parler. Je ne peux pas, je ne veux pas vivre un mensonge! En outre, je crois profondément que ce serait vous faire insulte que de ne pas vous croire capables de passer outre à tant d'années d'information erronée, de calomnie et de stupidité qui ont contribué à forger l'opinion que l'on se fait généralement des homosexuels. Il n'est pas facile de repousser les mythes horribles dont on vous a nourris à propos des gais, surtout lorsqu'ils proviennent de prétendus «experts». Mais je crois sincèrement que si vous vous efforcez d'adopter un point de vue objectif, vous constaterez que l'homosexualité peut être aussi saine et naturelle que l'hétérosexualité, et qu'elle n'est qu'une des multiples variations de l'amour et de la sexualité.

En attendant, qu'en est-il de nous trois?

J'aimerais pouvoir répondre à cette question. Pour le moment, je ne puis que vous assurer que j'ai fini de faire semblant. Le chat est sorti du sac. Dorénavant, quand vous me demanderez ce que je fais de bon ou ce qu'il y a de neuf, je vous le dirai (c'est-à-dire, si vous me le demandez. Et j'espère que vous le ferez...).

D'aussi loin que je me souvienne, j'ai été plus attiré par les hommes que par les femmes. Cependant, je ne *déteste* pas les femmes. Quand j'habitais avec vous, il ne m'arrivait pas de «sortir avec des filles», comme vous le savez. Mais quand j'ai quitté la maison pour l'université, et à Washington, j'ai fréquenté des femmes. Je crois que les tabous sévères de la société à l'égard de l'homosexualité ajoutés à mon emploi du temps de ces dernières années (études, activités para-universitaires, loisirs, travail à temps partiel, etc.) ont contribué à me distraire de «ce que j'étais».

Il y avait aussi un autre facteur. Avant de me renseigner plus à fond, j'avais de l'homosexualité la conception que la société m'en avait transmise (et je crois que c'est aussi votre cas). Je croyais au stéréotype du «pédé» au poignet mollasse, qui zézaie et porte des vêtements voyants. Le gai moyen œuvrait surtout, croyais-je, dans les milieux du théâtre, de la décoration intérieure et de la coiffure. Il détestait les sports, et il était invariablement efféminé et «vache».

Je ressemble autant à cette description qu'un éléphant à une grenouille. Par conséquent, me dis-je, je ne suis pas gai. Et, pendant un certain temps, je le crus.

Quand je terminai mes études et que j'entrai sur le marché du travail, je commençai à explorer cette partie de moi que j'avais si longtemps tenté d'ignorer. Je lus des ouvrages sur le sujet. Et, un jour, je décidai d'agir. Je me mis en contact avec un groupe d'aide gai et j'appris où aller pour rencontrer des gens. Le conseiller me mit aussi en garde contre les pièges engendrés par «la réaction de la société».

J'ai fait beaucoup de chemin depuis, mais je suis encore en période d'adaptation. Si vous saisissez le sens de l'expression «cela lui va comme un gant», vous comprendrez comment je me sens aujourd'hui.

En réalité, les parents de Lou ne furent pas du tout sympathiques à sa cause. Au contraire de ce qu'il avait espéré, ils en furent très troublés. Lou fut dévasté de constater à quel point ils étaient négatifs. Quand il nous en a parlé, nous l'avons encouragé à ne pas perdre espoir et à patienter le temps qu'il fallait pour que ses parents absorbent la nouvelle.

Pendant les mois qui suivirent, la mère de Lou le poussa sans arrêt à subir un traitement psychiatrique pour l'aider à «changer» (ce qu'il refusa), et son père ne cessa de le prévenir que si «cela se savait», la carrière de Lou serait gâchée. Sans savoir qu'il en avait déjà parlé à ses frère et sœur, les deux parents insistèrent pour qu'il n'en souffle mot à *personne* de la famille. Avec le temps, cependant, Lou constata que l'attitude de ses parents commençait à changer. Ils discutaient plus volontiers de questions homosexuelles abordées à la télévision et, plus on en parlait dans les médias, moins ils se sentaient seuls dans ce qu'ils avaient à affronter. À l'été 1977, ils furent beaucoup plus à l'aise pour discuter avec leur fils et lui poser des questions. Lou dit qu'il est maintenant très libre de leur parler de sa vie et qu'ils se sentent tout à fait bien en compagnie des amis qui l'accompagnent parfois chez eux.

Barbara Griffith, une femme au début de la trentaine, avoua son homosexualité à ses parents il y a plusieurs années, ainsi qu'à son frère et à sa sœur. Son frère lui écrivit une longue lettre pleine de questions et de commentaires. En y répondant, Barbara se livre elle-même beaucoup en tant que lesbienne.

> Cher Vic,
> Merci de m'avoir parlé avec honnêteté et franchise des sentiments que t'inspire mon lesbianisme. Comme tu l'imagines sans doute, nos idées divergent sur quelques points, notamment ton opinion selon laquelle l'homosexualité représente une «déviation de la norme biologique» et un «arrêt du développement sexuel». La seule déviation que je vois par rapport à la norme biologique est que la procréation est exclue, mais si introduire la Languette A dans l'Ouverture B constitue la meilleure façon de faire des enfants, je ne crois pas justifié de nous en tenir à cela. Bien sûr, l'homosexualité va à l'encontre des *mœurs*. Mais j'ai vite compris que les «mœurs» constituent un critère douteux pour juger de la valeur de mes convictions, de mes sentiments et de mes actes.
> En ce qui concerne la liberté de «choix», je puis dire que je suis une personne qui, dans sa nature même, préfère les femmes. Par conséquent, je *suis* lesbienne. À mon avis, mon choix consiste donc à décider si je veux être honnête à l'égard de mes sentiments ou si je veux continuer de les nier et de les cacher, en fonction des idées d'autrui. Je t'ai dit, n'est-ce pas, qu'au secondaire, quand je lisais des ouvrages sur le lesbianisme à la bibliothèque, je refusais que cela s'applique à moi? Cependant, je convenais quand même qu'il n'y avait rien là qui fût contre nature, simplement, ce n'était «pas pour moi». Cette

constatation m'était davantage dictée par mon rejet des définitions du lesbianisme que par un rejet de mes sentiments, et par mon rejet de la peur que provoquaient ces définitions. C'était il y a dix ans.

Pendant les quatre ou cinq ans qui ont suivi, sans mettre en doute les définitions que j'avais lues, je m'efforçai néanmoins d'assumer le rôle qui m'était traditionnellement dévolu. Mais c'étaient toujours des femmes qui m'inspiraient mes sentiments les plus forts et avec lesquelles je nouais mes liens les plus solides.

À peu près à ce moment, une amitié profonde que j'avais avec une autre femme prit fin — et j'en souffris énormément. Pendant quatre ans je m'en sentis responsable, car quand notre amitié avait commencé à se détériorer, j'avais eu des comportements très bizarres. Par exemple, j'avais été extrêmement jalouse et possessive. J'assumai tout le blâme pour la fin de cette amitié, jusqu'à ce que je me rende compte que mes actes irrationnels provenaient du fait que j'étais très amoureuse de cette femme, mais que j'avais peur de cet amour au point de ne pouvoir en parler et encore moins le manifester. Quand j'eus conscience de cela, je pris la décision de ne jamais plus me laisser dominer par ma peur au point d'étouffer mes sentiments. Ce fut une libération pour moi, et je m'engageai sur le chemin qui m'a conduite où je suis aujourd'hui...

Pourquoi ai-je voulu m'en ouvrir à ma famille? Il m'arrive de me demander si j'ai parlé dans le vide tant nul d'entre vous ne semble entendre ce que je dis: *je suis heureuse*. Je me sens enfin en accord avec moi-même, pour la première fois. Le monde met tant de temps à se transformer, ce n'est pas encore demain que je pourrai être tout à fait honnête, mais en attendant, je compte bien l'être le plus possible avec le plus de gens possible. Après dix années de lutte, je suis capable de partager (du moins, *j'essaie*) la paix et le bonheur qui me viennent d'avoir assumé ce que je suis...

J'espère répondre un peu à tes questions et j'espère que tu n'hésiteras pas à me faire part de toutes tes interrogations. Tu as raison, je ne me cache pas, et *moins* nous nous cacherons, plus je pourrai espérer connaître de mon vivant un monde libre de préjugés.

Mitch, un Californien, est âgé de vingt-cinq ans. Il est le plus jeune de quatre enfants:

> Je sus brutalement que j'étais gai à l'âge de quinze ans, en neuvième année. Un après-midi que j'étais allé livrer le journal de l'école au gymnase des garçons, cela me frappa comme un coup sur la tête: je me sentis attiré par les garçons comme j'étais censé l'être par les filles!
> En y réfléchissant, tout devint plus clair. Je me mis à me rappeler différents événements qui auraient dû me mettre la puce à l'oreille. Mais jusque-là, j'avais cru ressentir ce que *tous les gars* ressentaient. Je ne m'étais pas rendu compte de ma «différence».
> Admettons-le: en Amérique on n'est pas censé être différent. J'ai fini mon secondaire en essayant de ne pas trop m'en faire et en n'osant parler à personne de mon secret. Je sortais avec les filles, mais je n'avais jamais envie d'aller plus loin avec elles.
> À l'université, comme je ne me sentais plus contraint de faire semblant, je cessai de fréquenter des filles. Je m'aperçus vite aussi que je détestais les études et que j'étais étouffé par l'angoisse. Je fus recalé en juin 1971...
> Je me fis de nouveaux amis. Une dizaine d'entre nous, surtout des hétérosexuels, étions très proches, et cela comptait beaucoup pour moi. Étonnamment, personne ne s'inquiétait du fait que je n'avais pas de petite amie.
> Puis, en 1973, j'entendis parler du journal gai *The Advocate* (un journal gai! Je n'en revenais pas!). Une semaine plus tard, alors que j'étais allé voir un film à Hollywood avec des amis, j'aperçus le journal en question dans un kiosque à journaux. Je me désolais secrètement de ne pas pouvoir l'acheter, car j'étais en compagnie de quatre types machos qui m'auraient assassiné s'ils avaient su que j'étais gai. Plus tard, je revins à Hollywood tout seul et je me procurai le journal en question.

Tout un monde s'ouvrait à moi, et il était rempli de gais! Bientôt, j'achetai le journal régulièrement, mais je n'avais toujours pas fait la connaissance d'un autre homosexuel.

Au début de 1974, j'emménageai avec mon copain Larry et Dennis, un ami à lui. Dennis et moi nous entendions très bien et nous devînmes d'excellents amis. Quand Larry se maria un an plus tard, Dennis et moi avons décidé de prendre un appartement plus petit. Tout ce temps, mon angoisse face à mon homosexualité refaisait surface. Je savais qu'il me fallait parler à Dennis avant notre déménagement, lui dire que j'étais gai et lui parler de ce que je devais affronter.

Mes aveux le choquèrent, mais ce qu'il me dit témoigne de beaucoup de noblesse de cœur: «Mitch, tu es toujours mon ami. Je me sens plus proche de toi à cause de ce que tu m'as dit.» À mes yeux, Dennis est toujours mon meilleur ami, même si nous ne nous voyons pas beaucoup.

À compter de ce jour, je sus qu'il fallait que j'assume ma sexualité, et je ne connaissais pas d'autre moyen pour y arriver, à l'époque, que par le biais du journal *The Advocate*. Je commençai à fouiller les petites annonces à la recherche d'une qui ne soit pas strictement sexuelle. Fin octobre, je la trouvai et j'y répondis. Je reçus en retour un numéro de téléphone. Après avoir maintes fois fait le numéro puis raccroché, je me décidai à attendre qu'on réponde. Il s'appelait Mark. Nous avons parlé longtemps. En fait, nous nous sommes parlé au téléphone pendant un mois avant que je rassemble assez de courage pour le rencontrer. Je m'étais dit qu'il y avait peu de chances qu'on se plaise. Mais on s'est plu.

C'est à mon frère que je l'ai dit d'abord. «Je suis gai.» Il resta silencieux, puis, au bout d'une minute, nous avons commencé à parler. Je dis que j'avais peur que toute la famille le sache déjà. Il répondit que non, personne n'avait fait allusion à quoi que ce soit. Étrangement, sa première question fut: «Depuis quand le sais-tu?»

Mark et moi avons été ensemble jusqu'à mars 1976 environ, puis nous nous sommes quittés. Pendant et après notre relation, je fus très déprimé. Je me rendais compte que je n'étais pas attaché à Mark émotivement, que je n'aimais pas ses amis, que je n'aimais pas le milieu gai. Je m'enfermai dans mon «secret». Pendant un certain temps, j'eus l'idée de me suicider.

Un jour de 1976 — c'était le Jour du Souvenir — j'étais très malheureux à l'idée de devoir me rendre chez ma sœur pour un souper de famille. Ces soirées familiales me rendaient *toujours* plus conscient de ma solitude. Mais plus tôt ce jour-là, je m'étais procuré un exemplaire d'un autre journal gai, le *News-West,* où je lus deux annonces de groupes d'entraide gais. Aucun des deux n'était ouvert (c'était jour de fête). Mais je me rendis dans ma famille de très bonne humeur.

Le lendemain, je téléphonai et sus que les réunions du Centre communautaire gai (Gay Community Center) avaient lieu le jeudi soir. En général, il y avait de quinze à trente personnes. Je n'aurais pas à parler si je ne voulais pas... Parfait. J'y allai. Il n'y avait que *quatre* personnes. J'étais paralysé de peur. Mais je me mis quand même à parler... et il a fallu trois mois pour que je me taise.

En juillet, je me confiai à mes parents. Je m'étais préparé à ce qu'ils me déshéritent, mais ce ne fut pas le cas. Ce fut presque trop facile. Ils en ressentirent un choc, mais ils l'absorbèrent avec maturité. Voici comment ça s'est passé:

J'allais alors au Centre communautaire gai au moins deux fois la semaine et j'étais très engagé. Je ne vivais pas avec mes parents, mais nous sommes une famille unie, et on me demandait toujours où je passais mon temps. Un soir où j'étais enfin seul avec mes parents, je leur dis ce qui en était.

Après le choc initial, nous avons discuté pendant deux heures. Ils ont voulu que je cherche de l'aide; j'ai refusé. Ils n'étaient pas complètement convaincus de mon homosexualité (ils ne le sont sans doute pas encore... Il y a un an de cela, et je me rends compte que le sujet est tabou et qu'il me faudra éclairer mes parents davantage. En refusant d'en parler, ma mère s'est persuadée que je pourrais être «normal» si je m'en donnais la peine.)

Mitch se dit maintenant très engagé dans le Centre communautaire gai. Il n'a pas d'aventures et il espère trouver un amant stable. Il parle ouvertement d'homosexualité, adresse des lettres aux courriers des lecteurs et donne des conférences. Il dit: «Je suis très bien comme je suis. Être gai n'est pas péché. Je ne fais de mal à personne et j'ai une vie très productive.» L'un de ses objectifs est d'«éveiller la conscience du public quant à l'homosexualité».

Joe Jenkins connut il y a vingt-quatre ans une expérience assez différente. Il naquit à San Francisco, vécut de nombreuses années dans le Midwest et il habite maintenant la Californie où, avec celui qui est son amant depuis douze ans et un autre vieil ami, il restaure une maison victorienne classée monument historique. Voici ce que Joe écrit:

> J'avais vingt-trois ans quand mes parents apprirent que j'étais gai. J'aurais préféré mourir plutôt que de le leur dire, et je n'avais aucune raison de le faire puisque je savais qu'ils en auraient du chagrin. Je me préoccupais peu de la peine que je me faisais ainsi à moi-même, me disant que chacun doit porter sa croix. Je me trompais. L'angoisse que j'éprouvais à «mentir» (bien que mes parents aient ignoré que je «mentais») était extrêmement lourde à supporter, parce que nous avions toujours été très unis. Au fond, je ne voulais absolument pas peiner ma mère et j'étais terrifié à l'idée que mon père puisse l'apprendre.
>
> C'était l'hiver. Je venais d'écrire une lettre à un ami pour lui annoncer que j'étais amoureux. La lettre commençait par un poème de A.E. Housman. Un jour qu'elle rangeait ma chambre, ma mère aperçut le poème et le lut, croyant que c'était l'un de ceux que j'écrivais à cette époque. Elle lut une page puis passa à la page suivante où elle vit qu'elle ne lisait plus un poème mais mes aveux d'amour pour un autre homme (je ne lui en ai jamais voulu pour cela, car sa découverte avait été fortuite, et non pas le fait d'une indiscrétion). Elle appela mon père.
>
> Nous étions tous les deux au travail. Il s'approcha de moi et me dit que nous rentrions tout de suite à la maison. Il avait le

visage grave, mais je ne me doutais pas de ce qui allait suivre. Tout simplement, j'étais content de rentrer. Dans la voiture il me dit brusquement:

— Es-tu une tapette?
— Qu'est-ce qui te fait dire ça?
— Ta mère a lu une lettre et...

Je l'interrompis: «La réponse est oui.»

Les mots sortirent de ma bouche sans émotion aucune. Je ne ressentais rien d'autre qu'un poids qui me comprimait la poitrine. Je n'éprouvais aucun soulagement à dévoiler ainsi mon secret, aucune peur des reproches, rien. Si ma mémoire est bonne, rien de plus n'a été dit pendant tout le trajet qui nous ramenait chez nous et qui me parut éternel.

Nous nous sommes rassemblés dans la cuisine, mais je ne me souviens pas très bien de la conversation. Ce fut une expérience désagréable, tendue, pour chacun de nous. Je voyais avec horreur la tête de ma mère secouée d'un tic nerveux. Mon père avait une expression encore plus sévère que d'habitude. En outre, il paraissait désespéré, dévasté, comme s'il n'avait pas su comment faire face à la situation.

Même si j'avais vingt-trois ans, on m'interdit de sortir. Je ne devais pas quitter la maison les fins de semaine, ni voir aucun de mes amis (mais ils ne savaient rien d'eux). J'ai dû penser que c'était la chose à faire, car j'acquiesçai à leur demande...

La vie continua. Comme nous étions très unis, vint un temps où nous pûmes nous parler à nouveau. Je me souviens d'avoir parlé à mes parents d'homosexuels qu'ils connaissaient aussi sans savoir qu'ils étaient gais: le couple qui gérait le restaurant préféré de mon père; un garçon qui travaillait pour mon père et auquel il était très attaché; certains de ses clients. J'ai tenté de leur expliquer du mieux que j'ai pu ce que signifiait être gai, mais je n'ai pas très bien réussi: c'était encore tout nouveau pour moi et pas très satisfaisant. Je me sentais très seul et j'avais déjà connu une amourette qui m'avait brisé le cœur.

Finalement, à force de demander la permission de sortir et de leur démontrer que je n'avais nullement l'intention de violer qui que ce soit, le sujet fit moins les manchettes des repas et je pus recommencer à mener une vie normale. J'amenai quelques amis à la maison et ils trouvèrent plusieurs d'entre eux sympathiques. Ils se rendirent vite compte que, sauf quand je n'étais pas en leur compagnie, j'étais la même personne qu'avant. La glace était rompue... et nous avions tous survécu.

Dave Cassidy s'occupait activement des questions gaies quand il vivait à Toronto et, plus tard, quand il déménagea à Montréal pour vivre avec son amant, il s'engagea là aussi dans les mouvements gais. Entre autres projets, Dave mit sur pied le premier groupe Parents d'enfants gais au Canada, un groupe bilingue. Au milieu de 1977, Dave et un ami appelé John Blacklock enregistrèrent les récits suivants pour notre livre. Voici d'abord l'histoire de Dave:

Je me confiai à mon père et à ma mère au début d'août 1974. Ils étaient les derniers à qui je devais le dire et je pensai que cela nous rapprocherait. J'écrivis une longue lettre que je leur envoyai avec un exemplaire de *Society and the Healthy Homosexual*. Ma mère m'avoua plus tard qu'elle aurait préféré une approche plus directe. Mais je me disais qu'il me fallait être prêt à accepter une rupture complète entre eux et moi. Dans la lettre, je suggérais donc une rencontre pour que nous puissions en discuter. Leur première réaction fut assez typique. Ma mère pensait avoir fait quelque chose pour «provoquer» cela. La réaction de mon père lui fut dictée par le souvenir de deux personnes avec lesquelles il avait travaillé étant plus jeune, des «tapettes» qui aimaient les petits garçons. Avec ce seul point de référence, je ne pouvais être autre chose qu'une «tapette» à ses yeux. Je constatai qu'il me faudrait prendre le temps de les éduquer. Ils paraissaient disposés à tolérer ma façon de vivre tant que je n'en faisais pas étalage et que personne ne l'apprenait. Bien sûr, j'en parlai à mon frère et à ma sœur. Mon frère est psychiatre et cela ne l'affecta pas le moins du monde. Ma sœur fut très positive et elle continue de l'être. Nous nous sommes tous les trois beaucoup rapprochés.

Il y a quelques semaines, je demandai à ma mère d'apporter sa contribution au présent ouvrage en rédigeant son histoire. Ce fut la goutte qui fit déborder le vase. L'angoisse la submergea. La semaine dernière, j'ai reçu une lettre dans laquelle elle disait pleurer tout le temps et préférer qu'on ne lui remette plus en mémoire cet aspect particulier de ma vie. Que puis-je dire sinon que, depuis trois ans, mes subtiles tentatives d'éducation sont restées sans effet? Je me suis même demandé s'il avait valu la peine que je surmonte l'anxiété et la peur de leur parler. Je suis sur le point de leur écrire pour leur demander de se prendre en main, pour leur rappeler qu'une relation, ça fonctionne dans les deux sens et qu'ils m'ont fait beaucoup de mal. Je ne crois pas qu'ils se rendent compte...

Je suis allé récemment passer quatre ou cinq jours à la maison après plus d'un an d'absence. *Pas une seule fois* pendant mon séjour là-bas nous n'avons parlé de *ma* vie. Le nom de mon amant n'a pas davantage passé leurs lèvres sauf au moment où je partais, comme s'ils s'étaient tout à coup souvenu qu'il existait. Cela me confirma dans l'idée qu'ils ne veulent rien voir. J'aurais sans doute dû prendre davantage le taureau par les cornes, mais c'est dans mon tempérament d'opter pour la subtilité et d'espérer que les choses finiront par se tasser. Sans doute me faudrait-il être un peu plus ferme?

Quand j'ai connu Walter j'ai commencé à savoir ce que je voulais dans la vie, et j'ai pris les moyens pour l'obtenir; pour cela, il m'a fallu traverser une sorte d'enfer. Pendant cette traversée de l'enfer, mes parents ne m'ont été d'aucun secours. Une seule personne est restée à mes côtés, une personne gaie, vers qui je pouvais me tourner en cas de besoin, auprès de qui je pouvais trouver du réconfort, avec qui je pouvais parler et ordonner mes idées.

Il en va toujours ainsi. Je peux compter sur les doigts d'une main les personnes à qui je me confie, et mes parents n'en font pas partie. Je ne peux pas encore m'asseoir avec eux, leur parler et sentir qu'ils me comprennent. On me dit que je devrais m'efforcer davantage de susciter cette compréhension, mais je me demande si cela en vaut vraiment la peine. J'imagine que je vais continuer d'essayer encore quelque temps puisqu'une partie de moi ne veut pas capituler et désire maintenir des liens familiaux solides. D'autant plus que j'ai dû subir toute cette merde pour en arriver où je suis... et même ça, ça n'a pas marché... pas encore, du moins.

John Blacklock (trente-sept ans) raconte:

Je me souviens très bien des circonstances qui ont entouré mes aveux à mes parents. J'avais trente ans à l'époque, et je vivais loin de ma famille depuis l'âge de vingt ans — pour étudier, puis comme enseignant. Je venais toujours passer Noël et une partie de l'été à la maison. Au fait, je suis fils unique.

Donc, j'avais trente ans et je m'apprêtais à visiter ma famille pour Noël quelques semaines plus tard. Je me préparais mentalement depuis un certain temps: depuis un an environ, je sentais le besoin de partager avec mes parents toutes les bonnes choses qui arrivaient dans ma vie. Dans ma tête, je construisais des phrases et me les répétais pour qu'elles tombent juste quand je leur annoncerais la nouvelle par téléphone. Je voulais leur donner ainsi le temps de tout digérer avant qu'on se voie aux Fêtes. Je ne me souviens pas des mots que j'ai employés au téléphone en parlant à ma mère, mais je ne pense pas avoir utilisé aucune des belles phrases que j'avais préparées. J'ai dû bafouiller quelque chose et lui annoncer que j'étais gai assez brutalement. Ma mère réagit comme on peut s'y attendre: c'était *terrible*, jamais elle n'aurait *cru* une chose pareille, elle ne voulait plus me revoir, elle souhaitait que *je* sois mort, elle souhaitait *elle-même* être morte, etc. Ce fut une conversation épique.

Quatre jours plus tard environ, elle me téléphona pour me dire qu'en fait elle avait tout soupçonné depuis longtemps et qu'elle n'avait pas été étonnée outre mesure. Elle avait réfléchi, et elle voulait essayer de comprendre, et oui, elle était heureuse d'être en vie, elle était heureuse que je sois en vie, et oui, elle voulait me voir à Noël.

Ce Noël-là et pendant les années qui suivirent, mon père — qui est un homme très tendre et très indulgent — m'a, je crois, totalement et immédiatement accepté pour ce que j'étais. Jusqu'à sa mort, la qualité exceptionnelle de notre relation ne s'est jamais démentie.

Avec ma mère, les choses ont été un petit peu plus difficiles. Je crois qu'elle a mis un an ou deux à admettre qu'il lui fallait ajouter un qualificatif à tous ceux qui décrivaient déjà son fils, et à l'accepter comme elle l'avait toujours accepté auparavant, sans connaître à fond le sens du qualificatif en question. Puisque je visite rarement mes parents et qu'eux ne viennent jamais me voir, ils ont un fils qui *se dit* gai, mais ils ignorent tout de sa vie gaie, de sa vie amoureuse gaie, des liens professionnels et amicaux qu'il a avec le milieu gai. Ainsi, ma vie gaie, contrairement à mon identité gaie, n'est pas une réalité à leurs yeux. Si j'avais un souhait à formuler, ce serait que ma mère soit mise en contact avec ma vie gaie. Je crois que tant qu'elle n'aura pas compris cela, tant qu'elle se contentera de me percevoir comme un homme qui s'identifie à un certain groupe et rien de plus, elle ne m'acceptera pas et ne me comprendra pas complètement.

Peut-être pouvons-nous nous tourner vers notre fille lesbienne ou vers notre fils gai et pouvons-nous lui dire: «Je crois que j'en sais un peu plus maintenant sur ce que tu as dû affronter. Mais j'ai besoin d'en savoir encore plus. Parle-moi. Je te promets que je t'écouterai.»

3
Le récit des parents

L'histoire de Sarah Montgomery est bien connue. Depuis ce jour de septembre 1972 où elle apprit que son fils de quarante-six ans s'était suicidé avec son amant, son histoire est devenue un classique dans le milieu gai et ailleurs. Pourtant, au-delà de cette tragédie personnelle, au-delà de la perte épouvantable qu'elle représente, l'histoire de Sarah Montgomery est un récit d'amour, de courage et d'espoir.

À seize ans, Sarah, féministe depuis toujours, était une suffragette. Aujourd'hui âgée de soixante-dix-neuf ans, Sarah continue de militer en faveur des gais partout dans le monde, de «sa voix toujours aussi claire et énergique[3]».

Pendant que son fils Charlie grandissait et composait de la musique, sa mère savait qu'il luttait contre l'épithète de *tapette* qu'on lui accolait. Elle lui apprit à se défendre. («Déchire leur chemise! disait-elle. Leur mère les réprimandera et leur donnera la fessée.» Ça marchait.) Mais il ne lui vint pas à l'esprit que son fils puisse être homosexuel. Comme elle le dit elle-même: «Pour moi, les hommes n'étaient pas forcément

---

3. Toutes les citations de ce récit sont tirées de «Fighting Right Beside Him», un article de Regina Kahney paru dans *Gay Community News* et *The Body Politic*. Nous sommes reconnaissantes à ces deux revues de nous avoir permis d'en reproduire ici des extraits.

machos. Ils pouvaient être aussi sensibles et aussi tendres que les femmes, et ils étaient capables autant qu'elles d'un amour profond.»

Dans les faits, Sarah en vint à connaître et à aimer deux personnes auxquelles son fils fut profondément attaché. Bien que Charlie sut à treize ans qu'il était gai, il se maria et eut quatre enfants. Il aimait ses enfants et sa femme, mais le moment arriva quand même où, à la suite d'une longue introspection, il admit devoir obéir à ses instincts même si cela signifiait quitter sa famille. Ainsi, John devint le compagnon de Charlie jusqu'à la fin de ses jours.

Charlie avait voulu avouer son homosexualité à sa mère quand il avait dix-huit ans et qu'il était dans la marine, mais il ne le fit pas avant ses trente-cinq ans, au moment où il s'apprêtait à emménager avec John. Sarah se doutait que «quelque chose n'allait pas» mais elle ignorait quoi. Cachant le choc et l'angoisse que la nouvelle de Charlie lui causait, elle dit: «Charlie, tu as dû affronter bien des misères sans que je sois là pour t'aider. Mais puisque tu t'es confié à moi, je ne me cacherai pas dans l'ombre.» (Cette dernière phrase est devenue légendaire depuis que Sarah Montgomery la brandit dans les défilés de Fierté gaie.) Quand, à l'époque, elle entreprit de parler de Charlie à sa famille et à ses amis, elle constata que son attitude terre-à-terre contribuait grandement à susciter leur acceptation. Mais elle fit encore mieux: elle écrivit à son fils pour lui demander de lui *enseigner* ce qu'était l'homosexualité pour lui et les autres gais. Et elle incita sa belle-fille à dire la vérité à ses enfants, à ne rien leur cacher. Les enfants surent enfin que leur père était homosexuel et ne furent jamais empêchés de le voir. En fait, ils passèrent beaucoup de temps avec lui et avec John qu'ils respectaient et aimaient tendrement. Sarah dit: «Les quatre enfants sont hétérosexuels, ce qui démolit un mythe de plus. L'orientation sexuelle n'est pas acquise mais innée. Tout comme moi, mes petits-enfants ont été en contact intime avec un couple gai qui s'aimait.» Elle insiste: «Les enfants peuvent être mal influencés? Allons donc! Ce qui compte, c'est que les jeunes gais et les jeunes lesbiennes puissent s'identifier à des modèles valables. Il faut absolument que les écoles engagent des professeurs ouvertement gais!»

Pendant les années qui suivirent, Sarah passa beaucoup de temps en compagnie de Charlie et de John. Elle était aussi toujours la bienvenue chez ses petits-enfants. Elle finit par aimer John comme un fils, et lui-même lui témoigna confiance et affection. Être le témoin de leur vie commune ne l'affectait pas: «L'amour de Charlie et de John était beau et tendre. L'amour, c'est toujours de l'amour, quoi qu'on dise... Je ne prétends pas savoir ce que c'est qu'être gai dans une société homophobe. Le mieux que j'ai pu faire était d'assimiler ce que mon fils et son amant avaient à m'apprendre et de réagir d'une façon que je considère tout à fait normale.»

Les choses changèrent brusquement pour Charlie et John. Ils firent l'acquisition d'une maison dans la banlieue de San Francisco de façon à se rapprocher des enfants de Charlie. Sarah leur rendit visite à la fin d'août 1972 et apprit, au cours d'une pénible conversation avec son fils, que John venait d'être congédié d'une compagnie pour laquelle il travaillait depuis quinze ans. Depuis l'achat de la maison, le patron de Charlie lui avait aussi posé des questions. «Que pouvaient-ils faire? demande Sarah. Tous deux avaient passé leur existence à se cacher, à se culpabiliser, à souffrir. Dans sa vie (double tant qu'il resta marié), Charlie avait accumulé les sentiments de culpabilité et de rejet. Charlie avait toujours refusé des postes plus importants par peur d'être découvert! Pendant des années et des années!

Au cours de cette visite, les deux hommes se confièrent à elle, et Sarah apprit beaucoup de choses qu'elle avait jusque-là ignorées concernant la vie de son fils et celle de John.

Peu de temps après, de retour à New York, le 10 septembre, Sarah apprit la nouvelle: Charlie et John s'étaient enfermés dans le garage de leur maison et avaient mis le moteur de la voiture en marche.

— Il n'y avait pas d'autre raison que [la menace] de congédiement. Ils ne pouvaient pas se défendre. Il y a deux ans, San

Francisco a promulgué une charte des droits des gais. Trop tard pour mon fils et pour son compagnon.

En juin 1973, neuf mois après le décès de son fils, Sarah Montgomery brandissait une pancarte affichant: «Je ne me cacherai pas dans l'ombre» et marchait avec un grand nombre d'autres mères, de Christopher Street à Central Park, à l'occasion du premier défilé de la Fierté gaie qui eut lieu à New York. Quelques mois plus tard elle entendait parler du nouveau mouvement Parents d'enfants gais, dont les fondateurs étaient Jeanne et Jules Manford. Elle se joignit immédiatement à eux et devint, dans les mots de Jeanne, «notre mentor vedette». Pendant l'année qui suivit, Sarah fut la conférencière la plus populaire au cours du rassemblement qui suivit le deuxième défilé annuel de la Fierté gaie. Une foule de quarante mille homosexuels hommes et femmes ainsi que leurs supporteurs applaudirent les propos simples et marquants qui lui venaient du fond du cœur; on dut entendre leurs acclamations jusqu'au parc de la Batterie.

Sarah a multiplié les conseils auprès d'innombrables jeunes personnes et de beaucoup de parents que les aveux d'homosexualité de leur enfant bouleversaient. Rappelant sa propre réaction, elle dit souvent: «Demandez à vos enfants de vous instruire. Sinon, comment apprendrez-vous? Ce qui est important pour eux doit l'être aussi pour vous.»

Elle se remémore aussi ceci: «Quand j'étais très jeune, j'ai lu *The Well of Loneliness*... Je me souviens d'une très belle réplique. Lorsque [Stéphane] apprend à son père qu'elle est tombée amoureuse d'une autre femme, elle dit: "Comment cela pourrait-il être mal puisque c'est la plus belle chose qui me soit jamais arrivée?"»

Nous ne sommes pas toutes des Sarah Montgomery. La plupart d'entre nous n'ont pas à affronter la mort tragique d'un enfant et sans doute ne saurions-nous pas y faire face avec la même force morale qu'elle si cela devait nous arriver. Mais son histoire est un exemple du courage que donnent l'amour et le désir d'apprendre, et de la maturité qu'au moins un parent de gai a su atteindre.

Quelque temps après que notre fils ou notre fille nous ait instruits de son homosexualité, nous en venons à comprendre qu'elle est là pour y rester. Les doutes vagues ou persistants que nous pourrions avoir selon lesquels notre enfant n'est pas *vraiment* gai commencent à s'estomper. Nous nous rendons compte que la vie continue et que notre famille devra compter avec la réalité de l'homosexualité de notre enfant de toutes les façons possibles.

Nombreux sont les parents qui réagissent à l'homosexualité de leur enfant en l'ignorant complètement, en feignant qu'elle n'existe pas, en nourrissant le vain espoir qu'un jour Jill ou Gary rencontrera l'homme ou la femme qu'il leur faut. Chez d'autres, l'hostilité, la colère et leur éternelle campagne «contre l'homosexualité» ont creusé des gouffres entre eux et leur enfant. Nous connaissons beaucoup d'histoires tristes. Nous avons connu Lee, un garçon de quinze ans, qui fut mis à la porte de chez lui par sa famille sans savoir où aller. La petite Jennie, qui réussit à nous lancer par téléphone un bref appel au secours dans lequel elle nous faisait part des nouveaux règlements domestiques qui la gardaient prisonnière, l'isolaient de ses amis et empêchaient toute activité. Nick, trente ans, qui nous dit comment son père le menaça d'un revolver quand il sut que son fils était gai. Il y a une pléthore d'histoires similaires, des histoires de larmes, d'accusations et de menaces. Parfois aussi, une chape de silence recouvre tout. Mais ce sont là des cas malheureux qui ne nous aident pas beaucoup à connaître et à comprendre notre enfant gai.

Il est préférable d'examiner comment les familles cherchent à aborder ces situations dans un esprit positif. La plupart des parents *arrivent-ils à s'en tirer?* Comment en viennent-ils à accepter et à comprendre ce qui se passe? Quels obstacles doivent-ils franchir? Quelles sont les «portes» qui ouvrent sur la compassion?

Les parents pour qui c'est le plus facile sont ceux qui, quels que soient leurs sentiments profonds, reconnaissent dès le départ qu'ils ont beaucoup à apprendre; ceux qui sont disposés à écouter leur enfant et à se renseigner sur l'homosexualité de toutes les façons possible. Tout n'a pas forcément lieu tout de suite, même pour les plus ouverts d'entre nous. Parfois même des parents qui se croyaient fort libéraux sont surpris par leur réaction. Voici ce que nous raconte Charlotte Spitzer, une sexologue de Los Angeles qui possède une vaste expérience de conseillère matrimoniale et familiale.

> J'avais connu quelques homosexuels dans ma vie, et je ne croyais pas entretenir de préjugés à leur égard. J'étais à l'aise en leur compagnie; nous nous entendions bien. En fait, quand l'un de nos bons amis nous dit à l'occasion d'une visite qu'il était gai, notre amitié en fut renforcée plutôt qu'affaiblie.
>
> Puis ce fut au tour de ma fille Robin de me dire qu'elle était gaie. Elle avait environ vingt et un ans. Cette nouvelle me fit l'effet d'un coup sur la tête. J'étais atterrée. Comment avais-je pu causer cela? Où m'étais-je trompée? J'ai immédiatement assumé l'entière responsabilité de son homosexualité.
>
> Mes réactions me surprirent beaucoup. Je n'aurais pas cru en être aussi affectée, car, après tout, n'étais-je pas une femme «évoluée»? J'avais même un ami intime qui... Je constatai alors qu'il nous est impossible de prévoir la réaction que nous aurons face à une situation donnée même si nous nous croyions capables de l'affronter. Il est beaucoup plus difficile d'absorber les coups quand ils heurtent nos émotions que lorsque nous les envisageons avec notre intellect. Je n'avais pas échappé au conditionnement de la société; je m'étais contentée de me cacher à moi-même les préjugés que j'avais. Ils étaient encore présent au tréfonds de moi, prêts à faire surface au premier traumatisme.
>
> Quand je pus enfin examiner la situation avec un œil critique, je pris la décision de me renseigner du mieux possible pour vraiment comprendre le sens de l'homosexualité. Au fil de mes lectures, nombre de mythes que j'avais entretenus commencèrent à s'estomper. J'assistai un jour à un symposium dont je retirai beaucoup de bienfaits. Outre l'information

que je recueillis auprès de spécialistes tels qu'un ministre du culte gai et un psychologue effectuant une recherche sur le sujet, j'eus l'occasion d'entendre la communication d'une jeune lesbienne. Elle me fit beaucoup songer à ma propre fille: elle était belle, sensible, créative et intelligente. Elle parlait de sa mère, de son refus de voir les choses en face en se persuadant qu'il s'agissait d'une phase que sa fille traversait... à vingt-cinq ans. La jeune femme exprimait sa tristesse de ne pouvoir se rapprocher de sa mère, de constater combien son homosexualité entravait leur relation. Elle aurait voulu se confier à sa mère et ne le pouvait pas. Je compatis à la peine de cette jeune femme et me jurai que cela n'arriverait pas à Robin et à moi.

Il me fallut du temps pour changer ma façon de penser, pour prendre du recul et pour me demander ce que je souhaitais vraiment pour ma fille. Quand je compris que ce que je désirais était qu'elle s'épanouisse à sa façon et qu'elle trouve le bonheur et l'amour, je sus que j'étais «O.K.», que j'avais «mûri».

Charlotte est maintenant d'avis que sa relation avec sa fille est plus belle que jamais, qu'elle est plus ouverte, plus honnête et plus affectueuse. Elle se sent tout à fait à l'aise avec elle, avec son mode de vie et ses amies. À ses yeux, les amies de sa fille ressemblent beaucoup à cette dernière. Elles sont «sensibles, intelligentes et créatives, et elles sont très sincères dans leur affection les unes envers les autres».

Marguerite, une photographe et écrivain pigiste vivant au Minnesota, nous livre une autre histoire de sentiments contradictoires et nous raconte comment elle les a surmontés.

Les circonstances qui présidèrent aux aveux de Larry avaient beau être favorables, j'en fus très atteinte.

Je venais de prendre part à un programme de réévaluation des attitudes sexuelles, au cours duquel on avait abordé l'homosexualité exactement comme les autres comportements sexuels, par la projection de films représentant des couples engagés dans une relation sérieuse. Quand je parlai du programme à mon fils, alors âgé de dix-sept ans, et que je mentionnai les films représentant des couples homosexuels, il me déclara qu'il pensait être l'un d'eux, qu'il était en fait bisexuel et qu'il préférait les hommes.

Je fus emportée par une vague d'idées et de sentiments contradictoires. J'étais étonnée et en même temps j'étais persuadée qu'une motivation inconsciente m'avait fait lui mentionner les films en question. J'étais horrifiée et en même temps je me rappelais la neutralité avec laquelle on avait présenté l'homosexualité comme faisant partie de la vie de tous les jours. J'avais l'impression d'avoir dit à mon fils que j'étais d'accord avec l'homosexualité, mais pas pour *lui*.

Larry s'exprimait avec calme et avec ce qui me sembla être des éclairs d'appréhension et de détermination. Je suis sûre que je parus choquée et surprise. Je me sentis coincée, car j'avais engagé la conversation d'une manière raisonnable, naturelle, et c'est ainsi qu'il y participait. Mais le sujet était tout à coup devenu terrifiant et c'est au prix d'efforts considérables que je réussis à demeurer rationnelle.

Quand je lui demandai s'il en était «sûr», il répondit que oui, qu'il avait un amant, qu'il s'agissait d'une personne merveilleuse, qu'ils étaient très près l'un de l'autre et qu'ils s'aimaient. J'étais heureuse qu'il ait quelqu'un près de lui, car il m'avait semblé très seul durant son adolescence, mais j'étais triste qu'il s'agisse d'un homme. Je craignis qu'un homme plus âgé que nous connaissions tous les deux ait abusé de sa naïveté. (Un homme de six ans son aîné, et un danseur! Tout ce qu'on racontait à propos des danseurs était-il donc vrai?) Je crois lui avoir dit que je n'avais rien contre les homosexuels en général, mais que j'avais du mal à accepter qu'il en soit un lui aussi. J'étais toute retournée à force de vouloir rester raisonnable et compréhensive.

Rencontrer «l'ami» de mon fils m'a aidée. (Larry l'appelait son «amant». Quant à moi, je ne savais m'y résoudre.) C'était un jeune homme tout à fait charmant. Encore ces sentiments contradictoires! J'étais étonnée et *pas* étonnée. Il était normal que Larry choisisse quelqu'un d'aussi bien qu'il l'était lui-même.

Environ six mois plus tard, je parlai de Larry à deux bonnes amies. Elles me rassurèrent par leur attitude. Toutes deux connaissaient et aimaient Larry, et il aurait pu s'agir selon elles de quelque chose de beaucoup plus grave. Après tout, il était toujours vivant et en bonne santé, il n'avait commis aucun acte criminel et il ne se droguait pas. Elles estimaient l'affaire sérieuse, mais elles ne se détournèrent aucunement de moi...

Deux autres faits eurent pour moi une certaine importance. D'abord, je rendis visite à un conseiller de l'université. Il ne répondit pas directement à mes questions sur les causes et les dangers de l'homosexualité, mais m'aida à déterminer ce que j'attendais de ma relation avec Larry: que nous restions en contact, que nous ayons une relation mère-fils sereine qui ne lui ferait pas de mal et qui ne l'éloignerait pas. J'ai aussi exécuté un exercice de Gestalt où je jouai d'abord mon propre rôle, puis celui de Larry. Quand j'assumai l'identité de Larry, je me sentis très seule, rejetée et incomprise.

L'autre événement qui m'aida à cette époque fut la lecture d'un article écrit par la mère d'une lesbienne dans la revue *Family Circle*. Existe-t-il un magazine plus respectable que celui-là? L'attitude initiale négative de la mère et son changement graduel de comportement me donnèrent de l'espoir. Elle parlait très positivement des amies lesbiennes de sa fille et disait apprécier leurs visites. Je me dis alors qu'un avenir somme toute fort agréable pouvait remplacer celui que j'avais imaginé pour mon fils quand il était petit, et que ses aveux avaient réduit en cendres.

Kay et Lloyd C., qui habitent dans la banlieue de Milwaukee, sont un couple dont la foi religieuse guide et renforce chacun des aspects de la vie. Quand ils apprirent, en 1974, que leur fils était gai, ce fut pour eux une révélation atroce, incroyable. Pourtant, deux ans plus tard à peine, ils acceptaient de participer à une table ronde sur l'homosexualité au Chicago Circle Center de l'université de l'Illinois. Voici un extrait de la communication de Kay:

C'est la première fois que je parle en public de l'homosexualité de mon fils. La perspective de parler devant un auditoire inconnu de nous m'a causé quelque anxiété, mais dans une telle occasion, je me dois de faire tout ce que je peux pour apaiser les homosexuels qui doivent décider de se confier ou non à leurs parents, et pour rassurer les parents qui apprennent les préférences de leur fils ou de leur fille.

L'attitude inébranlable, froide, cruelle et hostile de certains parents cause beaucoup de souffrance inutile. Je comprends leur confusion, leur douleur et le choc qu'ils éprouvent quand ils apprennent que leur fils ou leur fille est gai. Cela nous est arrivé à nous aussi. Nous ne sommes pas un couple exceptionnel. Nous avons évolué comme beaucoup de parents victimes d'une société intolérante et peut-être, ce qui serait plus juste, comme membres de cette société qui a tant nui aux homosexuels au cours des siècles, par des propos et des comportements dont l'Église elle-même n'est pas exempte.

Notre réaction initiale fut de nous demander si Jon était malade, s'il était déséquilibré ou pervers. Nous nous demandions s'il fallait avoir honte, s'il fallait prier et espérer que Dieu le ferait changer. Nous nous inquiétions de savoir si c'était de notre faute.

Mais l'essentiel est que nous avons appris beaucoup et mûri, et que nous avons commencé à comprendre. Nous avons fini par reconnaître qu'être gai peut être correct. Nous avons lu que l'homosexualité est universelle et qu'elle existe depuis toujours. Nous avons appris que ce n'est ni une tare ni une maladie honteuse. Ce n'est pas davantage un problème émotionnel ou une atteinte grave à la morale qui priverait l'homosexuel impénitent de l'amour et de la miséricorde divine. Nous avons commencé à comprendre que l'homosexualité fait partie des nombreux comportements humains normaux, qu'être gai n'est pas un choix, qu'on ne peut y renoncer ou changer grâce à une thérapie, qu'un homme ne cesse pas automatiquement d'être gai s'il rencontre une fille exceptionnelle!

Comment sommes-nous arrivés à ces conclusions? D'abord, mon mari et moi avons eu de nombreuses conversations fort éclairantes avec Jon. Il nous est arrivé de pleurer ensemble et de nous étreindre. Jon savait que notre amour pour lui était inébranlable et qu'il augmentait même à mesure que nous comprenions les luttes profondes qu'il menait pour s'assumer. Nous avons aussi lu de nombreux articles, livres et prospectus sur le sujet, dont certains étaient utiles et d'autres non. Nous avons parlé avec plusieurs amis de Jon, dont la plupart faisaient partie de l'Église métropolitaine communautaire (Metropolitan Community Church) de Chicago.

Le moment le plus difficile pour nous eut lieu très tôt, quand nous vîmes Jon chasser Dieu de sa vie et le blâmer de l'avoir précipité dans un «enfer», un enfer dont pourtant la société était responsable, et non pas Dieu.

Le moment le plus enrichissant, le plus merveilleux, ce fut lorsque nous nous rendîmes avec Jon à l'église métropolitaine communautaire de Chicago pour prier, en sachant que Dieu avait repris la première place dans sa vie. Nous sentions que sa foi et sa confiance en Dieu avaient crû et s'étaient approfondies pendant sa quête de vérité. Notre propre foi, notre propre espérance s'étaient intensifiées aussi. Jon assumait son homosexualité et il était certain que Dieu ne le rejetait pas.

Plus tard, dans une lettre à ses parents, Jon leur rendit hommage pour leur désir d'apprendre et leur compassion.

> Aujourd'hui, j'ai constaté tout à coup combien j'avais de la chance d'avoir des parents tels que vous. Je peux être totalement moi-même auprès de vous, et mon amant aussi. Je manque de mots pour vous dire ma reconnaissance.

Il arrive que les parents apprennent les choses par accident, comme ce fut le cas pour Faith et Ed. Voici le témoignage de Faith:

> À l'automne de 1969, notre fils Deke alors âgé de vingt-cinq ans vivait avec nous. Il travaillait à Phoenix mais s'apprêtait à déménager à San Francisco en janvier. L'été précédent, à l'oc-

casion d'une fête, nous l'avions présenté à un Européen d'un certain âge, très sophistiqué, à la fois professeur et artiste, dont nous savions qu'il était gai. Cet automne-là, je me demandai pourquoi mon fils et Ted échangeaient une correspondance et, quand Noël arriva, je fus fort troublée d'apprendre que Deke avait accepté de louer une chambre que Ted lui avait offerte chez lui, à San Francisco. Si j'avais dit à Deke que je m'inquiétais du fait qu'il allait vivre avec Ted, la vérité se serait sans doute fait jour d'une façon moins déplaisante. Je suis persuadée, avec le recul, qu'il nous aurait tout simplement dit de ne pas nous en faire, qu'il était gai lui aussi.

Au lieu de cela, deux lettres arrivèrent dans la poste un jour de janvier précédant le départ de Deke pour San Francisco — une pour Deke et une carte de Noël pour nous. Les enveloppes étant identiques, sans bien regarder, j'ouvris par inadvertance celle qui était adressée à Deke et découvris à mon grand désarroi qu'il s'agissait d'une lettre d'amour de Ted. Le choc fut brutal, bien que j'admette aujourd'hui avoir fait taire longtemps les doutes qui m'assaillaient parfois en me convainquant de ce que Deke ne pouvait pas être gai puisqu'il avait une petite amie.

Ce soir-là, nous avons discuté de la situation. Je dis tout ce qu'il ne fallait pas dire, et Ed exprima son incrédulité. Nous n'étions pas fâchés contre Deke, mais nous avions peur que Ted «corrompre» notre fils. Je me souviens d'avoir dit: «Je préférerais mourir que de savoir que tu vis avec lui», ce qui, bien entendu, le blessa profondément. Ed était merveilleusement calme et voulait savoir pourquoi Deke ne nous avait rien dit. Deke répondit qu'il craignait que cela nous fasse trop de peine. Il était soulagé que nous ayons découvert le pot aux roses.

Il n'y a jamais eu d'hostilité entre nous. Nous avons fini par savoir que ses trois sœurs étaient déjà au courant et que leur affection et leur respect pour Deke n'en avaient nullement été affectés. Elles nous aidèrent beaucoup à comprendre qu'il n'y avait rien d'inhabituel là-dedans et que ce n'était pas ma faute ni celle de Ted. Quand Deke partit pour San Francisco quelques semaines plus tard, il savait que nous étions en bonne voie de comprendre ce qu'il ressentait et ce qu'il était, et que notre amour et notre respect pour lui étaient toujours aussi grands.

Depuis, à l'occasion de ses fréquentes visites, nous avons beaucoup dialogué avec lui. Il nous a parlé de ses premiers émois sexuels vers l'âge de dix ans, et du fait qu'il n'osait se confier à personne et que toutes ses questions demeuraient sans réponses. Il nous avoua que les huit années qui avaient séparé ses douze ans de sa première relation homosexuelle à l'université avaient été les plus malheureuses de sa vie. Nous n'avions jamais soupçonné chez lui des frustrations différentes de celles qui affectent tous les adolescents, car il était un garçon plein de verve, de compagnie agréable, une personne créative et affectueuse, et il était toujours entiché d'une fille ou d'une autre pendant tout son secondaire. Il est encore bisexuel, mais se déclare plus attiré par les hommes et plus à l'aise avec eux.

Nous sommes très reconnaissants à Deke pour sa patience et sa compréhension, pour nous avoir ouvert les yeux sur ce que signifie être homosexuel, et pour les ouvrages éclairants qu'il nous a donnés. Ed et moi nous sentons maintenant assez à l'aise face à cet état de chose pour être en mesure de parler avec fierté de l'homosexualité de notre fils.

Ainsi, les parents peuvent en venir à comprendre et à accepter leurs enfants homosexuels. Puisque le temps qu'il faut pour y arriver varie d'un individu à l'autre, sans doute serait-il utile d'observer de plus près ce qui préside à cette évolution. Jim et Mona, qui habitent le Missouri, relatent pour nous leur expérience. Ils apprirent que leur fils Rick était gai à l'occasion d'une visite chez lui, à San Francisco, pendant les vacances de Noël 1973. Leur fille aînée Laura habitait alors près de chez lui et la plus jeune, Suzi, accompagnait ses parents. Rick était alors âgé de vingt-deux ans. Il poursuivait des études en psychologie pour lesquelles il a, depuis, obtenu un doctorat. Mona et Jim se remémorent cette expérience et les sentiments qu'ils ont éprouvés jusqu'à maintenant.

MONA: Nous étions tous réunis chez Laura un beau soir, quand Rick annonça qu'il avait quelque chose à nous dire. Il bredouilla et tourna autour du pot pendant cinq minutes, prétextant qu'il était nerveux, qu'il ne savait pas comment nous le dire, que ça risquait de nous faire de la peine, et quoi encore... Déjà quand il avait quinze ou seize ans, quand ses camarades de classe sortaient avec des filles, Rick ne fréquentait personne bien qu'il ait eu autant d'amies que d'amis. Quoi qu'il en soit, Jim et moi le soupçonnions d'être gai, même s'il avoua plus tard ne pas avoir eu de relations homosexuelles avant l'âge de vingt ans. Comme il ne sortait pas avec les filles, l'idée qu'il était gai nous avait effleurés à plusieurs reprises.

Ainsi, quand il nous le dit, je n'en fus pas étonnée outre mesure. Il dit qu'il «éprouvait de l'amour pour les autres hommes». Ce sont ses mots.

Ma réaction fut de n'en avoir pas, justement. Je me dis, bon, ça y est. Nous avons la confirmation de nos soupçons ou de nos craintes. J'estimais très important de lui exprimer notre confiance et je dis quelque chose comme: «Bien, ce n'est pas grave. Nous t'aimons toujours autant et rien n'est changé.»

JIM: Moi, j'ai un souvenir quelque peu différent de cette soirée. C'est vrai que nous avions tous les deux soupçonné Rick d'être gai parce qu'il n'était pas sorti avec des filles pendant son secondaire et même après, mais j'avais espéré que ce serait temporaire, qu'il finirait par se décider (j'avais moi-même mis beaucoup de temps à me décider). Et puis, nous en avions parlé à un psychologue ami de la famille qui avait travaillé avec Rick, et il nous avait dit qu'il ne voyait aucun indice que Rick fût homosexuel. Donc, bien que ce n'ait pas été une nouvelle totalement inattendue, ce fut un rude coup pour moi.

D'après mes souvenirs, la scène qui suivit fut plutôt chargée d'émotion. Rick se mit à pleurer et, spontanément, je me levai pour le prendre dans mes bras et lui dire de ne pas s'en faire, que j'étais là et que, quoi qu'il ait fait, il comptait à mes yeux — ou quelque chose comme ça. Le fait que Rick ait été très proche de Laura, qui a un an et demi de plus que lui, nous a beaucoup aidés. Elle était au courant de l'homosexualité de

Rick et, pour des jeunes de leur génération dans le milieu qu'ils fréquentaient à San Francisco, cela n'était pas aussi traumatisant que pour moi. Laura nous donnait le recul nécessaire. Elle avait beaucoup d'amis homosexuels, tant des femmes que des hommes.

Suzi, notre plus jeune fille, nous accompagnait. Je suis heureux, quand j'y pense maintenant, que Rick ait eu le désir de se confier à toute sa famille.

Deux choses militaient en notre faveur. D'une part, nous avions tous participé à des expériences de thérapie de groupe, à des moments différents et pas forcément ensemble. Nous avions donc appris à communiquer très efficacement entre nous. Comme nous ne nous voyions pas souvent, nous avions pris l'habitude, à l'occasion, de dire: «Bien. Si nous avions une petite séance de thérapie familiale?» Pendant ces séances, nous exprimions nos frustrations et nos sentiments. D'autre part, puisque Rick faisait des études de psychologie, il était supervisé par un thérapeute, et ce dernier avait offert de nous rencontrer avec Rick si nous en manifestions le besoin. Le jour suivant, nous nous sommes donc rendus à son bureau pour une visite qui dura une heure et demie. Là, avec l'aide de cet homme, nous avons pu identifier les différents sentiments qui nous animaient. Je crois que cela nous a aidés; en tout cas, cela m'a aidé, moi, à prendre un important virage dans cette affaire.

MONA: En dépit de tout ceci, notre séjour à San Francisco fut très agréable. Cet événement nous a même rapprochés. En outre, comme nous nous trouvions déjà tous ensemble, le problème d'avoir à annoncer la nouvelle aux autres membres de la famille ne se posait pas.

Je puis dire qu'intellectuellement j'ai complètement accepté le fait, mais une partie de moi a encore du mal à y arriver. J'éprouve encore une certaine culpabilité, comme si cela pouvait dépendre d'une erreur que j'ai commise par le passé ou d'une faiblesse de Rick. C'est une réaction émotive et irrationnelle, je sais, mais quand nous sommes ensemble, nous en parlons ouvertement. Nous plaisantons aussi. Rick se sent libre de nous parler de ses relations et de ses amants, et nous lui posons des questions — pas des questions intimes — sans crainte. Nous sommes très ouverts.

J'éprouve parfois de petites pointes de regret et de culpabilité, et il m'est arrivé deux ou trois fois de pleurer beaucoup, mais avec le temps j'en viens à accepter la situation émotionnellement aussi. Je crois cependant m'inquiéter quand même un peu de «ce que les voisins vont penser». Quant aux parents de Jim et aux miens, ils sont décédés; nous n'avons donc pas à craindre leur réaction. S'ils vivaient encore, ce serait sans doute très pénible pour eux.

JIM: Je dois dire que j'ai éprouvé dès le départ des sentiments contradictoires. Au moment où Rick nous a appris la nouvelle, j'ai eu très envie de l'appuyer. Mais j'ai vite constaté que j'éprouvais des tas d'angoisses et de sentiments négatifs. Mon éducation ne m'avait pas épargné tous les stéréotypes homosexuels, et Rick était un peu efféminé. Je voulais vraiment croire que c'était temporaire. J'espérais qu'avec l'aide de son thérapeute il pourrait redevenir hétérosexuel. Je me rends compte aujourd'hui à quel point c'était une illusion, qu'il ne changera pas et que je dois accepter ce fait.

Quand il était plus petit, nous avions peu de points communs. J'ai toujours été très athlétique. Rick était mince, de charpente délicate. Il n'a pas hérité de mon goût pour les sports. Je m'efforçais de ne pas lui en faire le reproche, d'aller plutôt à sa rencontre, mais je me suis souvent senti triste de ne pas savoir établir de meilleurs rapports avec lui...

Environ un an après qu'il nous eut parlé, je m'inscrivis à un cours de sexologie. Un jour, des homosexuels sont venus faire une intervention de deux heures et demie. En les écoutant et en discutant avec eux, je découvris la gravité de la discrimination dont ils étaient victimes et les comportements négatifs qu'ils devaient affronter. De constater qu'un groupe d'individus qui ne font de mal à personne puisse être en proie à de telles souffrances et doive subir de tels handicaps me révolta.

Peu à peu, Mona et moi avons décidé de leur venir en aide. Nous n'avançons pas vite... Mais j'ai recherché les occasions de rencontrer des homosexuels hommes et femmes dans des circonstances *ordinaires*; cela m'a beaucoup aidé à transformer mon point de vue sur l'homosexualité en général.

MONA: Je crois que ce qui m'a le plus aidée a été de parler de Rick à quelques personnes et de constater qu'on ne le rejetait pas, et aussi de me rendre à l'église métropolitaine communautaire. Le plus grand secours m'est venu toutefois de ce que j'ai pu en discuter au groupe d'analyse transactionnelle dont j'ai fait partie pendant environ un an. Le groupe était très tolérant et m'a beaucoup soutenue, et j'ai pu résoudre là des problèmes spécifiques concernant ma relation avec Rick.

J'ai deux sœurs et un frère plus âgés à qui je l'ai dit. Ils m'appuient beaucoup et je pense que cela nous a même rapprochés...

JIM: Moi aussi, je l'ai dit à ma sœur qui vit ici, dans la même ville. Nos rapports ont toujours été excellents et nous avons partagé plusieurs moments difficiles avec nos enfants. Elle n'a pas réagi à cette nouvelle comme s'il s'était agi de quelque chose d'inhabituel, de sorte que je suis très heureux de m'être confié à elle. Nous avons également prévenu le ministre de la paroisse du fait que nous étions disponibles si des parents dans la même situation que nous, ou qui que ce soit d'autre, éprouvaient le besoin de parler à quelqu'un. [Cependant] rien de tel ne s'est encore produit. J'ai aussi écrit beaucoup de lettres pour protester contre la présence de stéréotypes homosexuels à la télévision. Voilà à peu près l'ampleur de notre engagement. Il faut reconnaître que c'est bien peu.

MONA: [Puisque] notre fils habite loin de nous, nous n'avons pas été intimement mêlés à ses ennuis quotidiens même s'il nous en parle dans ses lettres et dans les cassettes qu'il nous envoie. En fait, je puis dire que l'homosexualité de Rick n'a pas vraiment transformé notre vie. Parmi les aspects négatifs de cette situation, il y aurait le besoin d'assumer la douleur et la culpabilité que nous ressentons. Aussi, nous avons beau chercher à appuyer la cause des homosexuels, nous n'accomplissons pas grand-chose. D'autre part, je crois que nous avons toujours d'excellents rapports avec notre fils et avec nos autres enfants, sans doute même des rapports meilleurs que ceux que nous aurions eus si les circonstances avaient été différentes. Nous nous sommes efforcés d'être très ouverts les uns avec les autres et d'encourager Rick à l'être avec nous, et nous avons réussi. J'ai fait en sorte que nous parlions régulièrement d'homosexualité, et comme nous discutons tous de nos émotions, ça n'a pas été un problème pour nous.

JIM: Je continue d'éprouver des sentiments contradictoires. J'ai fait beaucoup de chemin pour parvenir à la tolérance, mais pour être franc, si j'avais eu le choix, j'aurais préféré que tout soit différent. Je regrette de ne pas avoir de petits-enfants qui porteront mon nom, mais je suis d'accord avec Mona: cette situation nous a obligés à redresser notre sens des valeurs. Rick est mon fils, il a été mon bébé, mon enfant, mon garçon et mon fils adolescent, et mon affection pour lui passe avant le reste. Je suis très fier de ses réussites académiques et professionnelles. Il a eu son doctorat très tôt et il occupe un poste de psychologue dans un hôpital. Il a aussi fait œuvre de pionnier dans une clinique gaie auprès des parents d'enfants gais. Il contribue à aider ceux qui souffrent. J'en suis très fier. Chaque fois que nous nous parlons et que je constate combien sa vie se déploie, je suis bien obligé d'évoluer moi aussi. Je puis le voir *tel qu'il est*. Et puis, j'apprends à percevoir tout un groupe d'individus avec un regard neuf. J'avais toujours observé les gais par le petit bout de la lorgnette, et je me laissais influencer par les plaisanteries à leur sujet et les idées que véhiculait ma culture. J'apprends maintenant à voir en eux des êtres humains comme les autres, des personnes avec lesquelles je puis entretenir des rapports enrichissants pour moi. Par conséquent, je me débarrasse des points de vue et des habitudes qui m'amenaient à ignorer les gais ou à les juger de travers. Je crois bien pouvoir devenir une meilleure personne en acceptant des individus qu'on m'avait appris à rejeter.

Jim et Mona ont tous les deux admis que leur réaction initiale de tolérance et d'affection pour leur fils a été remplacée quelque temps après par des sentiments négatifs et l'admission de leur douleur. Combien de fois n'avons-nous pas entendu des parents dire: «Il me semble que pour chaque pas en avant, je recule de deux.»

Une jeune femme nous racontait combien sa mère lui avait exprimé son soutien dans la première lettre qu'elle lui écrivit après avoir appris la nouvelle. Son ton nous permettait de dire: «Ensuite, vous avez reçu sa deuxième lettre!» Elle répondit: «Comment le savez-vous? Oui. Dans sa deuxième lettre, elle se disait blessée et en colère. Je ne comprends pas.» Cela fait partie du processus normal de transformation. Quand on voit ces «reculs» — c'est-à-dire la résurgence d'anciennes convictions et d'anciens préjugés — dans la perspective d'un processus, ils sont moins affligeants. Tout changement, en particulier dans un domaine aussi enraciné et aussi secret que peut l'être la sexualité dans la culture américaine, tout changement, dis-je, est lent à venir. Mais la largesse d'esprit et la bonne volonté comme celles de Mona, de Jim et de leurs enfants permettront de tels changements.

Sarah Gaylord a fait l'expérience d'une «deuxième secousse» qui lui occasionna, ainsi qu'à sa fille Wendy, des mois d'anxiété. Nous présentons ici des extraits de leurs récits respectifs, en commençant par celui de Sarah.

> Wendy avait grandi pendant les années soixante. En 1974, elle entra à l'université Kent State. Un jour que nous étions dans la cuisine et que je repassais mentalement une liste d'épicerie, Wendy, qui était resplendissante, me dit de sa belle voix grave: «Maman, j'aurais quelque chose à te dire quand tu seras revenue de faire tes courses.»
>
> Piquée par la curiosité, je répondis: «Allons. Ce n'est pas juste. Dis-le-moi tout de suite.» Elle opposa une certaine résistance, ricana et rougit, puis elle dit tout à trac: «Je suis gaie.»
>
> Je ne ressentis absolument rien. Elle aurait aussi bien pu dire que le soleil se levait chaque matin, ses mots ne produisirent aucun effet sur moi... Je demeurai imperturbable. Cela ne m'atteignait pas. Je ne me sentis ni mentalement agressée ni

émotionnellement détruite. En tout cas, pas sur le coup. Il me fallut attendre de pousser un chariot de victuailles au supermarché pour ressentir un petit serrement au cœur, puis attendre jusqu'au soir pour que les mots «Je suis gaie» m'écrasent complètement. Il me sembla alors avoir été broyée par un boulder tombé du Kilimandjaro.

J'imaginai Wendy accablée de sarcasmes, ostracisée, lapidée par une foule cruelle... je l'imaginai faisant l'amour avec d'autres femmes et j'en eus la nausée. Il m'étais parfois difficile de me dissocier du «vulgaire abominable», car, moi aussi, je jugeais sa sexualité malade, anormale et vile, et cela m'obsédait, me détruisait.

J'éclatais en sanglots tous les soirs avant de m'endormir épuisée, et je pleurais chaque jour, où que je sois et quoi que je fasse. «Wendy, ma belle petite fille... POURQUOI?» Je me répétai cela pendant des mois...

Je ne réussis pas à trouver un certain soulagement en voulant forcer Wendy à quitter le Front de libération gai de Kent et «ceux qui lui faisaient subir un lavage de cerveau» en tentant de lui «mettre du plomb dans le crâne».

J'érigeai un mur entre elle et moi au moment où elle avait le plus besoin de ma compassion, de ma tolérance et de mon soutien, elle dont les années d'adolescence avaient été remplies de confusion et de tourments. Je n'ai pas su reconnaître l'immense courage qu'elle déployait en s'ouvrant ainsi à moi, en ayant confiance en moi. Je n'ai pas su être sensible au grand soulagement qu'elle avait dû ressentir à se livrer de la sorte.

Longtemps ensuite, après des mois de souffrance et de dissensions entre ma fille et moi, je me suis posé d'importantes, de profondes questions: «Qu'est-ce qui m'autorise à obliger un autre être humain à assumer mes peurs, mes besoins et mes rêves, surtout l'être humain que j'ai conçu et porté dans mon sein dix-huit ans plus tôt? Qu'est-ce qui me donne le droit de manipuler les émotions d'une personne que je prétends aimer sans condition?» Au bout du compte, la seule réponse humaine et aimante possible était RIEN...

Je sais maintenant que Wendy se réalisera pleinement, qu'elle aimera et sera aimée.

Voici le souvenir que Wendy conserve de ces circonstances:

La réaction immédiate de ma mère fut de ne pas réagir. Elle dit: «Nous parlerons de ça plus tard.» Or, il n'y a pas eu échange de mots plus tard, il y a eu échange de *cris*. Munie de cette seule information, «Je suis gaie», elle me lança des accusations telles que: «Tu détestes les hommes.» «Tu détestes la vie.» «Les lesbiennes s'entre-tuent quand elles se quittent.»

Rien de cela n'était conforme à la vérité, mais j'ignorais comment me défendre. Mon éducation ne m'avait jamais appris à justifier mon homosexualité. Il n'y avait personne d'ouvertement homosexuel à qui je pouvais parler au collège. En fait, cet isolement et le manque d'information sur le sujet m'ont amenée à penser que j'étais la seule lesbienne de tout l'Ohio! Tout ce que savais de la question, ma mère me l'exprimait très bien.

La tension entre nous surpassa même la tension que j'avais eu à vivre à l'époque où je restais dans l'ombre. Ma mère ne m'avait jamais rejetée auparavant. Elle refusait de croiser mon regard, encore moins d'entretenir une conversation polie. J'avais violé les conventions qui avaient présidé à sa propre éducation et qu'elle croyait m'avoir transmises.

Au fil de ces mois tendus, j'en vins à me résigner à la perte de ma mère. J'aurais sans doute capitulé, renoncé à espérer qu'elle finirait par accepter mon lesbianisme, renoncé à rêver de pouvoir inviter mes amies à la maison comme mon frère pouvait y inviter les siennes, si mes amis gais, hommes ou femmes, ayant eux aussi connu les souffrances liées à leurs aveux à la famille, ne m'avaient conseillé la patience.

Je tins le coup, non sans moments de dépression. Je l'ignorai quand elle dit que j'étais en train de devenir un homme parce que je portais des salopettes.

Finalement, en mai 1975, je décidai de mettre un terme à cette tension. Je voulais que ma mère me revienne. Je lui écrivis une longue lettre et je lui expédiai des revues. Quand elle me répondit, j'eus l'impression d'avoir une mère différente. Entre notre dernière conversation et ma lettre, elle avait fait la connaissance d'une lesbienne et appris quelques vérités à propos de l'homosexualité. Dans sa réponse, elle disait: «Si je suis incapable d'accepter ton homosexualité comme étant une simple particularité humaine, cela revient à ne pas pouvoir accepter que tu préfères le jaune et moi le rouge.»

Ainsi que nous l'avons vu précédemment, grandir gai est rarement facile et certaines personnes rencontrent plus de difficultés que d'autres. Lee a trois enfants: une fille et un garçon mariés et avec des enfants, et Steve, âgé de vingt-cinq ans. Quand il eut environ onze ans, Steve commença à faire l'école buissonnière, à s'enfuir de la maison, parfois même à voler. Sur la recommandation d'un travailleur social, il fut placé en foyer d'accueil pendant un certain temps. À son retour, il devint très violent et menaça même de tuer son père. Lee apprit par la suite que, bien qu'il n'en ait rien dit à l'époque, Steve avait eu des relations homosexuelles avec son cousin et aussi avec son propre père, qui l'avait initié. Lee comprit alors pourquoi Steve haïssait tant son père. C'était une famille où l'on se disputait beaucoup, où la tension ne se relâchait jamais (Lee et son mari ne s'entendaient plus depuis des années), et le père de Steve s'acharnait sur les trois enfants et sur Steve en particulier. Finalement, après une grave dispute au cours de laquelle Steve menaça son père, le juge du tribunal de la jeunesse condamna Steve à un séjour d'observation d'un mois en hôpital psychiatrique. Les médecins constatèrent qu'il s'adaptait difficilement à la transition de l'adolescence à l'âge adulte, mais ils ne mentionnèrent rien de son homosexualité. Entre-temps, Lee et son mari décidèrent de divorcer. Après le départ des deux plus vieux de la maison, Lee et Steve déménagèrent à New York. Ceci se passait en 1967.

La suite du récit de Lee, nous la reproduisons ci-après. Il s'agit de la transcription d'une interview enregistrée à San Diego en juillet 1977.

Nous sommes allés vivre à New York chez mes parents, mais pour des raisons qui n'avaient rien à voir avec Steve, je m'aperçus qu'il nous était impossible de cohabiter. Steve et moi avons donc emménagé à l'hôtel. Il avait quinze ans à cette époque. Il passait ses soirées dehors; il me disait qu'il allait au YMCA, au cinéma, etc. Il rentrait toujours à dix heures trente — c'était l'heure du couvre-feu à New York. Un soir qu'il était en retard, je me faisais du mauvais sang quand je reçus un appel de la police. On avait arrêté mon fils. On l'avait cueilli au coin de la Quarante-deuxième rue et Times Square, après le couvre-feu. J'allai le chercher. On ne me dit rien, sinon que nous devions nous présenter au tribunal de la jeunesse le lendemain matin.

À la cour, le jour suivant, on fit entrer Steve dans une pièce et moi dans une autre. Une femme agent de police m'accompagnait. Elle dit: «Savez-vous pourquoi votre fils a été arrêté?» J'ai répondu: «Non... le couvre-feu?» Elle dit: «Non. Il a été arrêté pour s'être livré à la prostitution.»

J'étais révoltée. «Vous vous trompez sûrement. Pas Steve... Se prostituer? Les femmes se prostituent, pas les hommes.» Et elle dit: «Eh bien, ma chère, j'ignore ce que vous savez ou ne savez pas — mais...» Et elle m'expliqua, pour les homosexuels. Moi, je n'avais jamais discuté d'homosexualité, je n'avais jamais eu de raisons de le faire. Tout ce que trouvai à répondre fut: «Je ne vous crois pas. Vous mentez. Steve — *non*, c'est impossible, impossible — Steve n'est pas *comme ça!*» Et j'étais hystérique, et je pleurais. Elle dit: «Je vais aller chercher votre fils. Il vous le dira lui-même.» Steve entra et je lui demandai si c'était vrai. «Maman, il y a longtemps que je veux te le dire, mais je savais que ça te ferait beaucoup de peine, et je n'ai pas pu.»

Jeff, dont nous avons lu le témoignage au chapitre 2, a lui aussi lutté contre lui-même dans sa jeunesse. Sa mère et lui partagent encore un peu de leur histoire avec nous. Lucille Moses se remémore les premières années:

Je n'avais jamais pensé, je n'avais jamais eu de raison de croire qu'il était gai. Il avait même été fiancé à une jolie fille; il devait l'épouser et j'en étais enchantée. Puis, elle tomba enceinte. Je constatai que c'était très difficile pour lui. Après la mort de son père, nous eûmes du mal à nous entendre; il semblait me détester, me prendre même en aversion. Un jour, je trouvai un message dans lequel il me disait de ne pas m'inquiéter, qu'il serait parti environ une semaine et que tout irait bien. Au bout d'une semaine, comme il ne revenait pas, je m'inquiétai. Je finis par appeler la direction de son université. On le trouva et on lui suggéra de consulter un psychiatre. C'est là que les ennuis ont vraiment débuté. Il commença à sortir ses effets de la maison et fut très froid, très impoli avec moi. Je fus longtemps sans le voir et sans avoir aucun contact avec lui. Il vivait sur le campus et devait obtenir son diplôme au printemps. La guerre du Viêt-nam battait son plein. Nous en avions souvent commenté les horreurs.

Puis il m'écrivit à nouveau, m'annonçant qu'il partait pour la guerre. Je constatai qu'il frôlait la dépression nerveuse. J'étais dans tous mes états. Quand j'obtins enfin des renseignements à son sujet, je sus qu'il ne se sentait capable d'assumer ni sa relation avec sa fiancée ni sa relation avec moi. On me demanda de garder mes distances et on m'avertit qu'il n'essaierait pas de me contacter. Il m'avoua longtemps après avoir songé au suicide à cette époque. Il partit néanmoins pour le front où il échappa de peu à la mort par trois fois. Cette expérience modifia radicalement son point de vue. Il m'écrivit et me demanda pardon. Je me souviens d'avoir pleuré sans arrêt à la lecture de sa belle lettre. Je lui répondis que je n'avais jamais cessé de l'aimer et qu'il n'avait rien à se faire pardonner.

Aurais-je dû voir dans tout cela des indices de son homosexualité? Je l'ignore. Une seule fois j'ai été intriguée: j'avais trouvé un livre dans sa chambre, un livre avec des photos d'hommes en vêtements très ajustés, et je m'étais vaguement interrogée.

Quand il vint en visite accompagné de ce type, alors là, j'en eus la certitude. Je ne crois pas qu'il me serait venu à l'esprit de *demander* à Jeff s'il était homosexuel, sauf que l'autre type était si terne, si superficiel, que je n'arrivais pas à imaginer ce que Jeff et lui avaient en commun. Maintenant, je me rends bien compte que j'aurais ressenti la même chose si Jeff avait été en compagnie d'une femme qui, apparemment, lui apportait si peu. J'ai peut-être été très injuste envers ce jeune homme. Je suis sûre qu'il devait être très mal à l'aise, très intimidé par les circonstances.

Or — Jeff me l'a rappelé — je lui ai posé la fameuse question. Je me souviens que nous avons discuté pendant deux heures avec la porte fermée... Tout ce que j'avais entendu dire, tout ce que j'avais lu sur les homosexuels et le genre de relations qu'ils avaient, toute la propagande... tout cela me submergea. J'en eus la nausée. Je ne me rendais pas compte à cette époque que des homosexuels pouvaient avoir des relations *valables*, basées sur d'autres vertus que l'attirance physique.

Bien entendu, je ne me suis pas comportée comme un parent outragé. Je n'aurais pas pu faire ça. J'ai toujours aimé mon fils. J'étais atteinte dans mes émotions et je craignais que sa vie ne soit ruinée. Il avait échappé de justesse à la mort au Viêt-nam, et maintenant ceci. J'ai dû lui dire que s'il avait trouvé quelqu'un qui aurait été son égal (comme ce mot me paraît cruel aujourd'hui) en intelligence, en talent, en façon de penser, etc., j'aurais supporté tout cela plus facilement.

Ce n'est pas que j'aimais moins mon fils, seulement je m'efforçais de reléguer son homosexualité à *mes* oubliettes. Quand il rencontra enfin quelqu'un qui me parut digne de respect, j'en fus soulagée. Mais, comme je le leur dis, ils avaient ma tolérance, pas ma compréhension.

Comme nous le confiait Lucille dans le chapitre 2, la lettre subséquente de Jeff, dans laquelle il lui parlait de sa vie, éveilla complètement sa compréhension, et elle put achever son cycle de transformation.

Avec les années et au cours de nos recherches, nous avons pu constater que chaque expérience est intéressante en soi et

Le récit des parents

peut mener à une meilleure compréhension de nous-mêmes et d'autrui. Voici les récits de quatre mères qui ont affronté leurs émotions de différentes façons pour en arriver à des résultats différents.

Margaret est dans la soixantaine. Son éducation l'a préservée des influences extérieures. C'est une femme dévouée et affectueuse que la révélation de son fils bouleversa profondément. Pourtant, au bout de quelque deux ans, Margaret put comprendre et appuyer non seulement son fils mais aussi la cause gaie. Voici ce qu'elle nous dit environ un an après avoir su que son fils était homosexuel.

> Je suis veuve et mère de trois adultes qui vivent leur vie depuis plusieurs années. Mon aîné qui habite à l'autre bout du pays a une maîtrise en administration et une autre en génie. Ma fille vit dans le Sud. Elle aussi est couverte de diplômes. Mon plus jeune, Bob, a fait un doctorat en littérature et c'est un musicien accompli. Il vit tout près maintenant, après avoir enseigné pendant trois ans dans un autre État.
>
> On dirait qu'il est revenu ici au moment où j'avais le plus besoin de lui. La santé de ma mère, qui l'aimait, se détériorait. Les visites de Bob lui faisaient grand plaisir, et lui s'inquiétait beaucoup pour elle. Il avait toujours été très délicat avec elle et avec moi, il n'oubliait pas les anniversaires et les autres occasions spéciales (quand mes autres enfants avaient tendance à ne pas s'en souvenir), il avait mille et une petites attentions pour nous. Quand mon mari mourut subitement au début des années soixante, Bob fut, de tous mes enfants, celui qui m'apporta le plus de réconfort.
>
> Un soir d'été en 1974, Bob me dit qu'il était homosexuel. Je ne pouvais pas y croire. Lui qui est si intelligent, si doué pour les arts, lui qui a de telles ambitions... j'étais assommée. Selon moi, un homosexuel, c'était quelqu'un auquel personne n'aurait voulu être associé à cause de toutes les saletés qu'on lit dans les journaux. Cela me brisait le cœur de penser qu'il ait pu supporter ce poids seul, pendant tant d'années, simplement parce qu'il avait peur de le dire à sa

famille. Les parents renient si souvent leur enfant quand ils l'apprennent.

Bien entendu, j'ai pleuré tous les soirs pendant une semaine, et j'ai demandé à Dieu: «Pourquoi lui?» Bob avait toujours été un fils modèle, il ne m'avait jamais causé de soucis, il avait toujours été bon pour les autres. Quand il préparait son doctorat et qu'il enseignait et qu'il travaillait pour l'église de la paroisse, il trouvait toujours le temps d'écouter ceux de ses étudiants ou de ses amis qui avaient besoin de se confier.

Je pris finalement rendez-vous avec mon médecin. J'avais besoin de parler à quelqu'un et je ne voyais personne dans ma famille qui puisse m'aider. Il m'a beaucoup encouragée et m'a dit que je devais plutôt être reconnaissante du fait que Bob ne souffre pas d'un handicap physique. Je me suis ensuite confiée à ma fille qui fut très compréhensive, car Bob lui avait déjà tout raconté à mon insu.

Mon amour pour Bob ne diminua jamais. En fait, il s'est accru, car je sais que Bob a besoin de moi, de mon soutien et de ma compréhension.

J'ai rencontré plusieurs de ses amis gais et j'ai fréquenté quelquefois l'église métropolitaine communautaire. Tout le monde y est particulièrement amical et préoccupé de son semblable. Si la plupart des gais sont comme eux, nous avons besoin d'eux pour construire un monde meilleur.

Nina vit en Virginie. Quand nous l'avons connue il y a plusieurs années, elle commençait à assumer assez bien le lesbianisme de sa fille. La première fois qu'elle s'adressa à nous, elle voulait travailler avec d'autres parents, mais les tentatives qu'elle fit pour en rencontrer n'aboutissant pas, elle capitula. Voici le récit qu'elle fait des aveux de sa fille et de ce qui eut lieu par la suite.

Quand je lui rendis visite en juillet 1974 à l'occasion du congrès annuel de mon Église, Doris me confronta au fait qu'elle s'estimait lesbienne, qu'elle était sur le point d'emménager avec son amante, qu'elle faisait partie de mouvements militants gais, qu'elle avait tout dit à ses amis et qu'elle n'avait jamais été aussi heureuse de toute sa vie. J'étais atterrée! Comment une chose pareille était-elle possible? Qu'avais-je fait de mal? Ma première idée fut de sauter dans un avion et de rentrer chez moi pour ne plus jamais revoir ma fille. Quelle sorte de rapports seraient donc possibles entre nous, maintenant? Elle pouvait aussi bien être morte. Nous qui avions été si proches! Pourquoi, pourquoi, pourquoi?

Elle me convainquit de rester au moins jusqu'au lendemain. Elle parlait et parlait, et moi je pleurais sans cesse. Elle me remit des livres et je lus toute la nuit. Le lendemain, elle partit travailler. J'errai par les rues et je n'arrivai pas à trouver de réponses. Ce soir-là, nous avons discuté encore, et je tentai de lui dire que je l'aimais mais que j'avais besoin de réfléchir.

Le congrès commençait le lendemain, et Doris me pressa d'aller à l'atelier gai bien qu'elle-même ne puisse pas s'y rendre. J'y allai, tremblante de peur. Mais cette rencontre est la meilleure chose qui pouvait m'arriver. Je m'intéressai aux propos des personnes présentes, et aux petits exercices dirigés par Millie, une jolie jeune femme. Tout ce qui se disait et se faisait me paraissait étrange, mais ils avaient tous l'air si gentils, si aimables et si sincères, et aussi un peu troublés par leur vie, mais surtout par les gens. Ils semblaient tous assez heureux. Moi, je n'avais pu croire Doris quand elle s'était dite heureuse.

J'avouai enfin les raisons de ma présence parmi eux, et la conversation convergea sur les parents, sur les peines qu'ils avaient subies et causées, et sur la tristesse d'avoir des parents incapables de les comprendre et de les accepter. Ils me prodiguèrent conseils et encouragements. Ce jour-là, je devins plus rationnelle et je pus parler avec Doris. Elle souhaitait que je rencontre Karen et que j'apprenne à la connaître, mais je ne m'en sentais pas encore capable. En rentrant chez moi, je me disais néanmoins que, gaie ou pas, ma fille était formidable.

Un an plus tard, j'offris à Doris de me rencontrer à Harrisburg avec Karen pour que nous nous rendions toutes les trois en voiture au congrès de cet été-là. Nous apprendrions ainsi à nous connaître. Ce fut une excellente idée. Karen était nerveuse et moi aussi, mais je me rendis vite compte que de connaître Karen, c'était l'aimer. Quelque temps plus tard, je fus très déçue qu'elle ne puisse pas passer les vacances à la maison avec Doris. Jamais je n'aurais cru en arriver là.

Nina raconte que, quelque temps plus tard, Doris prononça une conférence en tant que lesbienne devant les membres de sa paroisse. Pour Nina, ce fut l'occasion de sortir de l'ombre. Depuis, cependant, «personne ne mentionne plus le nom de ma fille. Aucun de mes amis qui la connaissent et connaissent aussi son engagement dans le Caucus gai (Gay Caucus) ne me demande de ses nouvelles. J'essaie parfois de la glisser dans la conversation quand ils vantent les mérites de leurs propres enfants ou petits-enfants (après tout, je suis fière d'elle!), mais cela reste lettre morte. J'ai l'impression qu'ils évitent délibérément d'en parler.»

Elle avoue encore qu'«être le parent d'un enfant gai n'est pas toujours de tout repos», mais qui sait, quand elle sera elle-même tout à fait à l'aise face à l'orientation sexuelle de sa fille, ses amis s'en rendront-ils compte et, interprétant cela comme un signal, ils seront sans doute plus disposés à parler de Doris.

Lisa a su il y a très longtemps que son fils était gai, bien avant que l'information ne circule et que n'existent des groupes de soutien. Comme beaucoup de parents par le passé, elle a dû faire son chemin toute seule.

Quand mon fils, aujourd'hui âgé de trente ans, était en onzième année, il me dit qu'il croyait être homosexuel. J'étais veuve. Nous avons tous les deux traversé une période très difficile, très bouleversante. Nous habitions Columbus, dans l'Ohio, un milieu très conservateur, autant à l'école qu'en société. Mon fils était par conséquent extrêmement malheureux. Nous avons convenu ensemble qu'il devait consulter un psychiatre. Il le fit, pendant quelques mois. Cela ne lui fut pas d'un grand secours, mais lui fournit l'occasion de parler à quelqu'un d'autre qu'à moi.

Je suis une personne très libérale; mon fils et moi (et mon mari quand il vivait encore) sommes étroitement liés. À la demande de mon fils, il fit sa douzième année à l'extérieur de Columbus, dans l'Est, où il put aussi trouver un thérapeute plus compétent. Je sais aussi que ma totale acceptation de lui, ma compréhension et mon affection constante l'ont aidé dans cette période d'ajustement.

Pendant les années qui ont suivi, il a vécu un peu à la maison, un peu dans l'est du pays, un peu à San Francisco où tout est tellement plus facile pour les gais. Je lui rends souvent visite et lui fait de même pour moi. Il est bien dans sa peau et il peut toujours inviter des amis ou des amants dans ma maison.

Avec le temps, je me suis intégrée un peu au milieu gai, et je suis même allée dans des bars avec mon fils, où j'ai fait la connaissance de plusieurs de ses amis — qu'il m'est arrivé de conseiller. Je n'ai jamais ressenti de problèmes de communication avec eux. Eux me disent toujours combien ils aimeraient que leurs parents réagissent comme moi.

Barry écrivit une belle lettre à ses parents, Peg et Bill, pour leur annoncer qu'il était bisexuel, à l'époque où il étudiait à l'université Stanford, soit en 1969. Sept ans plus tard, Peg, qui habite en Nouvelle-Angleterre avec son mari, parle de sa réaction du moment.

> Je sais que nous étions beaucoup plus bouleversés que nous ne l'avons laissé paraître. C'était bien que Barry habite aussi loin. Quoique nous lui ayons téléphoné pour le rassurer, nous ne lui avons pas transmis l'ampleur de nos émotions, car nous ne voulions pas qu'il regrette de s'être confié à nous... Je sais qu'il aurait été triste s'il m'avait vue pleurer aussi longtemps. J'ai réagi comme il craignait que je réagisse, en me culpabilisant. Je dus lire beaucoup et beaucoup apprendre pour réussir à me débarrasser de cette notion...

Comme nous n'étions pas très informés à propos de l'homosexualité ou de la vie gaie en général, nous étions reconnaissants de pouvoir parler au ministre de notre paroisse qui était aussi notre ami et un ami de Barry. Il fut très réaliste, il manifesta une grande neutralité. Il nous conseilla aussi de réunir toute la famille et de consulter un analyste spécialisé en thérapie familiale, lui-même bisexuel, afin d'explorer ce que tout cela signifiait pour nous. Nous n'avons pas eu le temps de nous réunir souvent pour toutes sortes de raisons, mais nous avons tout de même fait un bout de chemin. Nous avons pu constater en même temps combien nous avions été naïfs de n'avoir rien deviné. Il ne fait aucun doute que nous éprouvions un grand désir de *nier* l'évidence.

À ce jour, je dois avouer que selon moi les chances de bonheur de Barry seraient supérieures s'il était hétérosexuel, mais c'est parce qu'il y a tant de rejet et de discrimination de la part de la société.

La plupart des parents dont nous avons recueilli les confidences ont surmonté leur douleur, leurs peurs et leurs doutes, et ils ont appris à voir la vie de leur enfant homosexuel dans une perspective nouvelle, plus réaliste. Nous pouvons tous apprendre les uns des autres, et n'est-ce pas ce que nous faisons chaque fois que nous partageons nos expériences et que nous racontons comment nous avons mis de côté nos idées préconçues et nos préjugés? Le processus de transformation, tant d'entre nous l'ont dit et répété, enrichit notre vie et améliore l'image que nous nous faisons de nous-même, de nos enfants et du reste du monde.

4
Que signifie être gai?

Que voilà un titre présomptueux! Nous ne pouvons pas plus décrire les homosexuels en un chapitre que nous ne saurions y dire ce qu'est un hétérosexuel, car il est peu probable que quelques pages intitulées «L'homme et la femme hétérosexuels» rendent justice à ces derniers. Mais nous sommes en mesure de donner ici une idée générale des sentiments qu'éprouvent les gais face à eux-mêmes et face à la société, et un aperçu de ce que signifie le fait d'être gai. Nous ne sommes cependant pas capables de dire à quoi ressemblent les Américains gais, car comment rendre compte ici de vingt millions de personnalités différentes? En outre, tous nos propos sur les gais et leur milieu sont inspirés par notre expérience en tant que parents et amies de gais; nous ne sommes absolument pas des psychiatres. Au reste, les psychiatres ne sont pas tous experts en la matière. On rapporte cette remarque d'un psychiatre célèbre: «Tous mes patients homosexuels sont malades.» Ce à quoi un autre psychiatre répondit: «Tous mes patients hétérosexuels le sont aussi.»

Jusqu'à la fin des années soixante, aucune étude objective des homosexuels ne souffrant pas d'un quelconque déséquilibre et s'assumant entièrement n'avait été réalisée. L'opinion générale voulait que de tels homosexuels n'existaient pas. Cela était dû en partie au fait que la grande majorité des hommes et des femmes homosexuels n'admettaient pas ouvertement leurs préférences. Ceux des homosexuels qui étaient affectés de troubles psychiques — nombre d'entre eux espéraient d'ailleurs une «guérison» — et la minorité de gaies et de gais au comportement «butch» manifeste ou aux maniérismes efféminés représentaient la norme aux yeux de bien des gens. Cela eut pour conséquence, aux États-Unis en particulier, de nous amener à percevoir pendant longtemps l'homosexualité comme faisant partie des maladies mentales.

Aujourd'hui, nous le savons, les mentalités ont grandement évolué. La Société américaine de psychiatrie (American Psychiatric Society) et la Société américaine de psychologie (American Psychological Society) ont toutes deux déclaré officiellement que les gais, en tant que groupe social, ne sont pas des malades mentaux. L'attitude des médias a aussi contribué à transformer l'opinion publique. En outre, de plus en plus de gais de toutes les couches de la société ont commencé à afficher leur identité homosexuelle au lieu de la nier. Il existe maintenant de nombreux ouvrages et articles écrits par des gais sur les gais, mais ces textes ne connaissent pas, selon nous, une diffusion adéquate.

Nous attirons l'attention sur le fait que nous avons connu des centaines de gais et que nous nous sommes attachées à beaucoup d'entre eux. Nous avons pu constater par nous-mêmes qu'être gai ne signifie pas être malade, ou immoral ou criminel. Il est vrai que dans certains cas une vie entière de persécution ou de négation de soi peut conduire à ce résultat, mais les homosexuels n'ont pas une prédisposition innée aux troubles psychiques ou aux comportements asociaux. De plus en plus de gais, surtout parmi les plus jeunes, constatent qu'ils n'ont aucun motif de se culpabiliser en raison de leur orientation sexuelle. Ils savent qu'ils pourront mieux s'épanouir et avoir une vie enrichissante s'ils admettent leur identité au lieu de la nier.

Nous nous sommes limitées dans ce livre aux hommes et aux femmes principalement *homosexuels,* c'est-à-dire aux personnes qui réagissent à des stimuli émotifs et sexuels venant d'individus de leur sexe. Leur rapport à leur sexe est normal en ce sens que les hommes se perçoivent comme des hommes et les femmes apprécient le fait d'être des femmes. Peu d'entre eux éprouvent de l'aversion ou du mépris à l'égard de l'autre sexe, simplement, ils ne se sentent pas attirés par lui. Les gais qui ne sont pas affectés de troubles psychiques et qui s'assument nouent en général des liens d'amitié avec un sexe ou l'autre, quelle que soit l'orientation sexuelle des individus.

Mis à part les gais qui font l'objet de notre ouvrage, il existe une autre catégorie d'individus attirés par des membres de leur propre groupe biologique: les *transsexuels*. Ces derniers sentent qu'ils font partie du sexe opposé au leur. Quelques-uns d'entre eux, Renee Richards par exemple, ont eu la possibilité et les moyens financiers de traverser un long et pénible processus chirurgical résultant en un changement de sexe, mais ce sont encore des cas isolés. La plupart des transsexuels sont plus ou moins désorientés étant donné qu'ils doivent assumer socialement un rôle qui leur paraît factice. Ils ne sont pas sexuellement attirés par des personnes qui sont en apparence du même sexe qu'eux, mais par des personnes qu'ils perçoivent comme étant radicalement opposées à eux.

Bud est biologiquement un transsexuel mâle. C'est un secrétaire de direction d'une cinquantaine d'années, bien mis, qui a l'impression d'être «une femme emprisonnée dans un corps d'homme». Bud déteste les homosexuels et ne tient pas à les fréquenter. La plupart de ses amis sont des femmes ou des couples mariés. Sexuellement, il préfère les hommes hétérosexuels, en général des hommes mariés d'apparence très virile. Il apprécie beaucoup les hommes à la pilosité sombre et abondante. Par le passé, il a connu ses expériences les plus agréables avec des policiers ou des marins rencontrés par l'intermédiaire d'amis ou dans des secteurs de drague. Il aime jouer le rôle de «l'autre femme» dans la vie de ses amants, et il n'ignore pas être en mesure de procurer toute une variété d'expériences sexuelles extrêmement agréables à des hommes par ailleurs satisfaits de leur hétérosexualité. Bud aurait subi une intervention chirurgicale pour changer de sexe il y a plusieurs années si cela avait été une solution assez courante. Compte tenu de son revenu, des contraintes que lui impose sa maison en banlieue et de l'impossibilité de recommencer sa vie pour un homme de son âge, il se contente de rêver.

Nombre de gens confondent aussi les homosexuels et les *travestis*, qui sont des hommes aimant porter des vêtements de femmes, et vice versa. Les travestis mâles aiment endosser des vêtements féminins soit en privé soit lors de réceptions gaies. La plupart sont principalement ou exclusivement hétérosexuels: ils préfèrent les femmes. Beaucoup d'entre eux sont même des hommes mariés à des femmes compréhensives qui parfois partagent avec eux ce plaisir particulier.

«Janice» est depuis toujours un travesti mâle hétérosexuel dont le désir de devenir une femme est si puissant que, maintenant âgé de quarante-neuf ans, il s'apprête à changer de sexe. En tant que George, il est barbier, mais en tant que Janice, avec perruque, maquillage et beaux vêtements, «elle» travaille aussi comme gérante d'un hôtel. Presque tous les amis et collègues de Janice savent qu'elle n'est pas encore une femme à cent pour cent. Mais quand sa transformation sera terminée, George perdra sa place. Janice a subi pendant un an un traitement hormonal et une thérapie pour se préparer à la dernière étape de sa métamorphose, ce qui fait d'elle une transsexuelle en phase préopératoire. Son corps a déjà des courbes féminines que Janice adore mettre en valeur par une élégante garde-robe. Elle possède cent vingt robes, quatre-vingt paires de chaussures, vingt-deux perruques, des diamants, des fourrures et une Cadillac. Tout cela fait partie de sa nouvelle personnalité. Comme elle nous le disait elle-même: «Ce pauvre George se saigne à blanc et Janice dépense tout à mesure.»

Après quinze ans de mariage, la femme de George n'a jamais pu se faire à sa double identité, mais ses deux enfants ont apparemment accepté Janice sans problème. Ils aiment leur nouveau parent et ils sont heureux qu'elle puisse enfin trouver la sérénité qu'elle recherche depuis si longtemps. Contrairement à Bud qui pense que le courage réside dans l'acceptation du sort qui nous est dévolu, Janice n'avait d'autre choix, nous disait-elle, que l'automutilation ou le suicide.

La confusion qui règne dans l'esprit de certaines personnes à propos des transsexuels et des travestis leur fait craindre qu'une plus grande acceptation de l'homosexualité incitera les gais à aller travailler maquillés et habillés en femmes, avec soutien-gorge rembourré et talons hauts. Cette crainte est tout à fait dénuée de fondement. Nous avons participé à plusieurs rencontres gaies: nous allons régulièrement dans les bars gais, les clubs gais, aux services religieux gais, aux danses gaies, et les seuls gais que nous y apercevons qui adoptent les vêtements du sexe opposé sont des travestis avoués et assumés, et des transsexuels en phase préopératoire. La très grande majorité des hommes gais se sentiraient ridicules en vêtements féminins et n'en porteraient pas même s'ils en avaient l'occasion.

Nous avons un jour demandé à un gentleman gai d'âge moyen, impeccable dans son pantalon noir et son pardessus sport, ce qu'il porterait à une réception s'il avait l'entière liberté de choix. Il a répondu qu'il opterait pour un cafetan bordé de fourrure. Or, c'était là un costume proche de celui des hommes prospères et élégants de la Renaissance. Il sied au physique de l'homme mûr. Nous espérons que notre ami pourra bientôt s'habiller ainsi.

Jusqu'à présent, nous avons employé les termes *hétérosexuel*, *homosexuel* et *gai* comme s'ils correspondaient à une définition exacte avec laquelle nous serions tous d'accord. En fait, ces mots représentent des simplifications du fait que certains individus ont des relations sexuelles avec des personnes de leur sexe, et d'autres avec des personnes du sexe opposé. Pour clarifier notre point de vue sur la place de l'homosexualité dans l'ensemble des comportements sexuels nord-américains, il serait bon d'examiner d'abord le phénomène de la *bisexualité* et d'évaluer son impact sur les milieux gais et hétérosexuels.

Les individus ayant eu des expériences bisexuelles sont certes plus nombreux que les homosexuels exclusifs, soit ceux qui n'ont jamais eu d'expériences hétérosexuelles. Nous connaissons une femme mariée et heureuse de l'être qui, venant de tomber amoureuse d'une autre femme, a avec elle une liaison. Nous connaissons aussi un homme marié qui fréquente assidûment tant des hommes que des femmes. Son épouse et lui ont un mariage ouvert et il ne lui a jamais caché son appétit pour les deux sexes. Beaucoup d'hommes dont la femme ne fait pas montre d'autant de largesse de vues draguent parfois des amants de passage dans les quartiers gais des grandes villes ou se laissent aller à leurs préférences à l'occasion de voyages d'affaires.

Bien que l'identité sexuelle d'un individu soit déterminée tôt, certaines personnes se sentent différentes à des moments différents. Bon nombre de femmes bisexuelles rapportaient dans un article du magazine *Ms.*[4] qu'elles tombaient amoureuses d'une personne et non pas d'une catégorie de personnes. L'une d'elles se disait homosexuelle ou hétérosexuelle selon sa passion du moment.

Dans notre société les femmes se sentent beaucoup moins menacées par le fait qu'elles sont capables d'amour homosexuel, sans doute parce que les hommes sont plus nombreux dans notre culture à craindre l'insuffisance sexuelle et à associer homosexualité et efféminement. Prenons Michael. Âgé de près de quarante ans, il est divorcé depuis dix ans et il a deux enfants. Il a depuis eu des aventures avec des douzaines de femmes, mais il est encore à la recherche de celle avec laquelle il se sentira bien tant physiquement qu'émotivement pour plus de quelques semaines. Michael sait qu'il est très attiré par les hommes, mais il se dit incapable d'envisager une relation homosexuelle. Il espère qu'un jour, quelque part, il

---

4. Magazine *Ms.*, novembre 1976.

rencontrera la femme qui satisfera ses besoins. La possibilité qu'elle puisse être un homme l'accable tant qu'il ne veut pas y penser.

Hommes et femmes principalement homosexuels ont eux aussi des relations hétérosexuelles, souvent pour des raisons personnelles qui transcendent leurs préférences sexuelles. Bob, secrétaire dans une firme de conseillers en gestion, est gai depuis toujours. Il a eu un amant pendant dix ans et depuis leur séparation il essaie de rencontrer le plus grand nombre d'hommes possible, ce qui n'est pas simple, car Bob n'a pas beaucoup d'argent et est très timide. Bob a aussi une amie qu'il fréquente régulièrement et qui ne s'oppose pas à ce qu'il se rende dans les bars gais quand il leur arrive de partir ensemble en vacances. De temps en temps, il fait l'amour avec elle, mais c'est surtout une manifestation d'amitié. C'est pas mal, dit-il, mais ce n'est pas aussi excitant qu'avec des hommes.

Evelyn, une Noire dans la vingtaine avancée, décrit ainsi son orientation sexuelle:

> Je suppose qu'on pourrait dire que je suis bisexuelle, mais je crois surtout être gaie. Je sors avec des hommes de temps en temps, mais la plupart des personnes que j'ai aimées ont été des femmes. Je vois un type en ce moment; nous sortons un peu ensemble et parfois nous faisons l'amour. Mais quand je suis vraiment amoureuse, je ne vois personne d'autre. J'ai aimé un seul homme et je l'ai épousé. J'étais jeune alors. Je n'étais qu'une enfant: j'avais seize ans. Nous nous sommes séparés après deux ans et deux enfants. Il était trop coureur. Nous étions trop jeunes.
>
> Quand j'étais petite, j'étais attirée par tout le monde. C'est au secondaire que j'ai pris conscience du fait qu'être attirée par les filles faisait de moi quelqu'un de différent. J'entendais des plaisanteries et j'ai fini par comprendre qu'il existait un nom pour le genre de fille que j'étais. J'étais contente que mon mari et moi on s'entende bien, parce que je n'avais plus à me préoccuper de cela, mais je n'ai jamais cessé de désirer les

filles, même quand j'étais follement amoureuse de James. Je n'avais pas l'intention d'en profiter, mais je savais qu'au fond de moi j'étais gaie. Cela me paraît très naturel. Je n'arrive pas à imaginer que seuls les hommes m'excitent. Je ne peux pas. Cela équivaut à ne pas tenir compte de la moitié de l'humanité.

La première étude d'ensemble sur l'orientation sexuelle des Américains est celle du Dr Alfred Kinsey et de ses collègues de l'Institut de sexologie (Institute for Sex Research) de Bloomington, dans l'Indiana. Le premier volume, paru en 1948, traitait de sexualité masculine et le second, paru en 1953, se penchait sur la sexualité des femmes. Parmi les statistiques les plus révélatrices qui furent les plus citées mais auxquelles on accorda peu de foi à l'époque, certaines démontraient que plus d'un tiers des Américains âgés de seize à cinquante-cinq ans avaient connu au moins une expérience homosexuelle conduisant à l'orgasme. Le Dr Kinsey et ses collègues avaient interviewé douze mille hommes avant de tirer cette conclusion.

Le groupe de recherche n'avait pas identifié les «hétérosexuels» et les «homosexuels». Ces personnes avaient plutôt développé une grille d'analyse allant de l'expérience sexuelle concrète à l'excitation «psychique» sans contact réel.

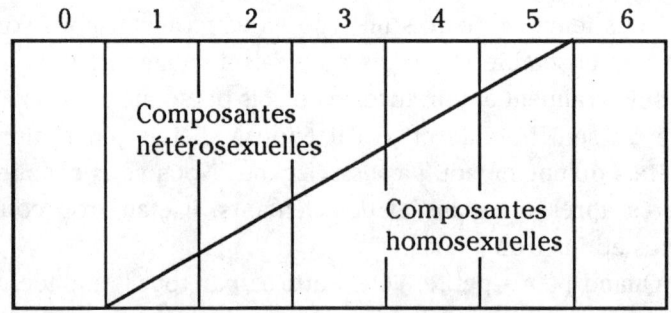

Échelle des composantes hétérosexuelles et homosexuelles

Selon l'expérience concrète ajoutée à l'excitation psychique, un individu se classe dans l'une des sept catégories suivantes:

0. Désir et expérience exclusivement hétérosexuels. Aucune composante homosexuelle.
1. Prédominance du désir et de l'expérience hétérosexuels. Désir et/ou expérience homosexuels fortuits.
2. Orientation à dominante hétérosexuelle. Dans une large mesure, désir et/ou expérience homosexuels.
3. Désir et expérience tant hétérosexuels qu'homosexuels.
4. Comme pour 2, avec renversement de l'orientation sexuelle.
5. Comme pour 1, avec renversement de l'orientation sexuelle.
6. Désir et expérience exclusivement homosexuels.

Ainsi, une femme ou un homme qui aurait eu des expériences homosexuelles fortuites avec des camarades de classe ou qui aurait à l'occasion désiré des personnes du même sexe, se classerait dans la catégorie 1. Un homme qui a une relation satisfaisante avec sa femme, mais qui s'accorde de temps à autre une aventure homosexuelle (c'est le syndrome du «Dieu-que-j'étais-saoul-hier-je-ne-me-souviens-plus-de-rien!») se classerait dans la catégorie 2. Notre ami Jeff, qui dit être attiré autant par les femmes que par les hommes, entre dans la catégorie 3, alors qu'Elizabeth, qui sait préférer les femmes bien que faire l'amour avec son mari lui procure un certain plaisir, se classerait dans le groupe 4. La majorité des gais qui ont tenté des expériences hétérosexuelles sans jamais y trouver de satisfaction entrent sans doute dans le groupe 5. Seule une personne qui n'a jamais été attirée par le sexe opposé peut être classée 6. Selon l'étude de l'Institute of Sex Research, cette catégorie ne regroupe pas plus de 4 pour 100 des hommes américains.

Le Dr Kinsey et ses collègues ont isolé quelques-unes de ces statistiques dans le but de démontrer la prédominance des penchants et des comportements homosexuels chez l'Américain mâle. Leurs données ont éventuellement été mises en doute par certains experts parce que l'échantillonnage comportait un trop grand nombre de détenus, mais des recherches plus récentes les confirment. Voici quelques-uns de ces résultats qui font état du grand nombre d'hommes qui se classent au-dessus de 0 sur l'échelle des composantes hétérosexuelles et homosexuelles.

- Trois hommes sur huit ont une expérience homosexuelle conduisant à l'orgasme pendant ou après leur adolescence.
- La moitié des hommes qui restent célibataires jusqu'au milieu de la trentaine ont eu ce type d'expérience.
- Un homme sur huit éprouvera du désir pour d'autres hommes *même s'il ne connaîtra jamais* d'expérience homosexuelle concrète après l'adolescence.
- Près d'un homme sur cinq se classe dans la catégorie 3 ou dans une catégorie supérieure pendant une période de trois ans ou plus après sa quinzième année.
- Un homme sur huit se classe dans la catégorie 4 ou dans une catégorie supérieure pendant la même période.
- Un homme sur douze se classe dans la catégorie 5 ou dans une catégorie supérieure pendant une période d'au moins trois ans après sa quinzième année.

L'équipe Kinsey a pris en compte certains facteurs sociologiques tels que le contexte urbain ou rural, la place de la religion dans la vie de chacun, le niveau de scolarité, afin d'établir si ces facteurs avaient une incidence sur le degré de comportement homosexuel. Le seul facteur corrélatif évident était le niveau de scolarité. L'incidence de l'homosexualité était supérieure à la moyenne chez les individus ayant un cours primaire. Le taux le plus bas se retrouve chez les individus ayant terminé leur secondaire. Quant aux individus ayant une formation universitaire, ils se situent entre les deux, mais plus près du groupe n'ayant qu'une formation primaire. On en déduit que les gens plus instruits sont plus aventureux et craignent moins de s'éloigner de la norme que l'individu ayant un cours secondaire. D'autre part, les hommes d'un milieu socio-économique inférieur ont moins à perdre en ce qui concerne leur réputation, leur situation sociale, leur carrière, etc.

Lors de leur étude des comportements sexuels féminins[5], le Dr Kinsey et son équipe ont pris soin de ne pas inclure un trop grand nombre de détenues dans leur échantillonnage. Les données qui les concernent ont donc été jugées valables. Environ huit mille femmes ont été interviewées. Jusqu'à l'âge de trente ans, 6 pour 100 des femmes ayant terminé leur cours primaire, 5 pour 100 des femmes possédant un diplôme de premier cycle du secondaire, 10 pour 100 de celles qui ont terminé le deuxième cycle du secondaire et 14 pour 100 des femmes ayant fréquenté l'université avaient eu une expérience homosexuelle conduisant à l'orgasme[6]. De 11 à 20 pour 100 des femmes célibataires, de 8 à 10 pour 100 des femmes mariées, de 14 à 17 pour 100 des femmes séparées ou divorcées se classaient dans la catégorie 1 ou dans une catégorie supérieure. Dans les catégories 2 à 6 on trouvait de 6 à 14 pour 100 des femmes célibataires, de 2 à 3 pour 100 des femmes mariées et de 8 à 10 pour 100 des femmes séparées ou divorcées. Dans les catégories 3 à 6, les proportions étaient respectivement de 4 à 11 pour 100, 1 à 2 pour 100 et 5 à 7 pour 100. Dans les groupes 4 à 6 (à prédominance homosexuelle), on trouvait 3 à 8 pour 100 des femmes célibataires, moins de 1 pour 100 des femmes mariées, et de 4 à 7 pour 100 des femmes séparées ou divorcées. Un nombre élevé de femmes (14 à 19 pour 100 des célibataires, 1 à 3 pour 100 des femmes mariées et 5 à 8 pour 100 des femmes séparées ou divorcées) n'avaient jamais été sexuellement excitées par quelqu'un d'autre, qu'il s'agisse d'un homme ou d'une femme[7].

Dans le cours de nos discussions à propos de l'homosexualité avec des hétérosexuels, nous avons pu constater de leur part une très grande curiosité pour ce qui se passe au lit. Nous pourrions résumer en disant que les hommes gais font au lit tout ce que les hommes font ou voudraient faire, et que

---
5. Indiana University, Institute for Sex Research, *Sexual Behavior in the Human Female*, Philadelphie, W.B. Saunders, 1953, p. 842.
6. *Ibid.*, p. 459-460.
7. *Ibid.*, p. 472-474.

les femmes gaies se donnent ce que toutes les femmes aiment ou voudraient recevoir. Dans la plupart des cas, les amants sont tour à tour actifs et passifs, mais il n'existe pas, bien sûr, de règles strictes régissant qui fait quoi à qui. Tout est question de préférences personnelles. Nous ne saurions décrire la vie sexuelle de tout un chacun, car les variantes en ce domaine sont infinies et nul doute que tous les pratiquent avec enthousiasme.

Cependant, pour les parents qui voudraient en savoir plus, nous pouvons tenter d'être un peu plus précis. En général, les hommes préfèrent un contact génital direct. Ils aiment bien en venir au fait tout de suite et la simple idée d'un rapport sexuel avec d'autres hommes suffit à les exciter. Certains hommes préfèrent la passivité dans l'acte et sont très stimulés par les types très virils. D'autres, incluant un grand pourcentage d'hommes qui ne se considèrent pas homosexuels, préfèrent assumer un rôle actif, le rôle de celui qui «pénètre». La fellation et la masturbation mutuelle occupent dans certains cas autant sinon plus de place que la sodomie. Encore une fois, tout est question de préférences personnelles.

En général, les femmes sont moins portées que les hommes vers les relations sexuelles fortuites. L'opinion de Jonie est typique: «Pour une femme, c'est dans la tête que ça se passe — toujours dans sa tête. Une femme est moins "physique" qu'un homme. Il faut que j'aime beaucoup une personne pour qu'elle m'excite. J'ai essayé de draguer des femmes dans les bars, de coucher un peu avec n'importe qui, mais c'était toujours gauche. Nous ne nous connaissions pas assez bien.»

Les femmes aiment être touchées, caressées, câlinées. Certaines sont plus passives et d'autres plus actives. Souvent, la partenaire qui des deux a le plus d'expérience enseignera à l'autre comment explorer et stimuler toutes les parties du corps pour que toutes deux soient satisfaites. Elles peuvent prendre tout leur temps et lentement faire monter le plaisir, car les femmes sont en général stimulées moins rapidement que les hommes et peuvent se maintenir en état d'excitation sur une plus longue période. Elles sont aussi capables d'orgasmes multiples. Plusieurs études, incluant le rapport Kinsey, démontrent que les femmes atteignent plus facilement l'orgasme entre elles qu'avec un homme.

Tant les hommes que les femmes parlent avec ferveur de l'exaltation émotive que leur procure l'amour homosexuel, et ce bien qu'ils apprécient parfois faire l'amour avec des personnes du sexe opposé. La tête et l'esprit participent autant que le corps. Tom dit être parfois attiré par des femmes, mais que la première fois qu'il a embrassé un homme, il a su qu'il était heureux d'être gai. Il avait vingt ans, et cela lui causa une grande surprise. «Il n'y a sans doute pas là de quoi s'étonner, mais moi j'en fus surpris. Cela transportait la sexualité même bien au-delà de l'expérience physique.»

En matière de développement sexuel, on présume que les gens «normaux» ne sauraient être attirés que par des individus du sexe opposé, et que le désir sexuel ne se manifeste pas avant la fin de l'adolescence. Mais beaucoup d'experts réfutent cette théorie, prétextant qu'elle se base sur ce que nous jugeons «convenable» plutôt que sur le véritable comportement sexuel des individus.

Les bébés sont des êtres sexués. Ils aiment être caressés et étreints, pas uniquement pour se sentir aimés et protégés, mais parce que leur corps en éprouve du plaisir. Quand ils jouent avec leurs organes génitaux, ils en ressentent un plaisir sensuel plus généralisé qui ne deviendra strictement sexuel et génital que plus tard. Les enfants s'amusent de leur propre corps et de celui des autres enfants pour la simple raison que c'est agréable, d'autant plus agréable dans notre culture que c'est mal jugé.

Tous les garçons se masturbent, et la plupart se livrent à des jeux sexuels avec d'autres garçons. Selon le rapport Kinsey, 88 pour 100 des hommes se masturbent à partir de l'âge de treize ans ou plus, et 70 pour 100 déclarent avoir eu des expériences comportant un certain exhibitionnisme entre huit et treize ans. Les tabous sociaux qui affectent l'expérimentation hétérosexuelle font que la plupart de ces expériences ont lieu entre garçons plutôt qu'en compagnie de filles. Presque tous les garçons sont curieux de leurs organes génitaux et de ceux de leurs petits camarades, mais les individus à tendance homosexuelle marquée sont de toute évidence sexuellement stimulés à un plus jeune âge. Ils commencent plus jeunes à se masturber et ils le font plus souvent, et ils sont plus susceptibles d'être conscients de leurs penchants érotiques pour d'autres individus, habituellement des garçons de leur âge, mais souvent des hommes plus vieux. Il est faux de croire que les jeunes sont initiés à l'homosexualité par des hommes plus âgés. C'est très souvent le contraire qui est vrai. Le Dr Franklin Kameny de la Société Mattachine (Mattachine Society) à Washington, D.C., déclare recevoir fréquemment des appels de jeunes garçons qui désirent savoir comment s'y prendre pour séduire un homme plus vieux. Toutefois, 81 pour 100 des gais ont dit à l'équipe du Dr Kinsey que c'est à l'occasion de leur premier contact génital avec un autre garçon qu'ils ont éprouvé leur premier désir homosexuel.

Bobby Graetz décrit ainsi ses premiers émois dans *Changes,* un recueil d'articles rédigés par de jeunes homosexuels de Howard County, dans le Maryland:

> J'ai été conscient de mon désir des hommes pendant presque toute ma vie. Comme la plupart des gens, j'ai eu des expériences homosexuelles au début de mon éveil sexuel. La première fois, j'étais en sixième année. Mais je me sentais différent des autres garçons avec lesquels je faisais l'amour. Eux parlaient toujours des filles avec qui ils voulaient coucher. L'homosexualité n'était qu'une étape, ils iraient un jour vers quelque chose de mieux, en d'autres termes, ils connaîtraient des femmes. J'acquiesçais et je faisais mine de m'intéresser à leur conversation, mais je ne voulais pas avoir de relations sexuelles avec des filles. Je désirais beaucoup mes camarades, j'aimais avoir avec eux des rapports sexuels. Je pensais toujours que je finirais par dépasser cela et m'intéresser aux filles. Mais j'ai eu beau attendre, ce jour-là n'est jamais venu.

Je rêvais d'être dragué et séduit par des homosexuels, mais cela ne se produisit jamais. J'en fus très déçu, car pour satisfaire mes désirs sexuels je devais attendre que quelqu'un d'autre fasse les premiers pas. J'avais trop peur de la réaction des autres si je prenais moi-même l'initiative.

Pour les femmes, le premier désir sexuel se confond souvent avec le premier amour, avec le premier béguin pour une autre fille ou pour une femme plus âgée. Voici l'histoire typique de Glenda, une avocate de vingt-sept ans:

Quand j'étais en cinquième année, j'ai eu le béguin pour une copine. Je lui achetais des cadeaux, je voulais tout le temps être avec elle. Puis, en sixième année, j'ai eu le béguin pour une autre fille parce qu'elle me trouvait jolie. Je me souviens de l'avoir désirée. En septième année, je rêvais très souvent à ma meilleure amie. Je l'aimais vraiment beaucoup. Elle était si belle, et son rire me faisait littéralement fondre. Dans mon rêve, nous faisions l'amour. J'ignore comment il se fait que j'aie su comment les femmes s'y prenaient pour faire l'amour, je n'en avais jamais entendu parler, je n'avais rien lu sur le sujet. Mais, enfin, c'était comme ça dans mes rêves. J'ai eu peur, je craignais qu'elle ne s'en aperçoive et ne s'en offusque, je craignais de dire ce qu'il ne fallait pas et qu'elle me rejette, alors j'ai mis fin à notre amitié.

Dolorès, vingt-six ans, se souvient clairement de son béguin pour une femme plus âgée. Elle a beau dire qu'elle sut à ce moment qu'elle aimerait toujours les femmes, nous ne devons pas perdre de vue que beaucoup de femmes hétérosexuelles ont connu ce genre d'expérience dans leur enfance. On peut dire qu'un béguin ou plusieurs béguins d'écolière signifient simplement qu'une femme se classera dans la catégorie 1 ou dans une catégorie supérieure de l'échelle Kinsey. Voici le récit de Dolorès:

Je savais que j'étais gaie dès ma deuxième année. J'ai eu un béguin terrible pour ma maîtresse. Un jour, je l'entendis dire qu'elle aimait les gens qui ne portaient pas de lunettes. Or, j'avais beau devoir en porter, je ne les mettais pas, dans l'espoir qu'elle finirait par m'aimer aussi. J'étais très amoureuse. Environ deux ans plus tard, j'ai su qu'elle allait se marier. Je lui ai téléphoné pour lui dire combien j'étais heureuse pour elle. Elle ne se souvenait même pas de moi. Elle a dû trouver que c'était une histoire dingue. Moi, j'étais toujours amoureuse d'elle.

J'ai eu mes premières relations vers onze ou douze ans. La nièce de la meilleure amie de ma mère et moi nous amusions ensemble. Nous avions des contacts physiques. Nous ne savions pas ce que nous faisions. Cela a duré trois ans. Puis, nous avons connu une autre famille à T. J'ai eu avec leur fille une relation qui a duré quatre ans. Ces deux enfants étaient de mon âge. À l'école secondaire, je n'ai pas eu de liaison. Mes camarades sortaient avec des garçons, et elles avaient beau essayer de m'organiser des rendez-vous, ça ne m'intéressait pas. Il m'arrivait de les accompagner, mais seule, et je restais assise là à les regarder. J'avais de bons rapports affectifs avec les filles, mais pas de relations physiques. Je ne savais pas nommer ce que j'étais alors. Cela me semblait naturel, mais je remarquais que j'étais différente. À l'école, il y avait deux filles que l'on disait «bizarres». C'est comme ça qu'on les appelait. Moi, je ne me tenais pas avec elles.

La plupart des filles qui ont un béguin pour une camarade veulent la protéger, «faire des choses» pour elle, mais les filles qui s'avouent plus tard lesbiennes se souviennent d'avoir aussi désiré un contact physique tel que des touchers et des baisers. Contrairement à ce qui se passe chez les hommes gais, le premier désir homosexuel identifiable chez les femmes est en général provoqué par un contact accidentel, par exemple se tenir par la main ou dormir dans le même lit, dans une moindre mesure à l'occasion d'une étreinte ou d'un baiser, et encore moins fréquemment (25 pour 100) à l'occasion d'un contact génital[8]. La majorité des lesbiennes (et beaucoup d'hétérosexuelles) se souviennent d'avoir eu des désirs homosexuels ou d'avoir participé à des jeux sexuels avec d'autres fillettes avant l'âge de quatorze ans, tandis que l'éveil du désir hétérosexuel semble se produire plus tard. La masturbation est plus courante chez les lesbiennes (80 pour 100) que chez les hétérosexuelles (45 pour 100)[9]. La plupart des gaies avouent avoir dans une certaine mesure ressenti du désir pour les hommes, en particulier avant d'être conscientes de leur homosexualité.

Il ne faut pas perdre de vue qu'une vaste proportion de lesbiennes ne sont pas conscientes de leurs désirs homosexuels pendant leur enfance, ou bien elles n'en comprennent pas la signification. Elles répètent souvent: «Je ne savais pas vraiment que j'étais lesbienne quand j'étais plus jeune; tout ce dont j'étais sûre, c'était de ne pas être comme les autres.» Glenda raconte ceci:

> Au secondaire, j'avais plusieurs amis. J'aimais que nous nous embrassions, mais comme je ne voulais jamais aller jusqu'au rapport sexuel, je pensais que je n'étais pas normale. À dix-sept ans, j'ai fait l'amour pour savoir ce que cela avait de si extraordinaire, et j'ai trouvé cela ennuyeux. Ce n'était rien à comparer à mes rêves! Mais je suis tombée enceinte. Plus tard, j'ai fini par aimer faire l'amour avec des hommes, mais il manquait toujours quelque chose. Même si c'était bon, j'étais sûre de nier une partie de moi-même. Aujourd'hui, les hommes ne m'inspirent aucun désir sexuel.

Parfois, les filles qui ont eu des béguins pour des camarades de classe ou pour des femmes plus âgées connaissent leur premier désir sexuel avec des hommes, comme le rap-

---

8. Saghir, Marcel T. et Eli Robins, *Male and Female Homosexuality: A Comprehensive Investigation*, Baltimore, The Williams & Wilkins Company, 1973, p. 210.
9. *Ibid.*, p. 216.

porte Peggy, un écrivain de trente-huit ans. Elle n'avait jamais eu de véritables fantasmes sexuels concernant des femmes; elle avait surtout éprouvé «un grand besoin d'être amie avec elles».

> Mes premières expériences sexuelles consistaient en câlineries et à danser avec les garçons. Je ne me rappelle pas avoir été très éveillée sexuellement jusqu'à la fin de mon secondaire, quand nous organisions des sauteries qui étaient plutôt des prétextes pour nous embrasser. J'étais assez naïve en matière de sexe. Ce ne fut donc jamais un problème, sauf plus tard, quand la question du mariage commença à se poser. Savoir qu'on se limite à un homme. Et que faites-vous de vos autres amis? Cela me paraissait étrange, mais je me suis dit, quand je serai prête je changerai, et alors ce sera mon tour. Mais ça n'est jamais arrivé.

Les hommes gais savent habituellement qu'ils ne sont pas comme les autres à l'adolescence, et parfois avant. Ils sont nombreux à faire l'impossible pour nier leur homosexualité. Jim, médecin dans une grande ville de la côte est, est né dans une famille italienne de religion catholique. Au secondaire, puis à l'université, à la faculté de médecine et pendant son internat, il vécut «dans l'abstinence», espérant par là résister à ses désirs homosexuels et empêcher que des «incidents» ne se produisent. Puis, à dix-sept ans, après sa première expérience, il souhaita que «cela ne se reproduise jamais plus» en espérant qu'il commencerait à désirer les femmes. Il avait déjà vingt-neuf ans quand il accepta, malgré lui, son homosexualité.

Il arrive souvent par ailleurs que les femmes deviennent adultes et se marient avant même de savoir qu'elles souhaiteraient des relations sexuelles avec d'autres femmes. Joanie s'était fiancée deux fois et elle avait eu de nombreux amants quand elle atteignit ses vingt-deux ans, mais elle avait toujours pensé que de coucher avec des hommes «ne lui ressemblait pas». Elle avait eu des amies intimes au collège, et elle aimait dessiner des femmes nues pendant ses cours de dessin, mais elle n'avait jamais songé à faire l'amour avec une femme sinon «pour rire». Elle se rendit pourtant un soir dans un bar gai où elle rencontra Kathy. Elles passèrent la nuit ensemble. «Un jour j'étais hétéro, et le lendemain j'étais gaie. J'avais toujours cherché ça, sans le savoir. Soit qu'on est gai, soit qu'on ne l'est pas. Personne n'a le pouvoir de nous convertir. Mais s'il arrivait que je me trouve dans une situation où il n'y a aucune femme attirante, j'envisagerais de retourner avec les hommes.»

En fait, quand elles ont rompu deux ans et demi plus tard, Joanie a songé à renouer avec un ancien amant. Aujourd'hui âgée de vingt-huit ans, elle vit depuis un an avec Pat qui est exclusivement homosexuelle et elle se considère très heureuse.

Jusqu'à maintenant, aucune étude n'a pu expliquer avec certitude la façon dont se développe l'orientation sexuelle d'un individu. La déficience hormonale ou la surproduction de certaines hormones ne sont *pas* liées aux tendances homosexuelles. Nous avons tous des hormones mâles et des hormones femelles, les organes sexuels mâles produisant plus de testostérone que d'œstrogènes, et les organes femelles plus d'œstrogènes que de testostérone. Une plus grande quantité de testostérone dans votre organisme vous rend plus actif sexuellement, et les œstrogènes vous rendent plus passif, c'est-à-dire plus apte à accepter les avances sexuelles de quelqu'un d'autre. Aucune de ces hormones ne saurait modifier l'objet de votre désir, qu'il s'agisse d'un homme ou d'une femme.

Aucune théorie de causalité ne semble convenir à tous les cas, bien que chacune puisse avoir un certain lien avec le développement d'un individu donné. L'une de ces théories, qui nous vient d'un professeur d'anthropologie, nous paraît sensée. Il souligne que chez tous les mammifères supérieurs et dans presque tous les groupes humains connus, le comportement homosexuel est *récurrent*. Cela signifie qu'une proportion de la population manifestera toujours des préférences homosexuelles, quel que soit son conditionnement culturel. Les facteurs génétiques concernés ne se transmettent pas ici d'individu à individu comme c'est le cas pour les yeux bleus, les cheveux bouclés ou l'anémie à hématies falciformes. En d'autres termes, l'homosexualité n'est pas une caractéristique familiale, quoique nous connaissions des familles où plus d'une personne est gaie.

Il paraît probable que nous naissions sans orientation sexuelle définie. Elle s'acquiert. *L'identité sexuelle,* c'est-à-dire le fait pour un enfant de reconnaître s'il est un mâle ou une femelle, se précise à peu près au moment où il apprend à parler. Au contraire, *l'orientation sexuelle,* c'est-à-dire la définition de ses choix sexuels, semble étroitement liée à l'acceptation ou au rejet du rôle qu'un individu est appelé à jouer dans la société, en tant qu'homme ou en tant que femme. On estime que l'orientation sexuelle est en général définie quand un enfant entre à l'école, et parfois même avant. Lorsqu'un garçon est à l'aise dans le rôle qui lui semble le mieux convenir au mâle, sa sexualité s'orientera sans aucun doute vers les femmes, dès l'instant où l'on suppose que l'orientation sexuelle n'est pas innée. Mais ainsi que nous le verrons plus loin, cette supposition est peut-être discutable. Contentons-nous pour le moment d'essayer de déterminer comment chacun d'entre nous apprend à orienter sa sexualité vers des personnes du sexe opposé plutôt que vers des individus du même sexe, et quel est le rôle joué par nos modèles féminins ou masculins plus âgés dans ce processus.

Les gens se font toutes sortes d'idées concernant les modèles, y compris nombre d'idées fausses selon lesquelles la présence d'homosexuels dans la vie d'un enfant est cause d'homosexualité, comme si l'homosexualité était une maladie contagieuse, tels les oreillons. On entend souvent parler d'homosexuels qui «recruteraient» des enfants, par exemple. Mais rien n'est plus faux. Pratiquement tous les enfants grandissent dans des foyers hétérosexuels et ignorent tout des réalités gaies. Dès leur naissance, on les conditionne à l'hétérosexualité.

Qu'est-ce qui fait que cette éducation fonctionne parfois et que parfois elle rate? Selon certains, si un garçon se considère inapte au rôle masculin qu'on attend de lui et si une fille n'a pas l'impression de correspondre à l'image de la femme qu'elle est censée devenir, le désir physique pour l'autre sexe est aboli, car il semble inaccessible, et l'enfant cherche l'approbation de personnes de son sexe. On dit que cela se produit au sein de familles où la mère est autoritaire ou protectrice à l'excès, et le père sévère, distant ou absent, incitant ainsi l'enfant à s'identifier à la mère.

Selon le Dr Wardell Pomeroy, coauteur des rapports Kinsey, 85 pour 100 des hommes gais proviennent de familles de ce type, mais c'est aussi le cas de 50 à 60 pour 100 des hommes hétérosexuels[10]. Don, qui est âgé de quarante-deux ans et qui a perdu ses parents quand il était encore enfant, est porté à approuver la théorie de la mère autoritaire. Il a été élevé par sa grand-mère et par un oncle célibataire qui, dit-il, n'était pas gai. «Tous les hommes gais que j'ai connus avaient une mère autoritaire ou un père complaisant, parfois même inexistant. Je dis autoritaire et pas forcément dominatrice. Ma grand-mère faisait la loi. Nous connaissions les règlements.»

Larry, l'amant de Don, n'est pas de cet avis. Dans sa famille, les deux parents ont toujours pris ensemble leurs décisions. Et Joe, qui a vingt-huit ans et est originaire d'une petite ville du New Jersey, fait remarquer que son père a eu une grande influence positive sur lui pendant son enfance. «Je ne crois pas qu'il y ait eu domination, dans ma famille. Mes parents ne faisaient pas grand-chose ensemble; ils étaient très autonomes. Mon père et moi étions les deux seuls membres de la famille (nous étions quatre enfants) à avoir une relation suivie, car nous passions toujours nos week-ends ensemble, à faire du camping ou de l'ornithologie.»

Toutes les lesbiennes n'ont certes pas eu des pères dominateurs et des mères absentes ou apathiques, bien au

---

10. Fast, Julius et Hal Wells, *Bisexual Living*, New York, Pocket Books, 1975, p. 254.

contraire. Cheryl, une Noire de vingt-quatre ans, dit ce qui suit au sujet de sa relation avec son père:

> Mon père et moi étions très proches. Il ne vivait pas avec nous, mais il venait nous rendre visite aux deux ou trois semaines. Je l'adorais. Il est mort quand j'avais dix-neuf ans et il me manque toujours. Il aurait fait n'importe quoi pour moi. Une chose qui m'a toujours un peu embêtée est qu'il n'aurait pas apprécié que je sois gaie. Je crois qu'il aurait pensé que je le laissais tomber. Il n'arrêtait pas de me dire combien j'étais jolie, et que les garçons seraient fous de moi plus tard. Il était bien intentionné. Je n'aurais pas souhaité lui faire de la peine, alors c'est sans doute mieux qu'il ne soit plus là.

Une étude[11] tente de démontrer que les lesbiennes (par opposition aux femmes hétérosexuelles) ont deux fois plus de chances d'avoir eu une mère dominatrice, et qu'en ce qui concerne leur père, soit qu'il ait abusé d'elles, soit qu'il ait été absent — mais selon nous, cela n'a aucun sens. Ce qui par ailleurs nous semble plausible, c'est que certaines mères ayant des rapports difficiles avec leur fille gaie, les conflits qui en résultent peuvent être interprétés par les filles comme une tentative de domination de la part de la mère. Selon une autre théorie, un enfant qui aurait été très secondé dans ses émotions par le parent du sexe opposé et qui perdrait cette complicité avant la fin de ses années formatrices verrait sa confiance détruite envers ce parent et deviendrait par la suite incapable de dépendre émotionnellement d'une personne du sexe opposé.

Mais ce serait une erreur de croire que tous les gais proviennent de foyers malheureux. Grace, par exemple, qui a vingt-deux ans et est fille unique, dit: «Mes parents s'aiment beaucoup; ils m'ont donné beaucoup d'amour. Je n'ai pas l'impression qu'ils s'identifient à des rôles spécifiques. Mon

---

11. Saghir et Robins, *Male and Female Homosexuality*, p. 301.

père s'occupe du jardin, soit, et ma mère fait presque toute la cuisine, mais c'est une relation d'égale à égal.»

La plupart des gais avec qui nous parlons nous disent qu'ils sont «nés comme ça», ou bien que les raisons de leur homosexualité leur importent peu. Ed, qui est âgé de vingt-deux ans, est de cette dernière opinion. «Je ne crois pas absolument nécessaire de savoir ce qui fait que quelqu'un est ou n'est pas gai. C'est un phénomène qui existe depuis la nuit des temps et qui persistera même après qu'aura cessé d'exister le monde tel que nous le connaissons maintenant. C'est un phénomène naturel, et un phénomène naturel, on ne peut pas — on ne doit pas — toucher à ça.»

Walter, quarante et un ans, dit ceci: «Quand tu es gai et que tu grandis dans un monde hétéro, tu te dis que ce n'est pas normal, mais qu'est-ce que tu peux y faire? Moi, j'ai toujours cru que j'étais né comme ça. Je pense que je m'en suis d'abord rendu compte quand j'avais trois ans, en jouant au docteur avec le petit voisin. Je ne crois pas être gai à cause de ma mère ou de mon père.»

Charlie, vingt ans, a grandi dans une petite ville de l'Illinois et fréquente aujourd'hui une célèbre université jésuite. Il résume assez bien l'opinion de beaucoup de gais et de lesbiennes: «Je pense que c'est une perte de temps [que de vouloir identifier les causes]. Ça me laisse froid. Ça ne m'intéresse pas de savoir comment je suis devenu gai. Je pense que dès qu'on cherche une cause à l'homosexualité, c'est qu'on l'envisage comme une maladie. Et ça, ça m'embête beaucoup.»

Il n'y a pas de réponse claire. N'importe qui peut devenir n'importe quoi en vieillissant, dans les limites d'un code génétique préétabli et relativement vaste. Par exemple, la plupart des gens sont sans doute en mesure de développer une orientation sexuelle qui les situerait entre 0 et 4 sur l'échelle Kinsey, tandis que d'autres se classeraient de 1 à 6 et d'autres se limiteraient aux catégories 3 à 6. Peggy, dont nous citons plus haut les propos, est de cet avis. «Je crois que nous sommes tous potentiellement bisexuels et que les circonstances nous entraînent d'un côté ou de l'autre. Presque tout, dans la société dans laquelle nous vivons, nous pousse vers l'hétérosexualité.»

Sans doute à des étapes cruciales du développement d'un individu certains facteurs peuvent-ils intervenir dans le processus courant d'identification mâle ou femelle. Ces phases semblent avoir le plus de chance de se produire dans les six premières années de vie, mais il est aussi probable que dans certains cas l'orientation sexuelle ait des occasions plus tardives de changer.

Peter, qui a vingt-huit ans et a dû divorcer avant d'être capable d'assumer ses préférences sexuelles, nous confie ceci: «Je pense que c'est en nous, tout simplement, et que si les parents cherchent à le déraciner, cela ne fait qu'empirer les choses. Si on permet à l'enfant de se développer normalement, si les parents peuvent l'appuyer dans ce qu'il choisit, je crois que tous s'évitent ainsi beaucoup de frustrations. Les préférences sexuelles, les tendances, tout ça, c'est à 90 pour 100 dans la tête que ça se passe.»

Nous pensons que Peter — incidemment, il n'a qu'un diplôme de secondaire et n'est absolument pas un intellectuel — a mis le doigt sur le bobo. En tant que parents, nous élevons nos enfants au meilleur de notre connaissance. À un moment que nous ne pouvons prévoir, sans doute très tôt dans la plupart des cas, la personnalité de l'enfant prend forme. C'est en partie inné, en partie acquis. Qui peut dire si Billy est de tempérament mélancolique parce qu'il tient de son grand-père, ou parce qu'il a été frustré par ses parents, ou simplement parce qu'il est porté à la mélancolie? Essayer de transformer la personnalité d'un enfant le poussera à l'introversion, ou éveillera en lui le sentiment d'être inepte, ou les deux. Tant qu'il est heureux et qu'il ne fait de mal à personne, nous sommes d'avis qu'il faut le laisser suivre sa pente naturelle. Ne pas oublier surtout de lui rappeler qu'il est le meilleur Billy que nous pourrions jamais avoir pour fils.

Nombre de parents aimeraient savoir comment percer chez leur enfant la tendance à devenir gai. La réponse est que c'est impossible. Personne ne peut prévoir quelle sera l'orientation d'un enfant en se basant sur ses comportements ou sur les influences qu'il aura subies dans sa plus tendre enfance. On croit cependant qu'il est parfois possible de déceler un indice des choix sexuels futurs dans le syndrome du garçon manqué et de la mauviette. Tous les garçons manqués ne deviennent pas lesbiennes, toutes les mauviettes ne deviennent pas gais. Même parmi les adultes il y a beaucoup de femmes très masculines et d'hommes efféminés qui sont totalement hétérosexuels. Une petite fille très féminine peut, en vieillissant, préférer l'amitié et l'amour des femmes, et il y a un grand nombre d'homosexuels à l'apparence et au comportement extrêmement virils.

Quoi qu'il en soit, d'après Saghir et Robin[12] les deux tiers des hommes gais ont été traités de mauviettes dans leur enfance. Ce n'était pas dû à une différence physique, mais au fait qu'ils ne pouvaient ou ne voulaient pas assumer des rôles que leur société jugeait convenables pour des garçons. Les mauviettes étaient raillées par les autres garçons et souvent rejetées par leur père, ce qui entachait leur amour-propre et nourrissait en eux des sentiments négatifs à l'égard de l'homosexualité, les rendant ainsi moins aptes, plus tard, à assumer leurs préférences sexuelles. Un garçon mal dans sa peau parce qu'il se sent rejeté par ses pairs et par ses parents peut même développer une identité homosexuelle. Nous connaissons plusieurs hommes gais qui sont convaincus que leurs penchants homosexuels proviennent de leur idéalisation de certains hommes qui leur semblaient correspondre mieux qu'eux à l'idée qu'ils se faisaient de la virilité.

Selon une analyse[13], 70 pour 100 des lesbiennes et seulement 16 pour 100 des hétérosexuelles déclarent que les autres ou elles-mêmes considéraient qu'elles étaient des garçons manqués, même si un garçon manqué est moins scandaleux qu'une mauviette. Une majorité de lesbiennes garçons

---

12. *Male and Female Homosexuality*, p. 18-21.
13. *Ibid.*, p. 193.

manqués ont un jour souhaité être des hommes, sans doute parce que les garçons leur paraissaient plus libres et plus respectés, mais aussi parce qu'il leur arrivait de désirer physiquement des filles. Anne, une Noire de vingt-trois ans, avoue avoir voulu être un garçon.

> Quand j'étais petite, je voulais toujours être seule. J'aimais grimper aux arbres. J'étais ce qu'on a coutume d'appeler un garçon manqué. Quand j'avais environ onze ans, ma mère tenta un certain temps de me transformer. Elle qui ne m'avait jamais empêchée d'aimer porter des jeans, de rester seule, ou de jouer avec les garçons, voilà qu'elle m'incitait à agir différemment. J'étais plus vieille, trop vieille pour me conduire comme ça. Puis elle m'expliqua ce que c'était qu'être une femme, elle me parla des menstruations, et elle me dit qu'il fallait que je me conduise comme une vraie jeune fille. Cela n'avait pour moi aucun sens. Je constatai que les autres filles vivaient la même expérience que moi. Tout à coup, nous ne devions plus nous tenir avec les garçons, ou participer à des sports violents. La plupart d'entre nous en fûmes très offensées. Je crus alors qu'il serait préférable d'être un garçon: tout ce qui m'était défendu leur était permis. Je commençai à ne plus aimer du tout être une fille. Je ne voulais pas grandir, car il me semblait qu'avoir des seins était un désavantage. Je n'aurais pas souhaité être un garçon si je n'avais pas eu à subir de telles restrictions en tant que fille. Je ne désirais pas avoir un corps de garçon, je ne tenais pas à avoir un pénis, je voulais être moi, c'est tout. J'avais l'impression que les garçons pouvaient être eux-mêmes, et que les filles devaient jouer la comédie et ne pas montrer leur vrais sentiments, surtout en présence des garçons. J'ai eu à ce moment une conscience aiguë de cette discrimination. Les filles pouvaient être authentiques avec d'autres filles, mais elles devenaient des personnages en présence des garçons. Nous devions agir comme des jeunes filles distinguées, nous n'avions pas le droit de nous battre ou d'être agressives. Ce que l'on considérait naturel pour un garçon devenait pour un fille la marque d'une mauvaise éducation. Je re-

fusais de me soumettre à cela. Mes parents me firent consulter un psychiatre pour m'aider à accepter l'idée d'être une femme. Mais je savais déjà que j'étais sexuellement attirée par des filles de mon âge.

Une minorité de gais déclarent avoir déjà souhaité être des femmes (et ceci en dit plus long sur les valeurs culturelles américaines que sur l'homosexualité). Bien sûr, il y a des exceptions. George est l'une d'elles: «Tout ce dont je me souvienne, c'est que je voulais être une fille. Avec le recul, je crois bien que je ne devais pas le vouloir vraiment, car je n'ai aujourd'hui aucun désir de l'être. Je pense plutôt que je devais être attiré par les hommes et ressentir confusément que c'était tabou, et sans doute est-ce pour cette raison que j'aurais aimé, à cet âge (avant ma puberté), être une femme.»

Les hommes et les femmes gais bien dans leur peau considèrent que leur orientation sexuelle est un atout plutôt qu'un inconvénient. Un homme gai connaît des libertés que l'hétérosexuel ne peut en général se permettre. Il est en mesure de voir dans tout homme un amant potentiel plutôt qu'un concurrent avec lequel mesurer ses accomplissements et ses valeurs. Il a en outre souvent l'impression de pouvoir être, grâce à son rôle sexuel, plus tendre, plus compatissant, plus secourable, plus émotif, plus sensible et moins inhibé. Il est par ailleurs tout aussi en mesure de se montrer fort, stoïque, agressif, et de se définir en tant qu'homme dans une société où les vertus viriles et la beauté masculine représentent des idéaux. Bref, un homme gai peut être aussi «viril» et aussi «féminin» qu'il le désire. Il n'existe pas de moule préconçu pour les gais, à moins qu'ils ne choisissent de ressembler à l'archétype du gai au maniérisme efféminé. Chacun est unique en son genre, comme nous devons tous l'être si nous voulons être vraiment libres.

Les femmes gaies peuvent être fortes, décidées, agressives et compétitives si c'est dans leur nature de l'être. Elles peuvent aussi être délicates, accommodantes, timides, absolument «féminines» d'aspect et de comportement. Une lesbienne peut rechercher activement une partenaire plutôt que de se conditionner à attendre qu'on vienne la chercher. Elle peut vivre sa vie dans un univers entièrement composé de femmes et savoir qu'il s'agit là pour elle d'un univers complet. Elle se taille une place au soleil grâce à son propre mérite, et non pas en étant Madame Quelqu'un d'Important, ou Madame Personne de Spécial, ou, ce qui est pis, Mademoiselle N'a Pu Trouver Personne. Les femmes gaies sont en mesure d'apprécier la compagnie des hommes en tant que collègues ou amis, à l'occasion en tant qu'amants, non pas comme s'ils étaient la récompense à la clef d'une compétition avec les autres femmes. La beauté féminine est un idéal lesbien. Pour la femme homosexuelle, la féminité représente une manière d'être politique, émotive et spirituelle.

Ces femmes aiment les femmes; elles sont sœurs et s'entraident. Elles se sentent libres d'exprimer tout leur potentiel féminin en aimant, en aidant, en donnant du plaisir à une autre femme qui ressent les choses de la même façon qu'elles et qui les comprend mieux qu'un homme ne saurait jamais le faire. Comme l'écrivait une auteure lesbienne: «L'idée que la plupart des gens ont du lesbianisme provient des films et des revues pornographiques conçus par des hommes pour des hommes... Les hommes pour qui le sexe est une obsession sont convaincus qu'il en va de même pour les lesbiennes, alors qu'en réalité, comme toutes les femmes, les lesbiennes sont obsédées par l'amour et par la fidélité[14].»

Les gais des deux sexes savent qu'assumer positivement son identité homosexuelle est un bienfait inestimable acquis en dépit de terribles oppositions sociales. Ils se respectent et s'admirent les uns les autres d'avoir le courage de le préserver. Voyons ce que Marilyn, quarante et un ans, nous dit au cours d'une interview que nous avons enregistrée. Elle répondait à la question suivante: «Pourquoi êtes-vous heureuse d'être gaie?»

---

14. *Woman, a Journal of Liberation*, vol. 1, n° 4, 1970, p. 36.

Eh bien, à cause de tout l'amour que j'éprouve pour Ann. Vous savez, elle me rend si heureuse que je ne peux pas m'imaginer ne l'aimant pas. Et c'est une femme. Et cela fait de moi une lesbienne. Elle me connaît très bien, mieux qu'un homme ne saurait jamais me connaître. Même l'homme le plus merveilleux de la terre ne saurait me ressembler comme une autre femme me ressemble. Parfois, je regarde autour de moi chez Sappho (un bar de femmes) et j'aperçois toutes ces femmes qui s'amusent ensemble, qui rient et qui parlent, des tas de femmes toutes différentes, des femmes riches et des femmes pauvres, des femmes chic et d'autres qui le sont moins, des femmes noires et des femmes blanches, et je me dis que ça ne saurait avoir lieu que dans un bar gai.

J'ai toujours été gaie, je ne saurais donc dire ce qui me plaît là-dedans. Je me plais, donc j'aime ce que je suis, et je suis gaie. Au travail, quand mon amie Sandy m'a dit être fière que je sois gaie et qu'elle aimerait en avoir l'audace elle aussi, car j'avais l'air si heureuse, cela m'a fait un immense plaisir.

Quand j'étais plus jeune, je ne savais pas que j'étais lesbienne, j'avais tout simplement conscience d'être autre. Maintenant, avec les mouvements de fierté gaie et les mouvements de libération de la femme, je ne me sens pas seule, il y a plein de gens qui me trouvent très bien comme je suis. Je suis heureuse d'être gaie parce que je suis entourée de femmes formidables que j'apprécie et qui m'apprécient... Quand j'entends les gens dire qu'ils ne voudraient pas être gais parce que les gais sont si seuls, je rigole. Je ne prétends pas qu'il n'y a pas de solitude chez les homosexuels. Tout le monde est seul un jour ou l'autre. Mais que préféreriez-vous: faire partie d'un groupe de gens solidaires les uns des autres et qui s'aiment, sexuellement ou pas, ou être attachée à un homme qui se croit supérieur à vous, et être sans amis intimes, car vous êtes toujours là à ramasser ses traîneries et à avoir peur de le perdre et de vous retrouver sur la paille? Alors, je vous le demande, qui de nous est le plus seul?

5
Se tailler une place au soleil

La résolution suivante fut adoptée en 1970 par le conseil exécutif de la Fédération américaine des enseignants et enseignantes (American Federation of Teachers):

Résolution pour dénoncer la discrimination
contre les homosexuels

Attendu que les gens de carrière insistent pour être jugés selon des critères professionnels et non pas selon des critères personnels; et

Attendu que les associations professionnelles ont le devoir d'assurer la sécurité d'emploi de leurs membres contre toute forme de discrimination basée sur des facteurs autres que le rendement, soit la race, la couleur, le sexe, la religion, l'âge ou l'origine ethnique;

Il est résolu que la Fédération américaine des enseignants et enseignantes contestera toute action engagée contre un enseignant ou une enseignante parce qu'il ou elle se sera livré(e) en privé à des pratiques homosexuelles.

Bon. Vous savez que votre enfant est gai, et vous savez ce que cela signifie. Vous vous inquiétez maintenant pour son avenir. Pourra-t-elle garder son emploi? Réussira-t-il quand même?

La réponse est que si elle le veut, s'il le veut, ils réussiront. Mais il faut tenir compte d'un ensemble de facteurs.

Comme pour tous les autres aspects de la vie gaie, le lieu de résidence est sans doute ce qui peut le plus influencer ses chances de bénéficier de l'égalité d'emploi. Dans une grande ville, il est peu probable que l'on sache ce que vous faites après les heures de bureau ou qu'on s'en préoccupe. Il y a des gais partout et tous se sont faits à leur présence. À chacun de décider s'il est préférable d'être gai ouvertement ou pas. Mais dans les petites villes, dans les collectivités aux principes religieux stricts, il faut être prudent ou bien avoir la couenne dure et de quoi vivre en attendant de trouver du travail.

Les gais peuvent faire leur deuil de certaines carrières à moins d'accepter de rester cachés. Sauf dans les endroits où tous les fonctionnaires sont obligatoirement engagés sans égard à leurs préférences sexuelles, la plus manifeste de ces carrières est l'enseignement. Il n'y a guère de domaine où la peur de l'homosexualité soit plus étendue ou plus chargée d'émotion. La question de savoir si la présence d'hommes et de femmes gais dans les classes et les vestiaires peut inciter à l'homosexualité est rarement débattue en public, et dans les rares occasions où cela se produit, la passion l'emporte sur la logique. Presque partout, les enseignants gais se tiennent cois. Une amie à nous, bibliothécaire scolaire depuis près de vingt ans, nous dit ne s'être ouverte de son homosexualité qu'une seule fois pendant tout ce temps, auprès d'un autre professeur. Elle ignore toujours s'il y a des homosexuels parmi ses collègues. Elle n'a jamais discuté d'homosexualité avec ses étudiants. Dans la ville où elle est née, des enseignants ouvertement gais ont été congédiés sur-le-champ et ils n'ont plus jamais eu la possibilité d'exercer leur profession par la suite. Peu d'enseignants sont disposés à courir ce risque.

Le cas de Joe Acanfora est typique. Il était étudiant-maître au Collège d'éducation de l'université de Pennsylvanie, et effectuait un stage d'enseignement dans une institution de la région quand les membres de la direction de l'école lurent dans les journaux qu'avec d'autres personnes il avait intenté une poursuite contre l'université de Pennsylvanie pour l'obliger à reconnaître officiellement un mouvement d'étudiants gais. Joe fut immédiatement démis de ses fonctions et on lui interdit l'accès à l'école. Après un vaste battage publicitaire, il put réintégrer son poste sur ordre du tribunal et obtint d'excellents résultats à la fin de son stage. Un jury composé de six doyens de facultés de l'université le questionna pendant deux heures sur sa vie sexuelle avant de décider à trois contre trois s'ils devaient ou non le recommander pour le diplôme d'instituteur de l'État de Pennsylvanie. Le secrétaire de l'Éducation de l'État lui accorda finalement son brevet d'instituteur en septembre 1972.

Entre-temps, Joe avait accepté un poste dans le comté de Montgomery, au Maryland. Il enseignait les sciences de la terre à des élèves de huitième année. Quand ses employeurs prirent connaissance par les journaux du débat autour de l'obtention de son brevet d'instituteur et de la décision du secrétaire, ils le transférèrent au département du programme où «il ne serait pas en contact avec les jeunes», et, l'année suivante, son contrat ne fut pas reconduit.

Joe est un doux qui n'élève pas la voix, mais il ne se laisse pas piétiner. Il a reçu l'appui de l'Association nationale de l'éducation (National Education Association) pour une série de poursuites en justice visant à lui faire réintégrer son poste. L'année suivante, une cour fédérale de district émit un jugement selon lequel l'homosexualité n'est pas une raison suffisante de congédiement, mais ne donna pas gain de cause à Joe car il n'avait pas «observé la limite des convenances» en discutant de son cas aux émissions *60 Minutes* (CBS) et *How Do Your Children Grow?* (WNET). Ce raisonnement fut rejeté par la cour d'appel des États-Unis (4e circonscription) qui appuya néanmoins le comté de Montgomery parce que Joe avait omis, lors de sa demande d'emploi, de mentionner les mouvements militants gais dont il était membre.

Joe n'enseigne plus les sciences de la terre ni aucune autre matière, mais il continue d'œuvrer pour la cause des gais à l'échelle nationale. Le mouvement est privilégié de pouvoir compter sur lui, car Joe est un chef déterminé et doué d'imagination. Les enfants du comté de Montgomery ont, quant à eux, perdu un professeur de sciences dévoué et compétent.

En quoi M. Acanfora représentait-il une menace pour les élèves de huitième année? La question de l'abus sexuel des enfants est en réalité un faux problème. Une vaste proportion de délits homosexuels sont commis par des malades mentaux qui ont un jour ou l'autre également abusé de femmes. Soixante-quinze pour cent au moins de ces criminels ont un passé hétérosexuel et 50 pour 100 sont mariés. Les deux tiers d'entre eux se sont révélés être des amis plus âgés des victimes, ou des membres de leur famille.

On estime que de six à dix mille professeurs gais enseignent aux enfants de New York. Cependant, de 1930 à 1970, on n'y a relevé qu'un seul cas d'enfant molesté par un homosexuel. Pendant la même période, plusieurs enseignants ont été accusés de s'être mal conduits avec des élèves du sexe opposé. En 1976, le directeur du personnel du conseil scolaire déclara, lors d'une rencontre de l'Association des enseignants gais (Gay Teachers Association), que les gais «ont les mêmes droits et les mêmes privilèges que tout autre enseignant». La vie privée d'un individu ne saurait «empêcher son engagement comme professeur au sein du système scolaire new-yorkais ni la poursuite de sa carrière d'enseignant». Il incita les enseignants qui subissent des pressions en raison de leurs préférences sexuelles à faire appel à lui.

Le cas Acanfora a suscité de nombreux témoignages concernant l'aptitude des enseignants homosexuels au rôle de modèle pour les enfants d'âge scolaire. Le *Washington Post* publiait les déclarations suivantes dans un article du 15 avril 1973:

Le Dr William R. Stayton, psychologue et sexologue à l'École de médecine de l'université de Pennsylvanie, déclare que la présence d'un professeur homosexuel dans les classes de niveau secondaire contribuerait à aider les jeunes hétérosexuels à «se débarrasser des stéréotypes homosexuels» et «renforcerait l'amour-propre de la petite minorité de garçons à tendances homosexuelles».

Stayton et le Dr Stanford B. Friedman, pédiatre et professeur de psychiatrie à l'École de médecine de l'université de Rochester, étaient également d'avis que Acanfora n'inciterait pas ses élèves adolescents à devenir homosexuels. [Ils] déclarent... que contrairement à la croyance populaire, les enfants ont déjà choisi «leur orientation sexuelle de base» dès l'âge de cinq ou six ans, et que les expériences qu'ils connaissent à l'adolescence ne servent qu'à «confirmer ou infirmer» leur option sexuelle initiale.

Interrogé par un avocat d'un conseil scolaire, le Dr Friedman déclare que «des enseignantes au tempérament fort et dominant» présentent une menace plus grande pour l'orientation sexuelle de jeunes garçons influençables. Il explique que de jeunes garçons qui souffriraient de la froideur d'une enseignante sévère, et qui développeraient de la sorte de la peur ou de l'aversion envers les femmes, pourraient vraisemblablement rechercher l'affection des garçons.

On demandait au Dr John Money de l'université Johns Hopkins, spécialiste du développement de l'identité sexuelle, si la présence de Joe dans un cours de sciences de la terre (où il n'est approprié pour personne de discuter de sexualité) pourrait influencer les élèves dans leur orientation. Voici quelle fut la réponse du Dr Money:

> ... pratiquement tous les enfants de huitième année en savent long sur la sexualité humaine, y compris sur l'homosexualité. Ça leur vient de la télévision, de leurs lectures, des médias en général... [et] des jeunes de leur âge. Dans une classe, les enfants ne se contentent certes pas de subir

l'influence d'une seule personne... À cet âge, les enfants exercent beaucoup d'ascendant les uns sur les autres; c'est ce qu'on appelle l'influence des pairs.

J'ai parlé avec des jeunes au courant du fait qu'un de leurs professeurs du premier cycle du secondaire était apparemment homosexuel, et j'ai découvert qu'un aspect important de la question était que les garçons se surveillent les uns les autres, si l'on peut dire, pour s'empêcher d'aller vers l'homosexualité, un tabou pour eux puisque tous, ou presque tous, aspirent à l'hétérosexualité.

Par exemple, un garçon qui représentait son école et qui faisait partie de ce groupe d'âge, me disait que lui et ses camarades n'étaient pas convaincus du fait qu'un de leurs professeurs fût homosexuel, mais que c'était ce qu'on racontait. Il disait aussi que chaque fois que l'un d'eux remarquait chez un camarade un comportement, une habitude ou un maniérisme qui ressemblait même tant soit peu à ceux du maître, il le lui signalait parfois en badinant, parfois avec rudesse, pour s'assurer que cela lui passe. Groupés, les enfants se disciplinaient mutuellement dans la voie de l'hétérosexualité.

Prenons l'exemple d'un jeune garçon timide, très inhibé, dont la personnalité comporte une forte composante homosexuelle ou bisexuelle, mal à l'aise en compagnie des garçons de son âge qui l'ostracisent à cause de ses tendances. Un garçon comme celui-là avec un professeur homosexuel qui n'a rien de l'archétype grotesque et n'est pas une personne dangereuse mais un être humain ordinaire capable de se conduire d'une façon normale, eh bien, ce garçon risque de trouver là un réconfort face à ses propres angoisses et à ses propres dilemmes. En effet, un garçon qui fait la découverte de son homosexualité ou de sa bisexualité est en général assez anxieux, car il sait que ce n'est pas ce qu'on attendait de lui. Il a donc besoin de quelqu'un avec qui parler, quelqu'un à qui il puisse confier ses craintes les plus intimes.

Idéalement, il devrait pouvoir aller vers ses parents et, par tradition, il est censé pouvoir se tourner vers son médecin de famille, le ministre du culte ou le curé de sa paroisse. En général, cependant, ses angoisses sont telles qu'elles l'empêchent de se confier à qui que ce soit.

Ainsi, pour un garçon, avoir sous les yeux l'exemple d'une personne qui n'est pas un monstre peut l'aider à se sentir libre de dévoiler le dilemme qu'il affronte. Il peut alors se confier à ses parents, ou au thérapeute de l'école, ou au prédicateur à l'église ou à la synagogue, ou à son médecin. S'il le fait, il a plus de chances d'apaiser son angoisse et même, dans certains cas, de renforcer les composantes hétérosexuelles de sa personnalité afin de s'orienter vers l'hétérosexualité si c'est là qu'en effet se situent ses préférences.

L'idée que nous nous faisons de la manière dont la sexualité des modèles adultes peut affecter les jeunes baigne dans de tels malentendus qu'il faudra sans doute encore beaucoup de temps pour que les parents et les commissions scolaires ne craignent plus de voir les enseignants homosexuels «recruter» leurs enfants. On estime de 10 à 20 pour 100 le nombre d'enseignants homosexuels, actifs ou non, dans tout réseau scolaire. L'enseignement a toujours attiré les hommes et les femmes célibataires qui n'ont pas de nombreux dépendants, qui ne sont donc pas très entourés de jeunes, et qui aiment profiter d'un long été de repos solitaire.

Le personnel des écoles privées, des colonies de vacances et de tous les mouvements de jeunes comporte depuis toujours une vaste proportion de gais. (Lorsque Nancy a demandé à sa fille de douze ans combien de femmes gaies travaillaient à son camp équestre, Abby eut cette réponse spontanée et hyperbolique: «Des millions!») Le fait est que pour beaucoup d'adultes homosexuels il est facile de travailler avec des enfants. Ils sentent qu'ils ont beaucoup à leur offrir et, du reste, personne ne saurait mieux qu'eux comprendre les douleurs et les peurs de l'enfance.

À mesure que l'on parle plus ouvertement d'homosexualité dans les médias et à mesure que les associations d'enseignants gais sont appuyées par les syndicats et par les nouveaux venus dans la profession, la situation devrait s'améliorer beaucoup. Depuis que dans les communautés plus progressistes les enseignants gais commencent à sortir de l'ombre, l'effet d'entraînement ne saurait qu'obliger les directeurs d'école à modifier leur position. En outre, les étudiants, appuyés par les parents éclairés, peuvent protester si, pour de prétendus manquements à la morale qui ne sont étayés par aucun fait, on retire des classes des enseignants compétents.

Le harcèlement des gais est moins intense dans l'enseignement supérieur. Les étudiants des universités et des collèges à travers les États-Unis forment des associations gaies qui sont dûment enregistrées et subventionnées, car reconnues comme faisant partie des activités du campus. En 1977, les étudiants gais de l'université Virginia Commonwealth ont vu leur association officiellement reconnue par la cour d'appel des États-Unis (4e circonscription). Le tribunal décida que le refus de reconnaître quelque groupe que ce soit par un organisme d'État équivalait à une violation du premier amendement de la Constitution.

Les gais plus âgés ont moins milité sur les campus, car, contrairement à l'opinion générale, les professeurs sont parfois aussi conservateurs que les administrateurs. Les membres du conseil d'administration, qui ont le dernier mot, sont de tous les plus conservateurs, surtout que nul ne souhaite offenser le riche ancien dont les dons à son alma mater seraient mis en péril par des agitations radicales au sein du campus. Un professeur de l'université du Delaware ayant été congédié pour avoir secondé les activités d'un groupe gai, un juge de la cour de district ordonna qu'il soit réintégré dans ses fonctions avec tous ses arriérés de salaire plus quinze mille dollars de dommages, et interdit toute forme de discrimination à son endroit. Mais les propos diffamatoires du président de l'université à son sujet avaient contribué à créer autour de lui un climat si désagréable qu'il accepta dès l'année suivante un poste dans une autre institution.

Afin d'obtenir des renseignements de première main sur la situation des gais dans les métiers de la santé, nous avons interrogé le Dr Walter Y., médecin dans une grande ville de la côte Est. Il nous a raconté comment un médecin à la réputation bien établie sort de l'ombre. Pour lui, ce fut inhabituellement facile. Il travaillait pour le secrétariat de la Santé d'un État dont le gouverneur, un homme très progressiste, avait donné des instructions interdisant toute discrimination basée sur l'orientation sexuelle dans l'embauche des employés de l'État.

Jusque vers la fin de la quarantaine, le Dr Y. avait mené une double vie: en privé, il habitait avec son amant depuis vingt ans; en public, il était un médecin respecté. Plusieurs de ses vieux amis eux-mêmes ignorèrent tout de sa vie de couple tant qu'il ne choisit pas de mettre un terme à cette comédie. Sa décision fut avant tout politique, car il estimait pouvoir ainsi se consacrer plus favorablement à l'amélioration des services de santé destinés aux personnes gaies.

Le Dr Y. est d'avis que beaucoup de gais ne reçoivent pas des soins adéquats car on ne les pousse pas à la franchise en ce qui concerne leur passé médical et leurs habitudes sexuelles. Ils savent que les médecins ont des pratiques discriminatoires. Par exemple, une étude effectuée dans l'Oregon démontre que 80 pour 100 des médecins préféreraient ne pas soigner un patient homosexuel. Ainsi, la dissimulation de renseignements importants peut affecter les diagnostics et la recommandation de mesures préventives, ce qui peut avoir pour conséquence la prolifération épidémique des maladies contagieuses dans les milieux gais. Un climat de méfiance entre le patient et son médecin peut inciter les homosexuels à ne pas obéir aux conseils qui leur sont donnés. Cela est également vrai dans le domaine de la santé mentale, car le personnel des services sociaux du secteur de la santé étant souvent peu renseigné sur les différentes orientations sexuelles, ce manque d'information peut amener les intervenants à confondre davantage des patients déjà malades. En outre, de nombreux programmes de thérapie de groupe pour le traitement, entre autres, des toxicomanies ou de l'alcoolisme excluent les patients gais sous le prétexte injustifié que leur présence nuira à l'interaction du groupe. Le Dr Y. savait que sa réputation dans le champ de la santé publique lui donnait la possibilité d'améliorer ce genre de situation, et c'est pourquoi il choisit de dévoiler son secret en 1972.

Nous lui avons demandé quels genres de problèmes peut rencontrer un médecin ouvertement homosexuel. Le Dr Y. nous répondit que les hôpitaux et les équipes médicales sont en général assez conservatrices, et que peu d'organisations osent s'associer un médecin homosexuel ou homosexuelle, à moins qu'il ou elle ait un talent ou une spécialisation que personne d'autre ne peut leur offrir. Certes, la plupart des omnipraticiens ont une pratique privée, mais la situation n'est pas tellement différente pour eux puisque cette pratique est dans bien des cas déterminée par les collègues. Ce sont eux qui réfèrent des patients à d'autres médecins et qui décident du rang de chacun dans la hiérarchie de l'hôpital.

Les conditions de travail sont particulièrement difficiles pour les infirmiers et les infirmières gais, nous dit le Dr Y., car ils sont presque toujours à l'emploi d'un hôpital, d'une maison de repos ou d'une autre institution médicale. Beaucoup d'infirmières et d'infirmiers sont homosexuels, mais le Dr Y. ne connaît aucun hôpital où l'on tente d'aborder rationnellement cette réalité. Les infirmières chefs sont souvent des femmes plus âgées et plus conservatrices qui exercent leur autorité avec un gant de fer. Selon le Dr Y., l'énergie sexuelle refoulée entraîne chez elles de réels problèmes de personnalité. Nous connaissons nous-mêmes des cas d'infirmiers ou d'infirmières soupçonnés d'homosexualité, qui furent victimes de harcèlement de la part de leur supérieur immédiat et qui, en fin de compte, furent congédiés sous un faux prétexte.

Des occasions de carrière existent néanmoins pour le médecin ouvertement gai. Pour le médecin de famille, par exemple, les contacts avec l'institution médicale sont moins fréquents et il n'a pas autant besoin de recevoir des patients recommandés par ses collègues. Le Dr Brian T. commença à trente-deux ans une pratique de médecin interniste dans le district de Columbia. La plaque sur sa porte ne spécifie pas son orientation sexuelle, la revue *Playgirl* n'est pas disponible dans sa salle d'attente, pourtant, la moitié de ses patients sont des homosexuels. Brian travaille à temps partiel dans une clinique gaie de traitement des maladies transmises sexuellement. Ses patients hétérosexuels proviennent en grande partie de recommandations de ses anciens collègues de l'époque où il était résidant spécialiste des maladies contagieuses dans un hôpital de l'administration des anciens combattants. Par exemple, quand un patient se présente à l'urgence d'un hôpital et que l'on apprend qu'il n'a pas de médecin traitant, on l'envoie à Brian si le patient nécessite un suivi par un interniste.

Il n'est pas tenté de travailler pour un praticien de grande réputation. Il ne supporterait pas d'avoir à faire semblant, de feindre que les filles l'intéressent. Il ne se dirige pas vers une carrière académique de grand prestige où, étant gai, il devrait sans cesse se battre pour progresser. Brian n'estime pas nécessaire de mettre au courant de son homosexualité sa famille très portée sur la religion et sur les valeurs ethniques. Il devra accepter certains compromis dans sa carrière, mais ceux-ci découleront de ses décisions, de ses choix personnels et professionnels. Il œuvrera avec compétence dans un secteur restreint de la médecine, mais il demeurera serein face à son avenir.

Au cours de nos conversations avec Brian, nous avons découvert l'Association des étudiants gais en médecine (Gay Medical Students' Association), une branche officiellement reconnue de l'Association américaine des étudiants en médecine (American Medical Students' Association). Jaimie S., qui étudie en troisième année de médecine dans une école de médecine réputée de la côte Est, en fut l'un des fondateurs. Quand nous lui avons parlé, l'association regroupait quelque cinquante étudiants en médecine en provenance de partout aux États-Unis.

Jaimie était bisexuel au secondaire, mais à l'époque où il étudiait en Californie, il vécut trois ans avec une femme. Étudiant à Stanford, il finit par assumer ses préférences homosexuelles et décida alors que la vie bisexuelle qu'il aurait préférée présentait trop de risques de problèmes sociaux et personnels. Il avoua tout à ses parents quand il atteignit vingt et un ans. Le père de Jaimie se reprocha de ne pas avoir passé plus de temps avec ses quatre enfants — dont Jaimie était l'aîné. Jaimie lui fit savoir qu'il était parfaitement heureux et à l'aise dans cette vie: «Est-ce en partie à cause de vous? Dans ce cas, merci!»

Nous avons demandé à ce jeune extraverti s'il croyait qu'être gai affecterait sa carrière. Il répondit qu'il vivait exactement comme il l'entendait. Avec son amant, il possède une maison dans un ancien quartier élégant du centre de la ville maintenant en cours de rénovation, et ils n'hésitent pas à sortir en couple. Lors de réceptions de l'école de médecine, ils dansent ensemble s'ils en ont envie. Jaimie est à cent pour cent sorti de l'ombre, mais il ne se considère pas comme un militant et ne ressent pas le besoin de discuter de ces questions avec des connaissances, à moins que le sujet «ne naisse de lui-même». Il n'était pas complètement engagé dans une vie gaie quand il s'inscrivit à l'école de médecine mais il est d'avis que cela n'aurait rien changé, «à moins qu'on en fasse une histoire». Il dit connaître une vingtaine d'autres gais qui étudient la médecine, dont quatre ou cinq le sont aussi ouvertement que lui. Idéalement, ils pourraient se regrouper pour établir une pratique commune. Cela ne présenterait aucun problème dans un contexte urbain, mais Jaimie ne souhaite pas se dévoiler au sein d'une petite ville. Il est également attiré par le domaine de la santé publique, et il aimerait pouvoir enseigner à temps partiel. S'il décide d'établir une pratique privée, il sait pouvoir obtenir l'approbation et le soutien de ses amis hétérosexuels, car il lui importe toujours de s'intégrer au milieu de la majorité, c'est-à-dire au milieu hétérosexuel. Et quand, muni de ses dossiers, il postulera le privilège de pratiquer, il s'attend à ce que ses professeurs l'appuient. Il estime pouvoir être jugé à sa valeur. Nos conversations avec lui font que nous n'en doutons pas une seconde.

Les motifs à l'origine de la fondation d'une Alliance des infirmières gaies (Gay Nurses Alliance), d'un Groupe de travail sur l'homosexualité (Gay Task Force), d'un Groupe des membres gais de l'Association des travailleurs sociaux (Gay Community of the National Conference of Social Welfare), et enfin de l'Association des psychologues gais (Association of Gay Psychologists), sont à peu près identiques. Les professionnels gais qui œuvrent dans ces secteurs savent que les problèmes de la clientèle homosexuelle sont mal compris et sont souvent traités sans délicatesse. Dans ces professions, on a mis du temps à admettre l'existence même d'infirmières, d'infirmiers, de travailleurs sociaux et de psychologues gais. Il est encore plus menaçant d'admettre que le professionnel gai est mieux placé qu'un autre pour aider une mère gaie qui bénéficie du bien-être social, un toxicomane gai, un enfant gai en foyer d'accueil. Les organismes homophiles que nous mentionnions plus haut s'efforcent de corriger ces inégalités de services. L'Association des psychologues gais a entre autres objectifs la mise sur pied de centres de services sociaux gais, de centres d'orientation gais et de programmes d'études gaies. C'est un début, mais beaucoup reste à faire. Le Groupe de travail sur l'homosexualité et le Groupe des membres gais de l'Association des travailleurs sociaux ont présenté des communications traitant des soins nourriciers dans le cadre des ateliers du congrès national sur le bien-être social, notamment sur «Les parents gais et les enfants gais». Un millier d'infirmiers et d'infirmières ont participé à un atelier de l'Alliance des infirmières gaies intitulé «Personnes gaies/Soins hétéros», dans le cadre d'un congrès de l'Association américaine des infirmières (American Nurses Association).

Le premier regroupement professionnel militant de tout le mouvement gai fut le Groupe de travail pour la libération des gais de l'Association des bibliothécaires américains (American Library Association Task Force on Gay Liberation). Fondé en 1970 et financé par l'aile militante de l'Association des bibliothécaires américains (American Library Association [ALA]), ce groupe de travail s'est efforcé de maintenir à jour et de faire circuler une bibliographie gaie à l'intention des usagers des bibliothèques. La bibliographie insiste surtout sur la non-fiction, incluant les articles, les prospectus, les périodiques et l'audiovisuel, mais elle inclut également les œuvres de fiction, le théâtre et les biographies. Les librairies, les services d'orientation, les organismes religieux et les bibliothèques y puisent des renseignements sur les plus récentes publications qui traitent d'homosexualité avec justice et objectivité plutôt que comme une maladie ou un crime.

La bibliothéconomie est un métier populaire chez les gais. Les hommes peuvent progresser rapidement dans un domaine longtemps dominé par des femmes, et les femmes célibataires sont plus libres de travailler le soir et les fins de semaine, contrairement aux femmes mariées pour qui cela représente souvent une contrainte. En outre, les gais sont mieux acceptés en bibliothéconomie que dans la plupart des autres professions. On y appuie de longue date leur présence dans l'échelle hiérarchique. En 1977, le conseil d'administration de l'Association des bibliothécaires américains adoptait la résolution suivante: «Le Conseil réaffirme son intention d'assurer l'égalité d'emploi aux bibliothécaires et aux employés de bibliothèques gais.»

La résolution ajoute que pour «lutter contre les pressions actuelles visant à limiter les droits des citoyens américains gais, le Conseil recommande que les bibliothèques réaffirment l'obligation qu'elles ont, conformément à la Charte des droits des bibliothèques de l'Association des bibliothécaires américains, de mettre à la disposition des usagers la documentation regroupant l'ensemble des points de vue sur cette question controversée».

En droit comme ailleurs, ce qu'on sait n'est pas nécessairement le seul facteur important pour le succès. Qui l'on connaît et jusqu'à quel point on connaît quelqu'un peut compter tout autant. Certains clients peuvent décider de faire des affaires avec un autre s'ils savent qu'un membre d'une entreprise est gai. Les juges et les jurés qui nourrissent des préjugés envers les homosexuels peuvent laisser leurs convictions influencer négativement leur jugement si le demandeur ou l'intimé est représenté par un avocat gai.

Nous connaissons un avocat qui exerce son activité (droit de la famille et divorces) dans une petite ville «progressiste» du sud des États-Unis. Ses collègues savent qu'il est gai, mais le personnel de l'étude n'en sait rien et seuls les clients qui le connaissent personnellement sont au courant de ses préférences sexuelles. Il défend les droits des gais mais sous la bannière de l'Union américaine des libertés civiques (Americain Civil Liberties Union), non pas comme militant gai.

Un autre jeune homme, Carl Z., vient tout juste d'être admis au barreau du Maryland après avoir obtenu un diplôme magna cum laude en faculté de droit où il était le seul militant gai ne craignant pas de s'afficher. Pourtant, Carl se laissa persuader par ses amis de ne pas mettre en péril son admission au barreau en soulevant le débat au moment de son examen. Il croit avoir pactisé avec sa conscience en prenant cette décision, mais il pourra certainement lutter plus efficacement contre le système en en faisant partie que si le barreau avait refusé de l'accueillir dans ses rangs.

Rien ne nous assure cependant que Carl se serait vu refuser l'entrée au barreau. En 1973, la cour d'appel de l'État de New York ordonnait qu'un homosexuel avoué soit admis au barreau, et depuis, le fait d'être homosexuel n'a jamais été une cause d'exclusion, bien que peu d'avocats souhaitent se jeter dans de longs et coûteux litiges pour que les portes de la carrière s'ouvrent aux gais. La liste des villes où l'on trouve des associations d'avocats gais donne une idée des localités où on ne risque rien à vouloir exercer la profession: Los Angeles, San Francisco (2), Morristown, New Jersey (2), Chicago (2, incluant une association d'étudiants gais en droit) et New York. Ces associations comptent un nombre toujours croissant de membres et leur pouvoir politique est de plus en plus grand. Par exemple, George Raya, de San Francisco, cofondateur de l'Association des étudiants gais en droit de l'Université de la Californie (California Gay Law Students Association), fit partie d'une délégation de citoyens gais qui, en 1977, rencontrèrent l'assistante du président, Margaret Costanza, pour l'entretenir des problèmes des Américains gais. Il travaille en collaboration avec le département de la Santé, de l'Éducation et du Bien-être, dans le but d'améliorer la recherche dans ces différents secteurs et de venir en aide aux personnes âgées gaies et aux groupes de citoyens homosexuels.

Le nombre croissant de personnalités politiques gaies qui ont choisi de sortir de l'ombre est encourageant. Elaine Noble, par exemple, qui fut élue à la législature du Massachusetts, est ouvertement gaie. Avec deux autres lesbiennes, elle fut élue membre du Comité pour le statut de la femme mis sur pied par le président Carter. Son intelligence et sa sensibilité de législateur lui valurent d'être reconnue à travers le pays et d'être nommée pour un second mandat. Alan Spear, un professeur d'histoire gai, a longtemps fait partie de la législature du Minnesota. À l'échelle municipale, l'élection de Kathy Kozechenko au conseil municipal de Ann Arbor, Michigan, en 1974, est historique. Quant à Jim Yeadon, il devint en 1977 le premier magistrat ouvertement gai de Madison, au Wisconsin, avec 58 pour 100 des voix.

Au Congrès, le militant gai Gary Aldridge est assistant du sénateur Alan Cranston. L'assistant jouant un rôle stratégique, certaines personnes ont émis des critiques, mais Gary nous dit que les vues libérales du sénateur reçoivent sans doute plus d'appui que d'opposition. Il s'applique avec une douzaine d'autres assistants à former un caucus gai au Congrès. Ils espèrent ainsi créer un climat favorable qui incitera une partie au moins des centaines de gais membres du personnel du Congrès à sortir de l'ombre.

Comme beaucoup d'autres professionnels gais, Gary croit que «l'exemple de gais qui réussissent peut contribuer à changer la perception que l'on a de l'homosexuel en général». Le courrier auquel il répond lui apprend que «les gens sont convaincus qu'il n'existe pas d'enseignants, de policiers ou de pompiers gais. Les hommes de loi craignent de lâcher les écluses à des gens comme ils n'en ont jamais vus» en appuyant l'égalité d'emploi. Gary dit: «Je suis content de l'avoir fait. Maintenant, je dépense mieux mon énergie ailleurs. J'en avais assez de me cacher derrière les arbres quand des caméras de télévision venaient filmer les manifestations gaies. J'ai une vie plus équilibrée maintenant, une personnalité plus harmonieuse. Je peux faire un meilleur travail, car je suis plus heureux et plus sûr de moi.»

L'électorat gai est encore une ressource inutilisée, surtout en raison d'un manque de leadership. Son impact est en général plus grand lors d'élections municipales locales, car comme toute autre minorité, les gais ont tendance à se regrouper dans des quartiers. Là où existe une communauté gaie organisée, les hommes politiques sont très conscients de son potentiel. Par exemple, en 1970, c'est l'électorat gai qui fit pencher la balance lors d'une élection du Conseil municipal de New York. Aucun démocrate n'avait été élu par les riches résidents de l'Upper East Side, soit la 66e circonscription, depuis cinquante-six ans, mais guidés par leurs leaders les plus politisés, les gais ont fait élire le démocrate Antonio Olivieri avec une majorité de cinq cents voix, en reconnaissance de son appui au mouvement de libération gai qui s'amorçait.

Plus récemment, Ed Koch, de New York, qui promulgua la Charte des droits civiques des gais quand il était membre du Congrès en 1977, fut largement encouragé par les gais de New York dans sa course à la mairie. Sur la côte Ouest, le maire Wes Uhlman de Seattle reçut l'appui dont il avait besoin de la part du Groupe Dorian (Dorian Group), un mouvement puissant du monde des affaires, ainsi que de la communauté homophile en général pour s'être prononcé en faveur des droits des homosexuels.

Certains de nos syndicats, dont on dit qu'ils sont les bastions d'un conservatisme rigoureux, commencent à comprendre. L'Association des employés et techniciens de la radio (local 16) (National Association of Broadcast Employees and Technicians [NABET]) reçut un fonds de grève de l'Alliance activiste gaie de New York (New York Gay Activist Alliance [GAA]) pour avoir adhéré, en 1977, à un rassemblement de la GAA aux Nations Unies. À San Francisco, certaines sections locales du syndicat des routiers ont collaboré avec des groupes militants gais. Cela paraît incongru? Des interviews révèlent que beaucoup de couples homosexuels travaillent en équipe comme conducteurs de poids lourds sur de longs trajets, car ils apprécient l'intimité et l'indépendance que ce travail leur procure.

Une carrière dans les services gouvernementaux assure la sécurité d'emploi, à quelques exceptions près. Il est pratiquement impossible pour un homosexuel de survivre hors de l'ombre s'il s'engage dans la carrière militaire, bien que l'on applique (plus ou moins) les règlements et que certains changements pointent à l'horizon. Les agences telles que la CIA, le FBI et l'Administration de la sécurité nationale (National Security Administration) sont méfiants à l'égard des homosexuels; en effet, une croyance tenace veut qu'on ne puisse confier de missions secrètes aux gais, car ils sont instables et ils doivent préserver les zones cachées de leur vie privée. Toutes les carrières liées aux affaires extérieures sont aussi problématiques, bien que le département des Affaires étrangères ait accepté de se conformer au décret antidiscriminatoire du District de Columbia.

Toutefois, dans tout organisme où l'embauche est régie par les règles de la fonction publique (ce qui n'est pas le cas des agences dont nous parlions précédemment), les gais peuvent officiellement sortir de l'ombre. C'est un changement relativement récent et très encourageant dans l'histoire des droits civiques des gais. Une série de poursuites en justice ont incité la Commission de la fonction publique à modifier ses règlements d'embauche en 1975. Les homosexuels ne peuvent maintenant être congédiés que s'il est possible de prouver que leurs habitudes sexuelles affectent leur aptitude au travail. Toute mise à pied basée sur des accusations dénuées de fondement, selon lesquelles l'employé était une gêne pour l'administration fédérale, n'est plus une cause suffisante de discrimination dans l'embauche et l'avancement. Les agences dont les politiques d'embauche ne sont pas régies par la fonction publique en font autant, l'une à la suite de l'autre. Par exemple, en 1977 le «Job Corps» et l'Agence pour le développement international (Agency for International Development) abolirent le règlement qui leur interdisait d'engager des homosexuels.

Cela ne signifie pas que tous les employés gais du gouvernement ont estimé pouvoir sortir de l'ombre en même temps. Ils doivent aussi tenir compte de plusieurs facteurs personnels. Qu'arrive-t-il si vous vous révélez homosexuel au travail et que votre patron, justement, n'aime pas les homosexuels? Nous avons demandé à Cheryl, la Noire dont nous citions les propos au chapitre précédent, de nous dire ce qu'elle en pense.

> Il n'y a qu'à mon travail que ça m'énerve d'être gaie. Je travaille pour le bureau de poste depuis trois ans, et je ne tiens pas à ce qu'on le sache. Je ne sais pas ce qui arriverait, mais ça ne me semble pas être une bonne idée de le dire. Mon surveillant, par exemple, c'est un type qui flirte tout le temps. Rien de bien grave, juste des regards et des plaisanteries avec les filles, mais s'il est contre toi, il peut te faire de vraies misères. Il ne pourrait pas me congédier à moins de prouver que je ne fais pas bien mon travail, parce que le syndicat est assez fort pour ça, mais il pourrait changer mes heures de travail ou bien me donner le travail le plus salissant avec l'équipement le plus vieux et dans le plus mauvais état, et il me rendrait la vie impossible. Si on le traite bien, il nous traite bien, mais si, par exemple, je lui disais: «Va chier, Harvey», il m'expédierait dans l'arrière-boutique et je pourrais faire à tout jamais mon deuil des pauses café. Il n'aimerait pas apprendre que je suis gaie. Ça l'énerverait. Alors je ne dis rien.

Jay Armstrong travaille aussi pour la poste. Il a trente-sept ans, il est grand, beau, d'un abord amène mais sûr de lui. Jay milite au sein de son groupe gai local, et il est à l'aise avec nous quand nous venons lui porter notre courrier. Mais il dit ceci à propos d'un collègue plus jeune qui est facteur: «Je sais qu'il se cache encore. Il a toujours l'air d'avoir peur.» C'est là le nœud de l'histoire. Les gens ont *vraiment* peur. Peur que leurs parents l'apprennent, que leurs collègues se moquent d'eux ou s'en détournent, ou bien qu'un beau soir un type qui a trop bu leur tape dessus. Mais pour le gai qui n'a pas peur de le dire, la fonction publique est un bon choix.

Le sergent Léonard Matlovich, de l'armée de l'air, estimait que le fait d'être secrètement gai quand on est militaire est un rôle difficile et douloureux. À trente-deux ans, il avait douze ans de service dont trois séjours au Viêt-nam, et il avait reçu deux décorations militaires, la «Bronze Star» et le «Purple Heart». Bien qu'il ait su dès l'âge de douze ans qu'il était attiré par les hommes, Matlovich déclare avoir été persuadé jusqu'à trente ans que personne d'autre au monde n'était comme lui. C'est dans un bar gai de Floride qu'il finit par apprendre qu'il n'était pas seul, puis il lutta avec cette notion pendant les deux ans qui suivirent. «Je donnais un cours de relations humaines, dit-il, dans lequel je disais aux soldats d'agir selon leurs convictions. Il fallait que j'obéisse moi-même à ce principe. Ma conscience commençait à me torturer.»

Le sergent Matlovich fut réformé dare-dare, après avoir avoué son homosexualité dans une lettre adressée à un officier supérieur. Il comprit alors que s'il avait choisi d'être discret et de rencontrer des hommes à l'extérieur de la base comme d'autres le faisaient, il aurait pu avoir une carrière militaire dépourvue d'ennuis. Quand nous lui avons demandé de comparer le degré de tolérance dont jouissent les homosexuels dans les différents services militaires, il nous dit que la marine l'emporte sur tous les autres, sans doute à cause d'une longue tradition homosexuelle: on gardait à bord de jeunes garçons pour le sexe — les domestiques pour le commandant et les mousses pour l'équipage. L'aviation semble particulièrement homophobe, puisque ses règlements permettent de réformer quiconque a un comportement douteux. Un de ses amis fut réformé en raison de «ses tendances homosexuelles et de sa fréquentation de Léonard Matlovich».

On constate cependant une clémence accrue à tous les niveaux et dans tous les services militaires. Les supérieurs disent à leurs hommes de ne pas tenir compte des règlements tout en demeurant prudents. Des militaires de tous rangs sont homosexuels. Ils gardent leur vie privée à l'écart de leur vie professionnelle, comme tout soldat responsable doit le faire. Matlovich connaît même un général dont l'amant partage son domaine de Georgetown.

Les militaires font actuellement l'objet de pressions en raison de l'inconstitutionnalité de certaines restrictions touchant les comportements sexuels. Matlovich lui-même poursuit les forces de l'air en justice et il ira jusqu'en Cour suprême s'il le juge nécessaire. La cour d'appel des États-Unis (circonscription de la Californie du Nord) a déterminé que la «politique voulant que la Marine réforme les homosexuels sans tenir compte de tous les aspects se rapportant à leur aptitude à servir... hors de toute politique d'exclusion obligatoire... viole la clause des procédures du cinquième amendement». Le vétéran Charles Brydon, de Seattle, a rencontré des membres du bureau du président Carter et du département de la Défense nationale pour demander qu'on redonne leur grade aux quelque soixante-quinze mille réformés depuis la Deuxième Guerre mondiale.

La proportion d'homosexuels et de bisexuels dans les forces armées correspond en gros à celle des mêmes groupes dans la société américaine en général. Le stress et les missions de combat où l'on retrouve peu de femmes suscitent naturellement chez les hommes des comportements homosexuels, pour la raison que c'est le seul exutoire de leurs émotions et de la détente sexuelle. Ce sont des phénomènes inévitables mais temporaires, vite «oubliés» dès que la vie normale reprend son cours. Le nombre de lesbiennes est cependant plus élevé dans les forces armées, comme en athlétisme, pour des raisons évidentes. Les lesbiennes optent pour la vie militaire parce qu'elles savent trouver là des femmes comme elles, et parce qu'elles n'ont pas besoin d'hommes dans leur vie. La plupart des femmes militaires que nous connaissons disent n'être au courant d'aucun cas de discrimination en dépit de circonstances assez contraignantes. Elles tentent en général d'avoir des rencontres amoureuses en dehors de la base, mais une femme a aussi parlé d'aventures sexuelles «dans les cuisines et sous les lits», partout où il est possible de trouver un peu d'intimité.

Le mieux est encore d'obéir au règlement interdisant le sexe pendant le devoir, et s'assurer de toujours se conduire convenablement. Comme nous le rappelle le cas Matlovich, la défense nationale n'est pas un jeu. Depuis que sur les formulaires d'inscription le postulant n'est plus tenu de spécifier s'il est oui ou non homosexuel, il n'est pas nécessaire d'en parler.

Dans certaines carrières relativement récentes, les gais n'ont jamais souffert de discrimination. L'informatique, par exemple, au dire de nombreux gais, est un domaine où ils peuvent se sentir à l'aise. Bien entendu, dès qu'ils l'apprennent, les homosexuels sont portés à opter pour un tel champ d'activités. Dans les professions moins structurées, où ce que l'on fait est plus important que les contacts, il est moins nécessaire de se conformer à des principes et plus facile de rencontrer des collègues compatibles. Quelques domaines sont dominés par les homosexuels, notamment la coiffure et la décoration intérieure. On s'attend à rencontrer là des homosexuels, fait qui peut être embarrassant pour les non-gais qui œuvrent dans ce secteur. L'homme moins combatif trouvera une atmosphère sereine dans des domaines plus féminins, il pourra par exemple devenir secrétaire ou infirmier.

Quand on parle de non-conformisme, deux autres professions sautent aux yeux: les sports et les arts. Les deux exigent des dispositions naturelles et un grand souci d'excellence, mais là s'arrête la comparaison. Les Américains aiment croire que les artistes sont des êtres bizarres, et de vieux préjugés soutiennent que la créativité esthétique n'est pas virile. Ce n'est pas davantage jugé féminin, et c'est pourquoi les femmes ont toujours répugné à viser les sommets dans les arts plastiques, la littérature ou la musique.

Si l'on dressait la liste des peintres homosexuels célèbres, des poètes, des sculpteurs, des acteurs, des compositeurs et des dramaturges, on remplirait des pages entières: Haendel, Proust, Caravaggio, E.M. Forster, Tennessee Williams, Langston Hughes, Somerset Maugham, Montgomery Clift, Oscar Wilde, Gertrude Stein font partie de ceux-là. Toutefois, la question de savoir si être gai vous donne du talent reste à débattre. Selon certains, rechercher la liberté d'être soi-même nourrit la liberté d'expression. Pour d'autres, le malheur associé à la vie marginale de l'homosexuel peut susciter une énergie créatrice qui compense les frustrations subies par ailleurs. Qu'il y ait ou non corrélation entre les deux, il est évident que les homosexuels ont donné plus que leur part à la culture occidentale.

La question ne se pose pas de la même façon dans le domaine sportif. Les fervents du sport recherchent des idoles «machos». Les préjugés courants veulent qu'un athlète qui afficherait des préférences homosexuelles nuirait à tout jamais à son image. Jusqu'à présent, aucune vedette du sport n'a jugé utile de mettre ainsi sa réputation en péril. Rappelons-nous ce que dut affronter le Dr Richard Raskind quand il décida de poursuivre sa carrière en tennis amateur sous le nom de Renee Richards.

Lorsque le journal gai *The Advocate* voulut publier un reportage sur l'homosexualité dans les sports, les réactions furent immédiates et violentes. Le directeur des relations publiques des Minnesota Twins répondit ainsi au journal *The Advocate* qui souhaitait l'interviewer: «Le genre de vie immoral et lâche des pitoyables inadaptés dont votre journal embrasse la cause n'a sa place nulle part dans l'athlétisme... [et votre désir] d'étendre cette perversion à un domaine absolument viril est... inadmissible.» Pourtant, en 1977, un article du *New York Times* mentionnait que l'Union des athlètes gais (Gay Athletes Union) comptait mille quatre cent cinquante membres, la plupart provenant d'équipes sportives des collèges et universités de six pays différents.

En 1975 le *Washington Star* publia une série d'articles fondés sur les interviews de plus de soixante entraîneurs, directeurs, athlètes et psychologues. Leur conclusion, à laquelle il fallait s'attendre, fut qu'il y a autant de gais et d'hommes bisexuels dans les sports que dans n'importe quel autre domaine, depuis la Ligue nationale de football (NFL) jusqu'en bas, mais que, pour des raisons évidentes, c'est un secret bien gardé. De nombreuses vedettes du sport maintenant à la retraite ont vu leur réputation et leur carrière souffrir quand on sut qu'ils étaient gais. Pour se protéger, les célibataires parlent beaucoup des femmes, et de nombreux bisexuels se cachent derrière une femme et des enfants. Un joueur de football professionnel dit craindre parfois jusqu'à l'insomnie que l'amant qui vient de quitter ses draps ne le trahisse. Un autre déclare que pendant la saison du football il participe à des banquets de la Chambre de commerce des jeunes, à des soirées bénéfices et des banquets scolaires dans la ville de son équipe, escorté par des amies. Puis, de janvier à juin, il déménage ailleurs pour pouvoir se rendre dans des bars gais et rencontrer des hommes sans craindre de perdre le travail qui lui permet de vivre hors saison ou de se faire congédier de l'équipe. «Pour les gens, un joueur de football n'est pas une vraie personne, dit-il avec amertume. C'est un objet. Merde, nous ne sommes pas des objets!»

Le nombre de lesbiennes dans les sports amateurs et professionnels est trois fois plus élevé que dans la population en général. Leur présence dans les sports jure moins avec les stéréotypes, car l'indépendance, la combativité, l'esprit de compétition sont des vertus plus souhaitables sur le court de tennis ou le terrain de golf que dans la cuisine ou dans la pouponnière. En fait, les femmes non gaies qui ont une carrière sportive n'aiment pas être jugées viriles simplement parce qu'elles sont douées pour les sports de compétition, et plusieurs blâment les lesbiennes de susciter cette image peu flatteuse. Les gaies, qui ont l'habitude du rejet, se contentent de réagir aux insultes et aux insinuations en haussant les épaules. Une golfeuse professionnelle déclara un jour aux journalistes: «Si on ne nous accepte pas en tant que personne, qu'on soit gai ou hétéro ou putain ou n'importe quoi, eh bien, ça ne changera rien au fait que je vais continuer à jouer au golf!»

Bon nombre de gais qui vivent encore dans le secret savent qu'en restant dans l'ombre ils contribuent à perpétuer les préjugés contre les homosexuels. S'ils s'affichaient, ils pourraient devenir de ces modèles dont les jeunes ont besoin pour développer leur amour-propre. David Kopay, ex-arrière dans l'équipe des Redskins, dit que sa conscience l'incita à lutter contre l'hypocrisie en acceptant d'accorder une interview au *Washington Star* pour sa série d'articles sur l'homosexualité. Il souhaitait ainsi aider les plus jeunes qui vivent la même expérience et qui n'ont personne à qui parler.

Les gais ont connu beaucoup de commencements ces dernières années, et l'allure du progrès s'accélère constamment! Un journaliste gai de la télévision travaille aujourd'hui pour une station de San Francisco. Il a pour tâche principale de couvrir objectivement les événements de la communauté gaie de cette ville totalisant cent mille individus. Comme le signale Randy Shilts: «Voir un homosexuel avoué occuper un poste responsable comme celui de journaliste peut aider les jeunes gais à mieux s'assumer.»

Il arrive souvent que ce soit la frustration liée à une discrimination qui pousse quelqu'un œuvrant dans un domaine traditionnellement hétérosexuel à se déclarer homosexuel. Guy Hunt, par exemple, a piloté des avions de la Northwest Airlines pendant sept ans avant d'être congédié, sous prétexte d'avoir refusé de subir un examen médical. Puisque la question des «examens médicaux imprévus» avait entamé une controverse entre l'Association des pilotes de ligne (Airline Pilots Association) et la direction de la compagnie aérienne, l'association appuya le grief de Hunt qui disait avoir été congédié en raison de son orientation homosexuelle. Un comité d'arbitrage a entendu la cause, mais au moment d'aller sous presse, il n'avait pas encore rendu son jugement. Étant donné que Hunt fut congédié à Minneapolis, municipalité qui possède une charte des droits civiques des gais, une plainte fut également déposée auprès de la Commission municipale des droits de la personne. À la suite de son congédiement, Hunt et sept autres pilotes ont créé une Association des pilotes de ligne gais (Gay Airline Pilots' Association).

Il est utile de faire connaître la volonté des gais de lutter contre la discrimination au travail. Aucune corporation, aucune industrie ne souhaite créer des martyrs: c'est mauvais pour les affaires. Les directeurs d'entreprise sont souvent pris de court quand un employé congédié refuse de s'écraser dans la défaite et la honte. Comme le souligne le militant pour les droits civiques des gais Frank Kameny, de Washington, D.C.: «Ils ne s'attendent pas à ce que vous vous défendiez.» De temps à autre, un individu courageux décidera que préserver sa dignité est plus important que garder son emploi.

Bob M., depuis neuf ans à l'emploi d'une compagnie de gaz et d'électricité, dit être une «personne joviale». Il a une allure très virile, une voix grave et des manières avenantes. Il participe activement à la vie gaie de sa communauté mais il refuse de laisser sa vie privée influencer sa performance au travail.

Bob s'entendit un jour dire par son patron qu'il avait été «placé dans la mauvaise catégorie d'emploi», c'est-à-dire dans l'installation et la réparation d'appareils ménagers. Il rentra chez lui muni de sa paie de départ, mais pas pour longtemps. Pendant cinq mois, il menaça deux vice-présidents de la compagnie d'une action en justice en vertu de la Commission fédérale sur l'égalité d'emploi (Federal Equal Opportunity Commission). Finalement, lassés de l'esquiver, ils le réengagèrent. Apparemment, la compagnie avait déjà reçu des ordonnances de discrimination positive concernant des femmes et des Noirs.

Bob travaille maintenant pour un salaire inférieur dans les bureaux de la compagnie, pour éviter d'offusquer le client qui aurait pu l'entrevoir lors du reportage télévisé d'un rassemblement gai auquel il aurait participé. Ainsi, le client n'a pas à le recevoir chez lui pour installer sa cuisinière. Il a récupéré ses avantages sociaux, et ses collègues gardent maintenant pour eux leurs plaisanteries discriminatoires et leurs histoires de pédés. Comme il le dit lui-même: «Ils m'acceptent tel que je suis et tout le monde s'entend bien. Ils ont été prévenus: si vous m'acculez au mur, je saurai bien me défendre.» Bob porte ses T-shirts des droits civiques des gais quand il joue aux quilles avec son équipe mixte, et tout va bien. Il a déjà été président de la ligue de quilles. «Ça leur est égal que je sois gai. Ce qu'ils veulent, c'est que je joue bien aux quilles.»

Le progrès fait dans le domaine de l'égalité d'emploi pour les gais est dû en grande partie à des jugements de la Cour fédérale. Les chambres législatives des différents États ont été plus lentes à susciter des changements. Au moment où nous rédigeons ce livre, aucun État n'a inclus les homosexuels dans sa charte des droits de la personne, sauf la Pennsylvanie qui n'exige l'égalité que dans les postes gouvernementaux. Environ quarante juridictions ont décrété des lois antidiscriminatoires. Le chapitre 34 des Lois du District de Columbia est le plus sévère, puisqu'il prévoit une protection dans les domaines de l'habitation, du travail et de l'hébergement. Parmi les autres villes ayant des lois progressistes dans ces domaines on trouve East Lansing, Detroit et Ann Arbor dans le Michigan; Berkeley, Palo Alto et San Jose en Californie; Marshall dans le Minnesota; Portland et Seattle sur la côte nord-ouest du Pacifique; Urbana et Bloomington dans l'Indiana; Tucson, en Arizona et Toronto, en Ontario. Toutefois, plusieurs villes ont récemment abrogé ces lois, notamment St-Paul, Wichita et Eugene.

Plusieurs grandes et petites villes interdisent toute discrimination dans les postes municipaux: entre autres, New York, San Francisco, Atlanta, Los Angeles, Boston, Chapel Hill en Caroline du Nord, Ithaca dans l'État de New York, Ottawa en Ontario, Amherst au Massachusetts et Pullman, Washington. Certains comtés ont aussi une charte des droits civiques des gais: Howard dans le Maryland, Hennepin au Minnesota, et Santa Cruz en Californie.

En fait, être un homosexuel actif est illégal dans plus de la moitié des États-Unis. Les lois actuelles contre la sodomie —

habituellement définie comme un acte sexuel contre nature, en particulier le coït anal — sont rarement appliquées de nos jours contre des couples hétérosexuels, alors qu'elles sont souvent invoquées pour traduire des gais en justice. Leur existence même nourrit les préjugés courants concernant la perversion des gais et empêche l'adoption de projets de loi progressistes dans le domaine des droits civiques. Au moment où nous rédigeons cet ouvrage, dix-neuf États seulement ont abrogé les lois sur la sodomie qui figuraient naguère dans le code civil de chaque État. Mais depuis que la Cour suprême a récemment refusé d'entendre une cause qui mettait en question la constitutionnalité de cette loi en Virginie, nul doute qu'il faudra du temps pour que les États les plus conservateurs ou les plus religieux renoncent au droit de dicter la morale sexuelle.

Les États qui ont abrogé les lois sur la sodomie avant la rédaction du présent ouvrage sont la Californie, le Colorado, le Connecticut, le Delaware, Hawaï, l'Illinois, l'Indiana, l'Iowa, le Maine, le Nebraska, le New Hampshire, le Nouveau-Mexique, le Dakota du Nord, l'Ohio, l'Oregon, le Dakota du Sud, Washington, la Virginie de l'Ouest et le Wyoming.

La plupart de ces lois ont été abrogées dans les années soixante-dix. Cette décennie a en effet vu de grands progrès dans le domaine de l'égalité gaie et promettait des progrès plus vaste encore. Sur la scène politique nationale, un projet de loi pour les droits civiques des gais fut soutenu de façon constante, et en 1977, trente-neuf membres de la Chambre des représentants s'en portèrent garants. Le président Carter se dit soucieux des droits de ses électeurs gais. Il déclara: «Je m'oppose à la discrimination sur la base de l'orientation sexuelle. En ma qualité de président, je puis vous assurer que toutes les politiques fédérales refléteront cet engagement.» Des représentants de l'Administration furent incités à collaborer avec les mouvements gais, en particulier le Groupe spécial national des gais (National Gay Task Force) ayant son siège social à New York. À Washington, les membres du Lobby national sur les droits des gais (National Gay Rights Lobby) s'emploient, au Congrès et dans différents organismes gouvernementaux, à renseigner les fonctionnaires et les membres du Congrès sur les besoins d'un électorat, pour une large part invisible, composé de vingt millions de personnes.

Par exemple, des représentations sont faites auprès de la Commission fédérale des communications (Federal Communications Commission) pour que des gais soient ajoutés à la liste des groupes minoritaires ou de pression que l'on consulte habituellement lors des renouvellements de permis de diffuseurs accordés aux stations de radio et de télévision. Le bureau de l'Immigration et de la Naturalisation (Immigration and Naturalization Service) a approché des conseillers gais quand il s'est agi de réexaminer les règlements régissant l'émission de visas aux homosexuels avoués. En réponse aux pressions du Groupe spécial national des gais, le Service américain de l'impôt (Internal Revenue Service) a cessé de refuser l'exemption de taxe aux groupes gais. Et le département du Logement et du Développement urbain (Department of Housing and Urban Development) envisage de mettre au point des directives pour l'implantation d'un code du logement adéquat pour les propriétaires et les locataires gais.

Dans le monde des affaires, plus de cent sociétés importantes et plusieurs petites avaient, à la fin de 1978, promulgué des politiques non discriminatoires d'embauche et d'avancement. Elles comprennent, entre autres, AT&T, IBM, la Bank of America, Proctor and Gamble, Avon, McDonalds, Honeywell, American Airlines et Eastern Airlines, CBS, ABC et Citicorps. Les communiqués émanant de ces compagnies stipulent que la préférence sexuelle n'affecte pas la compétence au travail et elles ajoutent souvent que le service du personnel a été prévenu de ne pas s'immiscer dans la vie privée des employés.

Dans beaucoup de villes, les gais et leurs supporteurs commencent à se rendre compte que le pouvoir d'achat gai a un poids politique et social énorme. L'argent parle, et les gais contrôlent une bonne partie de l'économie. Par exemple, en 1977 une livraison du magazine *New York* publiait les résultats d'une enquête menée par le magazine pour hommes gais *Blueboy*. Le lecteur moyen de *Blueboy* a entre vingt-cinq et quarante ans, et son revenu annuel oscille entre quinze et vingt-cinq mille dollars. Il a un diplôme d'études secondaires du deuxième cycle et parfois un diplôme universitaire. Il possède plusieurs cartes de crédit, il a une voiture américaine, et il prend des vacances deux ou trois fois par an. Il fume, il boit des alcools de marque, il dépense de cinq cents à mille dollars par année pour ses vêtements, et une somme équivalente pour son téléviseur, son système de son et son équipement de photo. L'enquête révèle que plus de huit cent mille hommes sont des lecteurs assidus de *Blueboy*.

Pourtant, un homosexuel influent sortira moins volontiers de l'ombre que le jeune révolté qui n'a pas grand-chose à perdre à s'afficher. Par exemple, aucun homme d'affaires en vue, et gai, de Wall Street, de Madison Avenue, ou du secteur de la mode de Seventh Avenue à New York n'a jamais avoué son homosexualité, bien qu'il semble que des New-Yorkais gais contrôlent jusqu'à deux *milliards* de dollars.

Les lesbiennes et les gais ont cependant trouvé une façon de faire sentir leur présence sans pour autant risquer leur avenir: en créant des associations professionnelles et commerciales gaies. Ces groupes vont chercher l'appui de gens d'affaires et de professionnels non gais qui souhaitent encourager la clientèle homosexuelle et qui ne craignent pas de déclarer pratiquer des politiques d'embauche et d'avancement non discriminatoires. Le Groupe Dorian de Seattle est un modèle du genre.

Charles Brydon, ex-président du Groupe Dorian et gérant de la branche nord-ouest de la compagnie d'assurances universelle AFIA, nous dit que, trois ans après sa création, la liste d'envois du Groupe Dorian comptait mille deux cents noms. Des citoyens en vue de tout l'État de Washington sont invités à prononcer des causeries lors des déjeuners mensuels du groupe. L'aile politique du groupe a pour tâche de promouvoir les droits de la personne pour tous et, grâce à un programme d'éducation permanente, tout ensemble de personnes souhaitant être mieux informé sur l'homosexualité ou le milieu gai peut recevoir un conférencier parmi ceux que lui propose le groupe. Des associations de ce genre font se rencontrer des groupes et des individus gais et non gais qui tous désirent mettre fin à la discrimination sur le marché du travail. Elles aident aussi les homosexuels qui se cachent encore à manifester leurs droits et leurs intérêts dans une ambiance d'entraide grâce à laquelle ils peuvent graduellement sortir de l'ombre.

Ainsi, même si c'est difficile, même s'ils rencontrent des obstacles, les gais peuvent exercer la profession de leur choix et vivre de plus en plus souvent leur vie comme ils l'entendent.

6
Vivre en couple

Les parents qui aiment leurs enfants leur souhaitent, entre autres choses, de vivre un mariage heureux. Mais pour le parent qui apprend que son enfant est homosexuel, cet espoir, au début, prend des allures de triste plaisanterie. Qu'une relation homosexuelle puisse combler un être autant que le mariage traditionnel semblera improbable à première vue, surtout pour ceux qui ne connaissent de la vie gaie que les clichés qu'on véhicule et les on-dit. À leurs yeux, la vie gaie se compose de solitude, d'une suite de liaisons désastreuses et de longues années de vieillesse malheureuse et solitaire.

Nous sommes particulièrement heureuses de pouvoir vous transmettre de bonnes nouvelles à ce sujet. N'avons-nous pas les mêmes préoccupations? Ne voulons-nous pas que nos fils et nos filles jouissent des richesses affectives qui viennent d'un engagement profond avec une personne dont l'amour compte plus que tout au monde? Les hommes et les femmes gais tombent amoureux et vivent heureux tout comme les couples traditionnels. Quelqu'un se présente qui peut combler les besoins intimes de l'autre: le besoin de présence, de partage, de soutien, le surplus de compréhension et de tendresse qui fait que Johnny ou Jane est la personne la plus importante de la terre. Nombre de ces relations de couple durent la vie entière. D'autres ont leur raison d'être pendant un moment mais ne résistent pas à l'usure du temps, et un an ou cinq ans plus tard, ou même après, chacun aura suivi sa route et le couple se séparera.

La plupart des couples gais que nous avons consultés semblent penser qu'une relation stable, à long terme, est ce qui peut le plus les amener à s'épanouir sur le plan personnel. Ceux qui vivent actuellement en couple — ou qui l'ont déjà fait — estiment que l'expérience les a enrichis. Les parents au fait de la façon de vivre de leur enfant comprennent vite que de partager la vie d'une autre personne est un atout et ils en viennent aisément à approuver la relation et à accepter l'autre personne comme ils accepteraient un conjoint légal.

Nous avons interviewé plusieurs jeunes couples, et d'autres moins jeunes, sur ce qu'ils pensaient de l'engagement entre deux êtres, de la fidélité, et de leurs projets d'avenir. Nous leur avons aussi demandé quels besoins personnels étaient comblés au sein d'une vie de couple et pourquoi ils considéraient que d'être loyal envers une seule personne était plus enrichissant que d'en fréquenter plusieurs.

Ce qui a le plus souvent été exprimé au cours de ces entrevues est le besoin de cette stabilité personnelle associée au fait que l'on n'entre pas le soir dans une maison vide. Cela est particulièrement important pour les jeunes. Ayant de l'énergie à revendre et peu de responsabilités financières, trouvant contraignante la vie familiale, ils sont tentés de sortir tous les soirs, de tout essayer, de «s'éclater». C'est ce que signala immédiatement Carole, maintenant âgée de vingt ans et qui vit depuis un an avec Bobbie:

> Elle m'a tirée d'un tas de trucs pas bien où je m'étais enfoncée. Mon père venait de mourir, ma mère est handicapée, ma sœur a sa propre famille. Je travaillais au Block (un quartier de boîtes de nuit et de prostitution), et je passais tous mes après-midi dans un bar. Je n'avais nulle part où aller pour être avec des gens. Je ne voulais pas être seule.
>
> Ma mère était très contente quand j'ai emménagé ici. Elle voyait bien que c'était pour le mieux. Elle aime beaucoup Bob-

bie. Elle l'a même présentée à l'église aux membres de sa paroisse comme sa fille adoptive.

La famille de Bobbie a mis plus de temps à se faire à la situation. La tante de Bobbie — qui la prit en charge quand elle avait treize ans — s'est méfiée de Carole au début. Depuis quelques mois, cependant, l'amour profond qui unit Bobbie et Carole la rassure. Bobbie raconte: «Auparavant, elle disait: "Tu aimes Carole plus que moi!" Mais quand arriva Noël, elle dit: "Quand viendrez-vous, Carole et toi? Voulez-vous chacune un cadeau ou un cadeau commun pour la maison?"»

Tod, âgé de vingt-cinq ans, étudie le droit dans une localité située à plusieurs centaines de kilomètres de chez lui. Ses parents font souvent des commentaires désobligeants à propos des gais. Jusqu'à présent, Tod a évité de leur dire que Gary, son propriétaire, est aussi son amant. Malheureusement — ou peut-être heureusement pour leur tranquillité — ses parents ne peuvent pas savoir comment cette relation a transformé sa vie.

> À l'université, je sortais avec des filles, et j'ai même vécu avec une femme pendant un certain temps, mais j'étais toujours plus à l'aise en compagnie des hommes. Aussi, quand je quittai la maison familiale, je décidai qu'au fond, j'étais gai. Comme je voulais rencontrer d'autres homosexuels, je me mis à fréquenter les bars. Bientôt, j'y passai mes soirées. J'aimais cette-vie là, du moins en apparence. Je prenais des stimulants, je buvais beaucoup, je fumais sans cesse et je passais tout mon temps devant la télé. Les fins de semaine, je me tenais dans les bars de cinq heures à minuit. Je n'ai jamais aimé celui que j'étais alors, mais j'étais encroûté dans mes mauvaises habitudes.

Sa rencontre avec Gary, un professeur d'art au secondaire, fut un «coup de foudre». («Il a cessé de fumer en deux semaines, dit Gary. C'est dire le genre de relation que nous avions!») Tod poursuit:

> Dès le départ, je savais que je voulais une relation stable avec Gary, mais naturellement on ne se fait pas tout de suite ce genre de promesses. Nous avons convenu d'une période d'essai d'un an, un peu comme des fiançailles ou un mariage à l'essai. Pendant ce temps, nous avons cherché à renouveler journellement notre engagement l'un envers l'autre, et nous ne nous sommes pas laissés distraire par notre travail et nos autres activités. Nous arrivons à la fin de l'année et nous sommes pas mal prêts à nous engager sérieusement pour l'avenir.

Ils habitent actuellement la maison que Gary s'était achetée au terme d'un mariage qui avait duré six ans. Ils vivent, disent-ils, comme un «couple traditionnel». Nous leur avons demandé ce qu'ils voulaient dire par là, et voici ce que nous a répondu Gary:

> C'est important pour nous d'avoir un chez-soi qui respire le bien-être, et c'est important d'avoir quelque chose à y faire. Il faut se construire un nid et y vivre. C'est bon de pouvoir rester à la maison le samedi soir pour regarder la télévision, par exemple, ou bricoler, ou étudier comme Tod a fait pour préparer son barreau. S'étourdir dans une vie sociale frénétique n'est pas sain.

Quand nous leur avons demandé comment ils se sentent maintenant, après un an de vie commune, Gary a dit:

> On a plus d'assurance quand on est la moitié d'un couple. Cela donne du poids à notre propre existence. Je suis quant à moi un solitaire à bien des égards. Je suis tout à fait heureux de me trouver seul à la maison à préparer un projet artistique, à lire, à étudier, etc. Mais parce que je suis avec Tod je me sens plus important, plus grand. Quand vous êtes en couple, vous savez que vous comptez aux yeux de l'autre personne. Et vous érigez ensemble une solidarité face aux autres. Vous êtes deux, vous êtes forts pour résister au monde.

Tod ajouta:

> Je suis fier de Gary. J'aime être vu en sa compagnie, j'aime que l'on sache que nous sommes ensemble. Nous sommes gais? Et puis après? Nous ne sommes pas malades! Dans les magasins, par exemple, quand on achète des meubles ou autre chose, je trouve important de montrer aux vendeurs que nous décidons ensemble de ces acquisitions, que nous formons un couple. Je l'aime et je l'admire tellement que j'ai envie de le crier sur les toits.

Pour Gary, le fait d'appartenir à quelqu'un rehausse l'amour-propre. Nous avons demandé à Tim, un écrivain dans la fin de la vingtaine, ce qu'il pensait de cela. Tim a eu quelques liaisons hétérosexuelles et deux relations homosexuelles. Maintenant, il désire vivre le reste de sa vie avec George, administrateur dans un hôpital.

> Regardez: tous les célibataires veulent prendre soin de plantes ou d'animaux. Cela nous donne un sentiment de valeur que d'avoir quelqu'un qui dépende de nous. Nous savons ce que nous valons quand nous avons une bonne influence sur la vie de quelqu'un d'autre. Être responsable d'une autre personne, lui apporter quelque chose, cela nous fait nous sentir utiles. Parfois, il faut apprendre à se percevoir autrement si l'on veut répondre au besoin de l'autre, mais c'est comme ça qu'on évolue.
>
> Par exemple, comme c'est important pour moi d'être autonome financièrement et affectivement, je n'étais pas très heureux au début de me laisser aller à compter sur George. Il aime faire le ménage et la cuisine, il s'occupe très bien de moi. J'ai appris que George a besoin de sentir que j'ai besoin de lui, et je m'efforce d'accepter cela.

Qui assume quel rôle dans une relation de couple est une question qui ne préoccupe pas les jeunes que nous connaissons. La répartition des tâches domestiques s'effectue spontanément, selon le tempérament et les préférences de chacun. Chez les homosexuels plus âgés, cependant, et encore aujourd'hui dans les milieux conservateurs où chacun est confiné à son rôle, la règle selon laquelle un des deux membres du couple doit être fort, actif et «butch», tandis que l'autre se doit d'être la «femme» passive et accommodante, a encore cours. Nous avons demandé à Pat T., rencontrée un soir dans un bar de femmes du milieu ouvrier, ce qu'elle pensait de ces rôles préassignés. Pat a trente et un ans. «À l'époque où j'ai décidé de ne plus me cacher, dit-elle, nous imitions ce que nous avions connu à la maison. L'une des deux faisait la vaisselle. C'était comme ça pour tout. La nouvelle génération a découvert que si les femmes sont libres, elles peuvent faire ce qu'elles veulent, et il n'y a pas de stéréotypes. Mais moi, je suis satisfaite de mon rôle «butch». Je sais que c'est inutile, mais quand je rencontre un couple, je me demande toujours laquelle est «butch» et laquelle est femme. Je suis conditionnée, c'est clair.»

Bobbie et Carole, qui sont de la nouvelle génération, avaient l'habitude de fréquenter un bar similaire. Bobbie exprime ici son amusement devant les attitudes stéréotypées des habituées plus âgées du bar.

> Nous nous assoyions à une extrémité du bar, et les plus vieilles, groupées à l'autre bout, nous observaient en se demandant laquelle était laquelle. Elles nous appelaient les «ni l'une ni l'autre» et disaient que nous étions des jeunes un peu mêlées qui ne savaient pas encore si nous étions «butch» ou femme. Ce type d'association n'est pas pour nous. Il y a des moments où je suis plus forte et des moments où c'est Carole qui domine. Quand on me demande si je suis la femme, je réponds: «Si j'avais voulu un homme, j'aurais trouvé un homme. Je l'aime *parce que* c'est une femme, tout comme moi!»

Nous avons aussi parlé avec Lynne et Sandy, deux femmes dans la trentaine, instruites, qui ne se cachent pas devant leur famille, leurs amis et leurs collègues. Lynne, une musicienne, donne à Sandy la possibilité de faire ses études universitaires.

Elles nous ont dit que dans leur groupe, on estime dépassé de construire sa relation de couple sur les modèles traditionnels homme-femme. Elles voient un lien entre la liberté dont on jouit en société et la liberté d'être soi-même en privé. Le secret, comme dit Lynne, est générateur de culpabilité, et héberger secrètement une attitude négative crée des tensions qui se répercutent sur la vie domestique.

Lynne et Sandy cherchent à développer tant leur nature masculine que leur nature féminine, mais cela ne leur évite pas quelques petits ennuis d'ordre pratique.

> Lorsque deux hommes ou deux femmes vivent ensemble, chacun contribue au couple par des talents spécifiques. Il peut y avoir des zones grises. Par exemple, il se pourrait qu'aucun des deux ne sache coudre ou réparer un toit. Nous essayons de tout faire nous-mêmes dans la maison, mais il arrive que nous nous sentions paralysées quand quelque chose ne va pas. Le mythe du «je ne sais pas faire ça» est difficile à surmonter. Nous avons besoin l'une de l'autre et nous avons besoin d'un livre qui nous dise quoi faire.
>
> C'est fascinant de se découvrir des compétences. Nous avons récemment construit un cabanon d'entreposage, et il est très solide. On peut même sauter à pieds joints sur le toit. Les voisins ne savent pas toujours très bien comment nous prendre, mais les maris nous offrent parfois leur aide quand ils voient que nous sommes mal prises. On voit bien qu'ils admirent notre indépendance même s'ils ne tiennent pas à ce que leur femme s'y essaie.
>
> Des tas de choses drôles peuvent se produire quand deux femmes vivent ensemble en assumant tour à tour des rôles différents. Une de nos amies a reçu pour Noël un flacon de Shalimar, des petites culottes noires en dentelle et une scie sauteuse. Pourquoi ne serait-ce pas possible pour une femme d'être à la fois bricoleuse et parfumée?

Pour ces gens, se dégager des modèles hétérosexuels ne signifie cependant pas qu'ils prônent la liberté sexuelle dans le couple. Les jeunes sont étonnamment idéalistes, et ils manifestent un grand respect tant pour leur sexualité que pour celle d'autrui. Ils sont convaincus que la sexualité est au service du couple, et non pas l'inverse. La question de la fidélité est souvent abordée, et on lui est en général plus que favorable, ne serait-ce que pour des raisons pratiques. La plupart des gais ont pu se rendre compte à loisir, personnellement ou non, combien il est difficile de conserver intacte sa loyauté affective quand la loyauté sexuelle est compartimentée.

Une séance récente de la Coalition des femmes gaies de Columbia (Coalition of Gay Sisters), dans le Maryland, fut consacrée à une discussion sur la monogamie et la fidélité dans les relations entre femmes. Le consensus semblait être le suivant: «Il y a sans doute des couples qui s'accommodent d'avoir des aventures, mais personnellement, je ne le supporterais pas.» Une femme racontait ce qui suit:

> Je ne sais trop comment ça fonctionne. Sans doute, quand on est jeune, on n'est pas assez mûr pour combattre la jalousie que l'on ressent quand d'autres personnes partagent la vie de notre compagne. Ou sans doute est-ce le contraire. Il faut être très mûr pour construire une relation monogame et la faire durer. Il faut apprendre à avoir confiance en l'autre et la laisser vivre sa vie. On étouffe à vouloir être tout pour l'autre personne. On ne peut pas évoluer comme ça.

Florence a soixante-trois ans et elle est aveugle. Elle tira l'exemple qui suit de sa propre vie. Après le décès de sa première compagne — avec qui elle avait vécu vingt ans — elle fit la connaissance de Jeanne. Jeanne n'a pas encore quarante ans et c'est à la suite d'un mariage malheureux qu'elle entra dans la vie de Florence.

> Jeanne adore sa motocyclette, mais jamais vous ne me verrez sur cet engin! Je suis contente qu'elle ait des amies avec lesquelles rouler — j'aime bien savoir qu'elle s'amuse. Si je lui demandais de renoncer à la moto, ou si je m'inquiétais cons-

tamment de savoir ce qu'elle fabrique, je serais très malheureuse. Et je la rendrais malheureuse aussi!

Lynne et Sandy nous disent qu'elles essaient de ne pas se laisser inquiéter par ces questions-là. Sandy raconte:

> Lynne est appelée à voyager beaucoup avec l'orchestre symphonique. Je n'ai pas peur qu'il arrive quoi que ce soit, mais, si cela arrivait? Nous pourrions sans doute affronter la situation. Pour moi, ce serait important de m'assurer qu'il n'y a pas entre nous de problèmes en suspens. Si quelque chose tournait mal, cela pourrait vouloir dire que nous devrions redéfinir notre relation. Quoi qu'il en soit, nous essaierions d'en discuter rationnellement.
>
> Sans doute le sexe n'est-il pas si important là-dedans. Je sais que je serais extrêmement blessée si elle discutait avec une autre des choses dont nous discutons ensemble. Je parlais un jour de fidélité avec un homosexuel, et il me dit ceci, à propos de son amant: «Il peut bien faire ce qu'il veut avec qui il veut, du moment qu'il ne l'embrasse pas.» J'imagine que certains hommes peuvent accepter ça, mais je ne connais aucune femme qui soit capable d'une relation sexuelle dépourvue d'affection et de tendresse.

Carole et Bobbie, qui sont plus jeunes et fréquentent bon nombre de femmes seules, prennent la fidélité très au sérieux. Comme le dit Bobbie, «si l'une de nous voyait une autre femme, cela nous séparerait». Et Carole ajoute: «Je suis très vieux jeu. Je crois à la monogamie et au "jusqu'à ce que la mort nous sépare". Il y a une différence entre baiser et faire l'amour. Baiser, c'est sauter d'un lit à l'autre. Faire l'amour, c'est exprimer ses émotions.»

Aucune des deux n'a eu envie d'aller voir ailleurs depuis qu'elles sont ensemble, et toutes deux sont d'accord pour dire qu'elles ne céderaient pas facilement si une rivale se présentait. «Je me battrais pour sauver mon couple.» Voilà ce qu'elles disent. «Nous voulons vieillir ensemble. Cela me paraît assez important pour que nous y consacrions des efforts.»

Il n'y a pas que les femmes qui considèrent que la monogamie est importante dans un couple. Tim et George l'approuvent à cent pour cent, mais ils disent que si l'un des deux avait une faiblesse, ils en discuteraient. Et Tim ajoute: «Quand on vit ensemble, cela me paraît essentiel.» Pour George, qui a grandi dans un milieu religieusement très strict, que le sexe soit limité au contexte d'une relation privilégiée est essentiel à la notion de dignité. Quand son mariage prit fin, surtout pour des raisons d'incompatibilité sexuelle, et qu'il se mit à fréquenter les milieux homosexuels, il fut d'abord convaincu que «pour faire partie du milieu gai, il faut être efféminé et mener une vie dissolue». George fut soulagé de rencontrer Tim, qui était gai tout en se respectant lui-même. Leur amour est construit sur l'estime et sur l'admiration qu'ils ressentent l'un envers l'autre, et cela contribue à augmenter l'attirance physique qu'ils éprouvent. Chacun est très fier de ses réalisations professionnelles, et chacun admire l'autre de savoir se consacrer à un travail bien fait. L'amour et la délicatesse sont pour eux des valeurs importantes. Comme le dit Tim: «J'ai vu combien George est merveilleux avec ses enfants. Voir son amant vivre avec d'autres une relation affective importante et non concurrentielle est essentiel. Chacun de nous apprécie l'autre en tant qu'être humain. Je n'allais certainement pas laisser quelqu'un comme lui m'échapper.»

Contrairement à beaucoup de couples gais qui ne croient pas utile de régulariser leur union par une cérémonie publique, Tim et George comptent se marier. Ils veulent que leurs amis, et surtout leurs familles, soient témoins d'un échange de vœux qui, disent-ils, renforcera leur engagement. Comme ils ne font partie d'aucun groupe religieux spécifique, leur union ne sera pas sanctionnée par une institution quelconque. Quant à Bobbie et Carole, puisqu'elles estimaient important de faire bénir leur couple, le rituel d'union célébré à l'église métropolitaine communautaire répondit à ce besoin. Bobbie dit: «Aucune de nous deux ne savait s'il existait des mariages gais, mais déjà, au bout de deux semaines et demie de vie commune, je savais que si une telle chose existait, Carole serait celle que je voudrais épouser.» Carole ajouta: «J'étais là, étendue, et je me posais des questions au sujet d'un échange de vœux. C'est à ce moment que Bobbie me demanda si je l'épouserais, advenant qu'une telle chose soit possible. Nous étions si enthousiasmées qu'à deux heures trente du matin nous nous précipitions sur le téléphone pour demander à l'ex-amante de Bobbie si elle avait jamais entendu parler de mariages gais.»

La cérémonie eut lieu il y a neuf mois, en présence de deux témoins. «Nous ne savions pas si nos familles nous prendraient au sérieux, dirent-elles, et, de toute façon, c'était pour nous que nous le faisions, pas pour un tas d'autres gens.»

Nous avons demandé au révérend Stan Harris de l'église métropolitaine communautaire de Baltimore de nous dire en quoi, selon lui, une cérémonie officielle de quelque nature qu'elle soit pouvait accroître la stabilité d'un couple et contribuer à la fidélité. Il répondit simplement que de prononcer des vœux, dans une ambiance recueillie et devant témoins, est l'acte d'une personne possédant de la maturité, un geste qui donne son sens à la relation sexuelle. Selon son expérience, la croyance qu'une relation parfaite est celle où chacun s'adonne à des aventures est un signe d'immaturité:

> Un couple ouvert, c'est bien en théorie, mais dans les faits, ça se termine toujours mal. L'infidélité gruge les fondements de la relation. Il y avait de bonnes raisons à la tradition du mariage monogame. Moïse était un homme intelligent.
>
> Vous entendrez des couples dire: «Si ça devient trop laid, je m'en irai, c'est tout.» Cela signifie sans doute qu'ils n'ont pas la maturité nécessaire pour faire durer leur couple. Essayer, au moins, est déjà une bonne chose. C'est souvent plus facile la deuxième fois. On apprend quelque chose de neuf à chaque fois qu'on fait de vrais efforts pour faire durer une relation.

Le révérend Harris nous dit que dans le questionnaire qu'il donne à remplir aux candidats au rituel d'union, 99 pour 100 des femmes répondent à la question «Quelle vérité voudriez-vous qu'elle vous cache?» par la réponse suivante: «Je ne voudrais pas savoir qu'elle couche avec d'autres femmes.» Des femmes plus âgées nous ont laissé entendre qu'il y a sans doute là-dessous un facteur culturel. On élève les hommes en leur apprenant à repousser l'idée d'être «attachés» à une seule femme, alors qu'on enseigne aux filles que la fidélité dans une relation est une valeur importante. Si vous êtes une bonne personne, vous vous efforcez de faire durer une relation, même si cela signifie repousser quelqu'un d'intéressant et d'attirant qui vous fait des avances. Le révérend Harris constate que «les hommes se plaignent plus que les femmes de ne pas trouver quelqu'un à aimer». Ils semblent moins sûrs de leur capacité à développer une relation valable, et quand ils en trouvent enfin une, leur reconnaissance est telle qu'ils ne veulent pas la mettre en péril par des aventures.

Gary est de cet avis. Quand nous lui avons demandé de résumer l'idée que Tod et lui se font de la fidélité, voici ce qu'il nous a dit:

> La fidélité est encore plus importante dans les relations gaies que dans les relations hétérosexuelles. Les gais donnent plus de valeur à la loyauté sexuelle parce que rien, dans le milieu gai, ne contribue à renforcer l'idée de fidélité à une seule personne. Les relations entre hommes sont souvent basées sur le sexe. Les hommes sont très facilement «excités» et ils éprouvent une certaine fierté à pouvoir séduire aussi souvent qu'ils le veulent. Cette notion n'est pas la prérogative des gais, bien entendu; c'est aussi fréquent dans les milieux hétérosexuels. C'est la voie de la facilité. C'est si facile pour les gais d'avoir accès au sexe, qu'il leur faut absolument, je pense, placer la fidélité au-dessus.
>
> C'est plus facile pour un couple hétérosexuel de rester ensemble; tant de choses concourent à renforcer la stabilité du couple: les beaux-parents, les parents, les enfants. On le cons-

tate aussi dans les expressions de tous les jours. Dans un couple traditionnel, on peut dire «ma femme», «mon mari». Mais comment, quand on est gai, appelle-t-on son amant, quand on veut parler de lui? Mon ami? Mon colocataire? Mon partenaire? Dans notre langue à nous, le mot *amant* est tabou. Quoi qu'il en soit, c'est tellement plus difficile de réussir pour un couple gai, qu'on ne peut se permettre de prendre des risques qui mettraient en péril notre interdépendance affective.

Outre la fidélité sexuelle, quels sont les facteurs importants pour la stabilité d'un couple homosexuel? Avoir des projets d'avenir communs est important. Nous avons remarqué que de nombreux couples planifient ensemble des placements auxquels ils travailleront de concert. Comme on pouvait s'y attendre, la sécurité financière permettant l'acquisition ou la construction d'une maison de rêve est l'un des principaux objectifs de ces couples.

Carole nous raconta qu'elle avait toujours souhaité avoir une maison bien à elle, et qu'elle savait depuis longtemps à quoi elle ressemblerait quand elle fit la connaissance de Bobbie.

> Un soir que je lui décrivais cette maison comme j'imaginais qu'elle serait, Bobbie s'est levée d'un bond et s'est mise à fouiller dans le tiroir d'un secrétaire. Elle revint avec une pile de dessins. C'étaient les plans de la maison qu'elle voulait se faire construire un jour. La même, exactement, que celle dont je rêvais. Un seul étage, trois chambres, la chambre des maîtres à un bout et le salon/salle à manger à l'autre extrémité!

Ces femmes ont un revenu de classe ouvrière. Bobbie est gérante d'une station-service qu'elle espère pouvoir acheter un jour, et Carole travaille à temps partiel dans une boulangerie. Pour elles, une maison modeste dans un quartier de la classe moyenne est sans doute un objectif réaliste, bien que difficile à atteindre. Quant à Tod et Gary, ils ont tous deux des diplômes universitaires. Ils vivent dans l'agréable maison de

Gary, située dans un quartier résidentiel plutôt bourgeois, mais ils croient que la mère de Gary a raison de prédire qu'il effectuera un autre déménagement important avant de s'installer à demeure. Tod voudrait acquérir un grand terrain à la campagne et superviser la construction d'une maison pour eux deux. En outre, les deux hommes s'intéressent à la rénovation urbaine et ils aimeraient investir dans des propriétés en vue de les louer pour en tirer un revenu supplémentaire, ou pour réaliser un profit en les revendant.

Le plus urgent de tous leurs projets est cependant de permettre à Gary de quitter l'enseignement. La crainte d'être découverts restreint leurs activités, et Tod a du mal à accepter ces contraintes. Ils n'osent pas aller voir un film dans un cinéma situé près de l'école de Gary, par exemple, ou se rendre dans une discothèque du centre où les gais se mêlent aux hétérosexuels. À la foire annuelle de la ville, Gary s'imagine qu'il voit des parents d'élèves dans tous les stands. Ces pressions affectent leur relation de couple, et c'est pourquoi ils espèrent pouvoir bientôt vivre des revenus de plus en plus importants que Tod retire de sa pratique du droit, pour permettre à Gary d'explorer d'autres avenues de carrière. Ils sont d'avis que de travailler ensemble à atteindre ces objectifs assez ambitieux accroîtra leur satisfaction personnelle et, en leur permettant de compter l'un sur l'autre, fera de leur couple une cellule dynamique.

Investir en commun semble avoir été une heureuse décision pour de nombreux couples plus âgés que nous avons connus. Les femmes qui ont pu accumuler un capital découvrent souvent que de gérer à deux une petite entreprise contribue à cimenter leur relation tout en les mettant à l'abri de la discrimination contre les femmes et les gais qui sévit dans le monde du travail. Ralph et Dick constituent un bel exemple de cela parmi les couples d'hommes que nous connaissons bien. Ces deux hommes riches, dans la fin de la quarantaine, vivent ensemble depuis plus de vingt ans. Ils sont actuellement propriétaires d'un luxueux condo au centre-ville et d'un autre appartement à proximité d'une plage célèbre, où ils organisent des réceptions élégantes pour de vieux amis et des relations de travail. Ils ont cependant des intérêts et des goûts très différents, et leur aisance matérielle leur permet une grande indépendance à laquelle d'autres couples ne peuvent tendre. Pour Ralph, le repos, c'est de faire tous les ans une longue croisière en solitaire. Il aime aussi aller danser de temps à autre et passer une soirée dans les bars, tandis que Dick préfère s'évader des contraintes sociales que lui impose son travail en passant autant que possible ses soirées à la maison. Ils sont très attachés l'un à l'autre et ne songent nullement à se quitter. Quand nous leur avons demandé, séparément, quel était le secret de la réussite de leur couple, chacun a répondu: «Nous n'essayons pas de tout faire ensemble, et nous avons nos investissements.»

La plupart des couples sont d'accord pour dire que l'acceptation des parents contribue à la stabilité de la relation. Ralph dit que d'avoir été soutenu par sa famille — socialement en vue — il y de nombreuses années l'a beaucoup aidé à nouer avec Dick des liens dépourvus de tensions et à intégrer sa vie sociale gaie à ses ambitions de carrière. Il est essentiel, pour les jeunes couples dont les parents jouent encore un rôle important, de se savoir appuyés de la sorte. Les jeunes gais ont autant de difficultés que les couples hétérosexuels à affronter les problèmes de loyauté créés par des beaux-parents difficiles. Voici un exemple de cela qui nous vient de Bobbie:

> Au début, avant que ma tante ait appris à accepter Carole, je commençais à m'éloigner de ma famille et je m'en sentais coupable. Ma grand-mère vit dans une maison de retraite, et je ne lui rendais pas visite aussi souvent que je l'aurais souhaité, car je détestais avoir à conduire la voiture toute seule sur une aussi longue distance. Quand j'allais chez ma tante, elle critiquait Carole. Je prenais sa défense, et une dispute s'ensuivait. De retour à la maison, Carole se fâchait avec moi quand j'essayais de lui expliquer l'agressivité de ma tante à son égard. Alors, chez nous aussi c'était la guerre.

> Tout est plus facile pour tout le monde maintenant. La semaine dernière, ma tante a téléphoné pour me dire qu'elle avait vu le reportage d'une célébration gaie à la télé. Elle dit: «Je pensais vous y apercevoir. Tout le monde semblait bien s'amuser.» Et quand ma grand-mère nous rend visite pour les Fêtes, nous nous réunissons toutes chez ma tante. Cela m'évite d'avoir à contenter tout le monde en passant mon temps en allers et retours entre ma famille et Carole.

Pour Gary aussi, le fait que ses parents aient accueilli Tod presque comme un fils contribue à cimenter sa relation avec lui.

> Mes parents incluent Tod dans 99 pour 100 de tout ce qu'ils font pour moi. Ils l'aiment beaucoup. Papa est à la retraite, et il adore bricoler. Alors, Tod lui dit ce qu'il faudrait faire dans la maison. Papa entre chez nous avec sa propre clé pour bricoler quand nous n'y sommes pas, ou bien Tod et lui travaillent ensemble quand mes parents viennent nous rendre visite le dimanche. Pendant ce temps, maman et moi restons dans la cuisine à préparer le repas et à bavarder.
> Récemment nous sommes allés dîner dehors avec des amis de mes parents, puis nous sommes revenus prendre le café ici, chez nous. Tod et moi parlions de nous en disant «nous», comme toujours, et cela n'a choqué personne.
> Les parents de Tod et les miens sont heureux en ménage et, en ce sens, ils nous servent d'exemple. Nos espérons que les parents de Tod sauront nous accepter un jour. Une grande famille nous donnerait un sentiment d'appartenance. Peu de couples gais connaissent cette stabilité, car ils ont tendance à éloigner leurs parents au lieu de s'efforcer de résoudre les problèmes de communication qui existent entre eux.

Tod craint le moment où il devra dire à ses parents qu'il ne rentrera pas à la maison après ses études de droit, mais qu'il fera sa vie avec Gary. Il s'est souvent demandé quelles conséquences entraînerait sa décision.

> Une fois qu'on a avoué son homosexualité, on ne peut pas revenir en arrière. Si cette vérité altérait ma relation avec mes parents, et qu'ensuite, pour une raison ou une autre, je perdais Gary, que me resterait-il? Rien. Je veux tout le gâteau. Mes parents *et* Gary. S'ils le rejettent, et qu'en le rejetant ils me rejettent aussi, cela voudra dire que, pour lui, j'ai abandonné tous ceux que j'aime. C'est une terrible responsabilité pour quiconque.

Tim nourrissait les mêmes craintes au début de sa relation avec George. Dans son cas, ce n'était pas seulement ses parents que George risquait de perdre, mais ses enfants aussi.

> Si on avait privé George de son droit de visite parce qu'il vivait avec moi, je m'en serais senti atrocement responsable. C'est important pour moi qu'il ait des liens solides tant avec ses enfants qu'avec ses parents. S'il devait renoncer à eux pour moi, cela pourrait devenir une source de ressentiment qui risquerait de nous retomber sur le nez un jour.

Heureusement pour tout le monde, les parents de George ont compris qu'il fallait d'abord veiller aux besoins des enfants. Quand le mariage de George s'est brisé, ils ont incité leur bru à visiter les deux hommes afin de s'assurer que d'aller voir leur père et son compagnon ne nuirait pas aux deux fils de George, âgés respectivement de cinq et sept ans. Tim nous raconte comment les choses se sont passées.

> Lorsque Eleanor est venue pour me rencontrer, nous l'avons invitée à dîner au restaurant, car il nous a semblé que ce serait plus facile pour elle que de venir tout de suite à l'appartement. J'ai fait mon possible pour la rassurer. Je lui ai dit que les enfants comptaient aussi pour moi et que j'étais sensible à leurs besoins. Plus tard, quand nous avons offert de lui montrer l'appartement, elle l'a trouvé très agréable. George lui a parlé de notre façon de vivre, il lui a dit que nous vivions tout à fait normalement — pas de parties tous les soirs, pas d'orgies non

plus. Elle décida que les enfants pourraient venir voir leur père.

Entre-temps, George avait parlé à ses parents au téléphone. Il leur avait demandé s'ils avaient des questions, s'ils voulaient en savoir plus sur l'homosexualité, sur notre relation à nous. Comme ils étaient curieux, ils nous ont envoyé des billets d'avion pour que nous allions leur rendre visite dans le Midwest. Nous avons décidé d'amener les enfants avec nous. Eleanor était d'accord.

C'est George qui continue:

Les enfants aimaient Tim et ils le lui manifestaient. Si j'en prenais un sur mes genoux, l'autre voulait s'asseoir sur les genoux de Tim. Ils étaient même plus amicaux et plus loquaces avec lui qu'avec moi. Mes parents semblaient détendus, et ils ont apprécié que Tim s'occupe des enfants pendant que nous parlions. Nous avons vraiment passé un bon moment ensemble.

Le droit de visite des parents gais et, dans bien des cas, le droit des parents gais à élever leurs propres enfants dans un milieu homosexuel a été concédé de plus en plus par la justice depuis quelques années. Les témoignages de gens en place corroborent la sagesse de ces décisions. Par exemple, en 1973, un professeur d'université gai, ne voulant pas perdre contact avec ses trois enfants, a sollicité l'aide du Dr Benjamin Spock, du Dr Judd Marmor et du Dr Wardell Pomeroy, entre autres. Voici la déclaration du Dr Spock:

L'orientation sexuelle d'un parent ne devrait pas influencer la décision concernant le droit de visite et la garde des enfants. Ce qui doit influencer la décision, c'est l'attachement du parent à l'enfant, la sensibilité qu'il met à répondre à ses besoins, l'amour de l'enfant pour le parent et les principes moraux du parent en général.

L'identité sexuelle de chaque individu comporte des aspects hétérosexuels et des aspects homosexuels. Que l'individu se révèle principalement hétérosexuel, comme c'est le cas de la majorité, ou principalement homosexuel, n'affecte en rien ses principes moraux.

Rien ne démontre qu'un parent homosexuel fera de son enfant un homosexuel. La plupart des homosexuels ont été élevés par des couples conventionnels de parents hétérosexuels[15].

Le Dr Judd Marmor, qui devint plus tard président de l'Association américaine de psychiatrie, ajoute ceci:

> Rien ne prouve que des parents principalement hétérosexuels soient plus affectueux ou plus stables, ou qu'ils aident mieux leurs enfants que les femmes et les hommes homosexuels.
>
> Le problème ne vient pas de la relation entre les parents homosexuels et leurs enfants, mais d'une société qui a mal compris et nié la sexualité humaine, en particulier celle d'individus dont l'orientation diffère de celle de la majorité.
>
> Certes, le risque que les enfants soient ridiculisés est bien réel, s'il est su publiquement que leurs parents sont homosexuels. Mais tout enfant de parents appartenant à une minorité, quelle qu'elle soit, pourrait affronter le même problème, si sa famille vit au sein d'une communauté non minoritaire. Notre culture accepte mal les différences, mais c'est la vie. Tout autant que les parents noirs ou juifs sensibles et intelligents, les parents homosexuels peuvent aider leurs enfants à venir à bout du sectarisme[16].

Le Dr Wardell Pomeroy, coauteur des rapports Kinsey de 1948 et 1953, ajoute ceci:

> Empêcher les enfants de voir leurs parents divorcés... leur fait beaucoup plus de tort que de bien.

---

15. Tiré de la trousse d'aide préparée à l'intention des parents par le Groupe spécial national gai (*National Gay Task Force's Gay Parents Support Packet*).
16. *Ibid.*

> Rien ne démontre que les enfants élevés par des parents homosexuels sont plus portés à devenir eux-mêmes homosexuels. Souvent, le parent qui a la garde des enfants cherche à empêcher l'autre parent de les voir, non pas en raison de son homosexualité, mais par vengeance. L'homosexualité devient une arme, un moyen de punition[17].

Partout à travers le pays, mères lesbiennes et pères gais se battent pour obtenir la garde de leurs enfants, et plusieurs d'entre eux gagnent. En général, les lois ne prêtent pas à une interprétation discriminatoire, de sorte que les précédents dépendent de travailleurs sociaux larges d'esprit et de juges éclairés et compatissants. Par exemple, à Portland, dans le Maine, un juge de la Cour supérieure accorda à une femme de trente-cinq ans la garde de ses deux enfants de dix et sept ans, puisque sa vie domestique «semblait pouvoir répondre adéquatement à leurs besoins sociaux, psychologiques, physiques et moraux». À Morristown, dans le New Jersey, le Tribunal de la famille a accordé un droit de visite à une mère homosexuelle, parce que les parents homosexuels «ont les mêmes droits que les parents hétérosexuels». En 1973, un juge de la cour d'appel de l'Oregon a accordé à un père homosexuel la garde de ses deux fils, estimant que «le bien-être des garçons ne souffrirait pas de cette cohabitation».

Bien entendu, la garde des enfants est souvent déterminée hors cour par les parents. Jack Latham a régulièrement eu ses enfants avec lui, et ce même quand son fils était encore un bébé et que sa fille n'avait que quatre ans. Dans un article publié dans *Gay Sunshine*[18], Latham décrit les joies et les frustrations de la paternité pour un homme gai. Il parle aussi de la garde des enfants.

> La façon dont Roberta et moi partageons la garde de nos enfants est le fruit d'un arrangement que nous avons pris en-

---

17. *Ibid.*
18. *Gay Sunshine*, printemps 1975.

semble. Personne n'en a la «tutelle», et tous ont des droits. Je sais que j'ai une chance inouïe. J'espère qu'on n'aura jamais à décider, d'un point de vue juridique, si oui ou non je suis un père compétent, mais j'ai à affronter ce jugement tous les jours dans ma propre maison. Chaque pièce est une sorte de tribunal où mon habileté est mise sur la sellette par de petits êtres dont l'opinion compte par-dessus tout.

Mais je sais aussi que si des problèmes surgissaient, mes chances seraient minces au regard de la loi. J'ai lu et relu les mots de Kenneth Pitchford à propos de son fils, quand il dit que notre société «l'arrachera à ma double contamination/de père maternel qui lui aura transmis sa maladie/... l'enfant atteint montrant déjà tous les symptômes de sa damnation/en étant plein d'imagination, de curiosité, de vie et de beauté.»

Nous avons demandé à Charlie et à Terry, qui vivent dans le sud de la Californie avec les deux jeunes enfants de Charlie, quelles circonstances avaient présidé à cet arrangement. Charlie dit qu'il n'avait pas vu les enfants depuis qu'ils étaient bébés, mais que sa femme avait depuis peu des problèmes dans son deuxième mariage. «Elle a deux autres enfants et pensait que les nôtres seraient mieux avec moi, que je pourrais mieux leur offrir une vie de famille chaleureuse.»

Quand on leur demande s'ils espèrent que les enfants deviendront homosexuels, ils nous donnent la même réponse que tous les parents gais à qui on pose la même question. Terry dit:

> Nous nous efforçons d'élever nos enfants pour qu'ils ne développent aucun préjugé envers quelque groupe que ce soit. Sexuellement, nous serons d'accord avec la voie qu'ils choisiront. S'ils devenaient bisexuels, nous les conseillerions de notre mieux. S'ils deviennent gais ou hétérosexuels, nous ferons de même. L'important pour nous est que notre génération a grandi avec des tas d'inhibitions et de sentiments de culpabilité. Notre but est d'en préserver nos enfants. Qu'ils grandissent sans se sentir coupables. Sans être inhibés. Sans problèmes.

Charlie ajoute: «Avoir des enfants avec nous stabilise notre relation. Nous avons autre chose, pas seulement une vie sociale. C'est un grand avantage pour nous.»

À propos du groupe de parents gais qu'ils ont formé quand les enfants sont arrivés, Charlie dit:

> Nous nous sommes rendu compte que nous avions les mêmes préoccupations que tous les autres parents. Des choses comme «Je n'aime pas ça», «Je ne veux pas aller me coucher», «Je suis malade et je n'irai pas à l'école», l'amour, l'affection... voyez-vous, c'est exactement comme si nous étions un couple ordinaire homme-femme. Il n'y a aucune différence. Élever des enfants, qu'on soit sévère ou permissif, est d'abord un choix personnel. Les enfants seront tels que vous les rendrez. Nous leur avons expliqué quelle était notre relation et qu'ils doivent autant rendre des comptes à Terry qu'ils m'en rendent à moi. Le résultat est qu'ils nous considèrent tous les deux comme leurs parents. Comme je le disais auparavant, nos problèmes sont les mêmes que ceux des autres parents. Nos joies aussi.

Lors d'une rencontre de la Coalition des femmes gaies de Columbia, dans le Maryland, où le thème de la discussion était la maternité lesbienne, la présidente de séance expliqua que toutes les lesbiennes présentes ne vivaient pas avec des enfants, mais que toutes voulaient savoir à quoi s'attendre si elles engageaient une relation avec une mère de famille. Il est intéressant de noter qu'on s'inquiéta peu de la réaction des enfants à la sexualité gaie. En effet, il arrive souvent que «le dire aux enfants» ne soit pas nécessaire. «Ils semblent deviner ce qui se passe.» Comme Charlie et Terry dont nous parlions plus haut, on se préoccupe peu de l'orientation sexuelle des enfants et la plupart des mères évitent de les diriger vers des rôles spécifiques. Les garçons et les filles apprennent que l'un et l'autre sexe ont intérêt à apprendre à se débrouiller dans tous les domaines, que les enfants peuvent avoir des activités de toutes sortes: «Plomberie, cuisine, peinture, couture — chacun doit savoir tout faire.»

Plusieurs femmes n'ont pas tardé à nous faire remarquer qu'il y a autant d'avantages que d'inconvénients à avoir deux mères. L'amante s'attache en général véritablement aux enfants. Une femme disait: «Il y a des détails qui échapperaient à un homme, mais qui n'échappent pas à une autre mère.» En outre, l'ego de la deuxième mère subissant moins de pressions, elle peut être plus objective face aux enfants. Une autre femme racontait qu'elle avait dû téléphoner au directeur de l'école pour l'entretenir d'un problème particulier. Pas très rassuré au premier abord, il lui avait demandé qui elle était. Elle le lui dit clairement. Maintenant, il communique avec elle plutôt qu'avec la mère naturelle, car, comme le dit cette dernière: «Elle a des réactions de personne, tandis que moi, j'ai des réactions de mère.»

Bien sûr, des difficultés vont surgir, tout comme lorsqu'un beau-parent ou un autre adulte entre dans la famille immédiate. Une femme, qui dit ne pas être «maternelle», irritée que le fils adolescent de sa compagne se mêle de leur relation à elles, put arriver avec lui à un certain compromis en l'aidant dans ses devoirs d'école et en l'amenant à la pêche. Mais à la fin, elle dut reconnaître son échec. Les deux femmes rompirent; le garçon avait gagné. Son interprétation rejoignait celle d'autres femmes du groupe: «Vous ne pouvez pas enlever une mère à ses enfants. C'est impossible!» De plus, toutes s'entendaient pour admettre que cela était juste. Les enfants doivent passer en premier. Une autre femme racontait qu'elle avait rompu avec une compagne car les exigences des deux enfants de l'autre femme affectaient sa relation avec ses propres enfants. Elle ne pouvait s'occuper de cinq enfants à la fois. La «belle-famille» dut partir.

Aucune des femmes présentes ne craignait de perdre ses enfants, mais la question fut soulevée quelquefois. Comme le dit l'une d'elles: «Parfois, c'est par dépit que les pères veulent la garde des enfants. Mais s'ils les avaient, qu'en feraient-ils?» Une mère qui venait de se séparer raconta que son mari avait songé à kidnapper son fils, mais que son avocat l'en avait dissuadé. Une autre fit remarquer que ses enfants avaient en fait gagné un père par son divorce. Il s'était très peu occupé d'eux quand il vivait à la maison, mais maintenant qu'il ne les voyait que de loin en loin, il appréciait leur compagnie. Cette facette et les autres aspects des divorces et des «remariages» de personnes gaies nous amènent à conclure qu'élever des enfants pour une mère lesbienne est semblable à élever des enfants dans n'importe quelle famille monoparentale d'où le père naturel serait absent. Tout adulte qui entre dans un foyer déjà constitué doit s'efforcer de s'intégrer et de nouer des liens viables avec la mère et avec chacun des enfants.

Hommes et femmes gais qui n'ont jamais eu d'enfants se montrent de plus en plus intéressés à en adopter ou à servir de famille d'accueil. Ceci a sans doute été plus souvent possible pour des hommes que pour des femmes, car la plupart des enfants sans abri dont le comportement homosexuel est connu sont des garçons. Par exemple, on supposera souvent que tel jeune prostitué est gai, et s'il doit aller en famille d'accueil, un travailleur social compatissant cherchera à le confier à un homosexuel.

Joseph B., un homme originaire de la Nouvelle-Angleterre qui fut un temps directeur d'un collège privé dans les îles Vierges, a eu la garde de quatre garçons au cours des ans. Keith, qui vit avec lui par intervalles depuis cinq ans, est le seul qui ne se considère pas homosexuel. À treize ans, Keith s'était enfui de chez lui et vivait en racolant des clients et en émettant des chèques sans provisions. Joe fit sa connaissance dans une gare d'autobus. Il lui offrit un foyer et il se chargea de son éducation. Keith fut inscrit à l'école de Joe dans les îles Vierges. Il étudie maintenant à l'université. L'État du Massachusetts a reconnu Joe comme son tuteur et son père nourricier, avant l'adoption définitive.

De plus en plus de gais vivant seuls ou en couples stables envisagent d'adopter un enfant, surtout dans les milieux avant-gardistes. Nous connaissons deux hommes vivant à San Francisco qui ont adopté un jeune Chilien; de nombreux autres cherchent à se renseigner sur les procédures d'adoption. Certains travailleurs sociaux éclairés et compatissants vont se fendre en quatre pour trouver un foyer chaleureux à un enfant difficile à placer, et dans ce but, ils fermeront parfois les yeux sur l'homosexualité du parent éventuel. Ainsi, plusieurs homosexuels ont pu devenir des parents même là où les pratiques officielles ne l'auraient pas permis.

Bien sûr, de nombreux gais sont mariés et élèvent leurs propres enfants. Certains d'entre eux ont cru que le mariage les «guérirait» de leurs tendances homosexuelles. La plupart, semble-t-il, sont des hommes qui tiennent à sauvegarder la sécurité et le rang social que leur procurent une épouse et une famille. Ils nourrissent leurs appétits homosexuels en ayant des aventures, mais il y a toujours un prix à payer pour ce genre de choses. Les gais mariés que nous avons interviewés sont tous mal à l'aise dans leur situation. Certains d'entre eux se sentent très coupables de trahir leur femme. D'autres se sont résignés à un mariage superficiel et à une vie sexuelle sans amour, car en général le gai qui a une famille éprouve de la difficulté à nouer des relations solides avec ses amants. Il ne peut pas se permettre de se laisser emporter par ses émotions, et il ne peut risquer d'être aperçu en compagnie d'hommes notoirement gais. Il fréquentera les parcs ou les cinémas où se réfugient les homosexuels qui se cachent. De temps à autre une bévue ou un mauvais calcul le révélera au grand jour, avec des conséquences parfois désastreuses.

À l'automne 1977, un incendie se déclara au cinéma Follies de Washington, D.C., pendant la projection de 17 h 30 d'un film pornographique gai. Les sorties de secours étaient verrouillées, et neuf hommes périrent. Certains d'entre eux n'avaient pas de pièces d'identité sur eux par crainte d'être découverts, mais plusieurs hommes mariés, y compris un ministre protestant et l'assistant d'un membre de la Chambre des représentants, comptaient parmi les victimes. Ailleurs, des hommes mariés bien en vue ont été assaillis et même tués dans des quartiers mal famés, ou arrêtés lors de descentes qui, rapportées par la presse, firent l'objet de scandale.

Ces hommes sont presque invariablement des homosexuels secrets, gais à l'insu de leur famille, de leurs amis ou de leurs collègues. La misère de leur vie sexuelle leur est dictée par un besoin absolu de n'être pas découverts. Mais il arrive aussi souvent que l'épouse soit au courant, ou du moins se doute, de ce que son mari a besoin de relations sexuelles et affectives avec d'autres hommes.

Souvent, au moment du mariage, l'homme ayant la ferme intention de renoncer à ses penchants homosexuels les a cachés à sa femme. Mais avec le temps, ces hommes se rendent souvent compte qu'ils ne peuvent pas ou ne veulent pas renoncer à l'amour des hommes. Leur femme ferme les yeux sur leur vie secrète, ou bien, si le mariage est par ailleurs solide, elles acceptent la situation. Nous connaissons un couple qui a permis à un mariage de durer tant affectivement que financièrement en invitant l'amant du mari à se joindre au ménage. Madame X. préfère un mari qui dort dans une autre chambre avec son amant plutôt que pas de mari du tout. Les deux hommes apprécient sa compagnie et elle apprécie la leur.

Nous connaissons aussi les avocats Mary et Brice M., tous deux âgés d'une cinquantaine d'années. Ils sont mariés depuis vingt ans, bien que Brice ait toujours été exclusivement gai. Fille d'un juge de la Caroline du Sud, Mary a déjà été mariée à un hétérosexuel. Elle a même des petits-enfants. Avec le temps, elle s'est aperçue que les hommes gais la prenaient plus au sérieux, en tant que personne et en tant que femme de carrière, que les Sudistes hétérosexuels de sa connaissance, qui entretenaient des préjugés sur l'impuissance des femmes. Brice était un ami. Il avait besoin d'une épouse pour des motifs professionnels. Ils firent donc un mariage de convenance qu'aucun des deux n'a regretté. La fidélité sexuelle n'entre pas du tout en ligne de compte dans leur relation.

Voici une situation quelque peu différente: Laura et Bob sont un jeune couple avec trois enfants. Laura occupe un poste de direction dans une grande société. Son travail l'amenant à beaucoup voyager, Bob assume davantage les responsabilités domestiques. Pour eux, le mariage ouvert est la solution idéale. Les deux ont des amants à l'extérieur de la maison. Dans d'autres cas, la femme se contente d'accepter que son mari soit bisexuel et qu'il ait régulièrement besoin de la compagnie des hommes.

La décision de sauver un tel mariage n'est jamais facile. De nombreuses femmes ne surmontent jamais l'amertume et le ressentiment qu'elles éprouvent à ne pas pouvoir combler les désirs sexuels de leur mari. Mais quand le couple a des enfants ou un rang social à préserver, il n'est pas rare que l'on s'accommode d'une telle situation.

Peu de femmes décident de rester mariées quand elles découvrent qu'elles sont plus heureuses avec une autre femme. «Les femmes veulent un nid, nous disait une amie lesbienne. La plupart du temps, elles refusent la comédie d'un mariage feint.» Nous connaissons deux femmes qui mènent une double vie, avec mari et amante. Elena, par exemple, vit dans un milieu italien bourgeois aux liens serrés. Elle a un enfant partiellement handicapé. Jamais elle n'imaginerait sacrifier le bien-être de son enfant à son bonheur à elle. Par ailleurs, Elizabeth n'a pas cette excuse. Ses enfants sont tous presque adultes, son mari est un homme de carrière fortuné et en vue, et elle-même possède un diplôme universitaire. La peur de perdre sa situation sociale avantageuse et d'exposer sa famille au scandale est plus forte que son désir de liberté.

Elizabeth a accepté de confier son histoire:

> Je crois être moyennement attirée par les hommes. Mon mari et moi faisons régulièrement l'amour. Ce n'est pas très exaltant, mais pour qui le serait-ce après tant d'années? Ça me plaît autant qu'à la plupart des femmes, je crois. Je n'avais pas beaucoup d'expérience quand je me suis mariée, je ne suis donc pas en mesure de comparer mon mari à d'autres. Je n'ai jamais voulu de liaison avec un autre homme. Quand j'ai eu des aventures en dehors du mariage, ç'a toujours été avec des femmes.
>
> J'ai connu S. dans un bar de C. il y a plusieurs années, et nous sommes ensemble depuis. Je trouve des prétextes pour aller la retrouver. Je mens constamment. En fait, mon mari a

aussi une double vie à lui. Je crois bien qu'il a une maîtresse. Parfois, je pense qu'il me soupçonne d'avoir un amant à C. et qu'il fait comme si de rien n'était. Nous ne parlons jamais de ces choses-là.

Je déteste mes sentiments pour S. parfois; je déteste être bisexuelle. Si je pouvais m'en empêcher, je le ferais. C'est une drogue pour moi. Certaines femmes avalent des pilules, d'autres boivent, d'autres ont des aventures avec des hommes qui ne les intéressent pas, et moi j'aime les femmes. Quand je suis avec les amies de S., je me sens bien. On dirait que, pour elles, c'est la chose la plus naturelle du monde. Elles sont d'une tout autre génération. Je ne suis pas capable de penser comme ça. J'ai été élevée à croire que les lesbiennes sont des êtres sales et pervers, et je n'en suis jamais revenue. Parfois, en rentrant de C., j'ai envie de lancer la voiture sur le bas-côté, de me tuer pour ne plus être déchirée comme je le suis. Personne n'aurait plus à souffrir à cause de moi.

Je ne vous connais pas très bien, mais je veux vous raconter mon histoire parce que je veux qu'on sache ce qui se passe. Qui sait, une femme lira ce livre et sera soulagée de savoir qu'elle n'est pas seule, que d'autres femmes endurent la même souffrance qu'elle.

Mon conseil à de jeunes personnes bisexuelles? Eh bien, je leur dirais de choisir, d'être l'un ou l'autre, mais pas les deux. Si elles ont le cran nécessaire et la personnalité qui peut assumer ce choix, elles pourraient choisir d'être gaies. Si elles sont plus vieux jeu, elles devraient trouver une personne du sexe opposé à aimer et mettre leurs efforts de ce côté-là. Moi, avec mon éducation, j'ai fait ce que j'ai pu. Je le referais. Mais les jeunes d'aujourd'hui ont plus de chance que nous, ils ont moins d'inhibitions. Je crois que c'est plus facile pour eux.

En théorie, la jeune génération, plus libérée sexuellement, sera en mesure de s'épanouir davantage et de connaître un plus grand bonheur. C'est là notre souhait, en tant que parents. Nos enfants gais et nos amis gais comptent parmi les personnes les plus heureuses que nous connaissions.

7
La religion et les gais

> *Nous sommes les enfants de Dieu et qui que nous soyons*
> *Nous sommes libérés des fers de la culpabilité*
> *La compagnie des saints nous embrase*
> *Nous sommes membres de l'Église du Christ.*
>
> *Hymne de l'église métropolitaine communautaire, par le Révérend Michael England (sur un air traditionnel irlandais)*

L'une des épreuves les plus difficiles pour certains parents confrontés à l'homosexualité de leurs enfants provient de leur foi religieuse. L'Église n'a pas cessé de nous répéter que l'homosexualité est un péché. Comment concilier cela avec le fait que notre fille ou notre fils soit gai? Certains parents ont des remords de conscience pour leur enfant qui se laisse aller à des pratiques condamnables et au péché. D'autres prennent les enseignements de la religion pour excuse et refusent d'affronter leurs propres sentiments face à l'homosexualité de leur enfant; ils le harcèlent sous des prétextes «religieux» au lieu de rechercher des moyens constructifs d'aborder le problème.

Les parents qui souhaitent savoir pourquoi les chrétiens et les juifs renseignés jettent l'anathème sur la sexualité, et qui veulent connaître les tendances plus libérales de la pensée religieuse contemporaine en ce domaine, peuvent trouver des réponses valables à leurs interrogations. Dans le présent chapitre, nous abordons ces questions surtout du point de vue des hommes et des femmes gais. Nos enfants ont reçu la même éducation que nous, et beaucoup d'entre eux ont été autant troublés que nous par l'homosexualité. Les réponses seront donc les mêmes pour tous. Nous croyons pouvoir, dans ce chapitre, fournir au moins quelques-unes des réponses que nous sommes allées chercher auprès de membres informés du clergé qui souhaitent aider les laïcs, hommes et femmes, à préserver leur confiance dans les institutions religieuses, ainsi que leur amour et leur foi en Dieu.

De nombreux gais ressentent le besoin de faire partie d'un groupe religieux, qu'ils décident ou non de se déclarer ouvertement homophiles. Puisqu'ils ont été élevés à croire que Dieu nous accepte quand personne d'autre ne le fait, ils ne désirent pas rompre avec leur religion. Cela est démontré par les nombreux articles concernant la religion publiés dans la presse gaie de tout le pays. Voici des extraits du premier d'une série d'articles intitulé «Pourquoi la religion... Pourquoi pas?», signés Brian McNaught[19].

>Pourquoi la religion?
>Pourquoi un individu qui a été congédié d'un journal catholique, à qui on a refusé d'entrer chez les Jésuites, un homme qui a été déclaré hérétique par un théologien et damné par un autre parce qu'il est gai, pourquoi un tel individu écrirait-il des articles sur la religion à l'intention des hommes et des femmes gais qui ont été persécutés sans merci et qui ont été ostracisés par les corps religieux constitués? Pourquoi un journal gai publierait-il de tels articles?
>Parce que ne pas le faire relèverait de l'idiotie pure et simple.

---

19. *Blade,* juillet 1976, p. 7.

Bien que la plupart des gais, hommes et femmes, à qui je me suis adressé se sont désolidarisés de l'Église, ils sont encore pris dans son étau. Même s'ils ont rejeté le concept de Dieu, ils sont troublés intérieurement et ils veulent trouver la paix.

Les juifs et saint Paul croyaient que chaque être naît hétérosexuel... et que les personnes qui se livrent à des actes homosexuels sont déviantes. Selon eux, c'était une question de choix. Les homosexuels de nature n'ont pas eu le choix. Comment cela peut-il être péché?

Sachant qu'à chaque fois qu'ils ont des rapports sexuels ils brisent un commandement de la doctrine judéo-chrétienne, de nombreux gais, pour demeurer membres de leur Église, renoncent à tout engagement humain profond. Le père John J. McNeill, un jésuite qui s'identifie psychologiquement aux homosexuels tout en respectant son vœu de chasteté, décrit ici le dilemme de l'homosexuel profondément religieux:

> Quelles sont [alors], selon le point de vue de l'Église, les conditions morales qui permettraient à l'ensemble des homosexuels de se développer pleinement sur le plan moral et spirituel? [...] [Et que dire de ceux qui] ayant intériorisé les jugements de l'Église et de la société, auront alors développé des sentiments de péché, de remords et d'infériorité[20]?
>
> [...]
>
> [...] si une personne à tendance homosexuelle peut, avec la grâce de Dieu, vivre dans la continence sans conflits émotionnels graves et sans risques de dépression, il lui est certainement vivement conseillé de le faire. Mais ce qui trouble beaucoup de confesseurs et de conseillers, et même de théologiens moralistes, c'est de constater que la majorité de leurs clients ou de leurs pénitents qui entrent dans la catégorie des vrais homosexuels, ne réussiront sans doute pas dans cette voie quels que soient leurs efforts de prière et de volonté. Le résultat presque inévitable sera au contraire tragiquement

---

20. McNeil, *L'Église et l'homosexuel: un plaidoyer*, p. 139-140.

douloureux avec son cortège de remords et de troubles psychologiques[21].

En tant que parents, nous aspirons à l'intégration complète des gais dans toutes les institutions sociales. Être membre d'un groupe religieux est l'une des facettes les plus importantes de cette intégration.

> [L'homosexuel] souffre mentalement, se sent terriblement aliéné, pense souvent être mis au ban non seulement de la société humaine mais aussi de l'amour de Dieu. [...] l'individu homosexuellement orienté tend à considérer son homosexualité comme un des aspects les plus fondamentaux de sa personnalité, comme la chose la plus importante en ce qui le concerne. [...] il tend à se faire cette image de lui-même à cause de l'attitude des autres.
> [...]
> Les homosexuels ne parviendront jamais à maîtriser positivement leurs pulsions sexuelles et à les intégrer efficacement dans le développement de leur personnalité globale s'ils ne peuvent prendre conscience qu'ils sont des êtres capables et dignes, qui méritent le respect de leurs frères humains[22].

Le père McNeill croit que les gais sont doués d'une spiritualité unique qui leur permet d'apporter une contribution très spéciale au développement de l'humanité. À l'appui de sa thèse, il cite le célèbre psychanalyste Carl Jung: «Il [l'homosexuel] possède fréquemment un sens religieux profond qui lui permet de donner une réalité concrète à l'*ecclesia spiritualis*, et une réceptivité spirituelle qui le rend apte à la révélation[23].»

McNeill fait remarquer que «dans les sociétés où règne le culte du "macho", la prière et la fréquentation des églises sont

---
21. *Ibid.* p. 155.
22. *Ibid.*, p. 142-143.
23. *Ibid.*, p. 134.

considérées comme des affaires de femmes. L'homosexuel [d'autre part] peut rejeter la violence et se mettre au service de la paix... Chacune des qualités positives qui ont été relevées par Jung pour la population homosexuelle pourrait ainsi être retrouvée dans la personnalité du Christ: c'est aussi par ces qualités qu'il se distinguait de l'homme ordinaire[24].»

Bien sûr, il n'y a pas que dans les religions chrétiennes que les gais ont du mal à se faire accepter de nos jours. Les gais juifs ont énormément de difficulté à s'assumer eux-mêmes et à se faire reconnaître par leur communauté spirituelle, car c'est dans les anciens textes hébreux que les tabous à l'égard de l'amour homosexuel ont d'abord été codifiés. Les lois de l'Ancien Testament sont souvent invoquées pour condamner cette «abomination» qu'est la sodomie.

En écrivant ce chapitre, nous admettons notre ignorance en matière de théologie. Nous avons puisé abondamment aux sources publiées, et nous nous sommes appuyées sur des entrevues avec des prêtres, des rabbins et des ministres protestants pour connaître l'opinion du clergé et de ses ouailles au sujet de l'homosexualité d'aujourd'hui. Nous avons aussi discuté avec de très nombreux gais, hommes et femmes, dont le désir profond de préserver leurs valeurs religieuses les a conduits à chercher Dieu malgré les nombreux rejets qu'ils ont subis au sein des églises et des synagogues qu'ils fréquentaient dans leur jeunesse.

Nous regrettons que, pour des raisons d'espace, nous ne puissions reproduire ici qu'une fraction des nombreux témoignages de foi que nous avons entendus. Mais sachez que d'avoir été le témoin de la joie qu'éprouvent de si nombreux gais, hommes et femmes, à vivre dans la proximité de Dieu et d'avoir pu leur parler a été pour nous une expérience émouvante et enrichissante. Nous avons aussi parfois connu des moments de tristesse. Nous avons éprouvé de la compassion pour les nombreuses personnes rejetées par certains chefs spirituels et membres du clergé en qui elles avaient mis leur

---

24. *Ibid.*, p. 135.

confiance, ces personnes que le désespoir confinait parfois au suicide.

Depuis plusieurs années, un nombre toujours croissant de prêtres de toutes les confessions ont lutté avec le «problème» de l'homosexualité et conclu que s'il y avait problème, il était issu de leur propre ignorance et de leurs propres préjugés. Ils ont fouillé la Bible et ils ont fait un examen de conscience pour se rendre compte que Dieu aime tout naturellement les gais. Ils reconnaissent qu'il leur revient à eux, maintenant, en tant que porteurs de la Parole de Dieu, de faire de même. Si les Églises ont, par le passé, failli à reconnaître et à transmettre l'amour de Dieu pour ces enfants, elles ont maintenant le devoir d'y remédier. Un nombre croissant de prêtres, de ministres et de rabbins préoccupés par cette question défendent la cause des homosexuels.

Voici quelques-unes des découvertes les plus fascinantes que nous avons faites au cours de notre étude des enseignements judéo-chrétiens, et ce que ces faits signifient, selon nous, pour les croyants juifs et chrétiens d'aujourd'hui. Commençons par la Genèse.

Quand Loth quitta la maison de son père Abraham, il s'installa à Sodome. Dieu avait résolu d'y envoyer deux anges pour vérifier l'étendue de la perversité et du péché dont les habitants de la ville se rendaient coupables. Guidés par Abraham, ils furent accueillis par Loth aux portes de la ville. Loth, voyant qu'ils n'avaient pas de refuge pour la nuit, les invita dans sa maison. Au moment où ils allaient se coucher, les gens de la ville s'attroupèrent autour de la maison de Loth en demandant qu'on leur amène les visiteurs pour qu'ils les «connaissent». Loth refusa, offrant même de leur présenter ses filles comme preuve de sa détermination. La foule des citoyens fut enfin maîtrisée par les anges eux-mêmes, qui les éblouirent. Le lendemain matin, Loth s'enfuit de la ville avec sa famille et avec les anges, et Dieu détruisit Sodome sous une pluie de soufre et de feu.

La conception traditionnelle du péché de Sodome provient du fait que le mot traduit ici par le verbe «connaître» (*yadhâ*) est utilisé seul dix autres fois dans l'Ancien Testament pour désigner le coït hétérosexuel. Dans cinq autres textes, il est utilisé en conjonction avec le mot *mishkabh* (qui, dans ce contexte, signifie «mentir») pour désigner le même acte. Mais *yadhá* y apparaît pas moins de neuf cent quarante-trois fois sans connotation sexuelle, selon F. Brown *et al.*, dans *A Hebrew and English Lexicon of the Old Testament* (Oxford, 1952).

Le mot *yadhá* ne réfère, dans aucun texte de l'Ancien Testament, à l'homosexualité, à l'exception du passage très contesté de Sodome et Gomorrhe. En revanche, le terme *shakhabh*, beaucoup moins ambigu, décrit à la fois l'homosexualité et la bestialité en plus du coït entre homme et femme. *Shakhabh* apparaît cinquante fois dans l'Ancien Testament. Si ce mot avait été utilisé à la place de *yadhá* dans l'histoire de Sodome, le sens du texte aurait été on ne peut plus clair. Mais dans cet état de chose, nous n'avons aucune preuve que la colère du Tout-Puissant se soit déchaînée contre les habitants de la ville en raison de leurs pratiques homosexuelles.

Les érudits ont développé une autre théorie. Puisque *yadhá* veut dire «faire la connaissance de», les citoyens auraient demandé à «connaître» les visiteurs parce qu'il y aurait eu atteinte grave portée aux lois de l'hospitalité. Plusieurs considérations appuient ce point de vue.

D'une part, Loth n'était pas natif de Sodome; c'était un résident étranger, un *ger*. Comme tel, il se peut qu'il n'ait pas été autorisé à faire pénétrer dans la ville des étrangers non identifiés. On fermait les portes le soir pour éviter que des hors-la-loi ou des étrangers subversifs ne pénètrent dans la ville pour des raisons obscures, et les voyageurs devaient porter sur eux des papiers d'identité pour pouvoir fournir à tout moment les preuves qu'ils se déplaçaient pour des motifs légitimes. Ainsi «Fais-les sortir vers nous, que nous les connaissions!» pourrait se traduire par «Nous désirons savoir qui sont ces invités à qui tu permets d'entrer dans notre ville». Le refus de Loth de remettre ses invités entre les mains de cette horde de surveillants respecte tout à fait l'étiquette de l'époque, car en ce temps-là, aucune police ne protégeait les étrangers dans une ville. S'il avait accepté de rendre les anges, ceux-ci auraient pu être victimes de vol ou d'agression, tandis qu'en les gardant chez lui, il leur offrait la sécurité. Loth avait le devoir de protéger ses invités. Il apparaît évident que les Sodomites lui demandaient de violer les lois de l'hospitalité, mais pour ce qui est de leurs penchants à l'homosexualité, le texte est loin d'être clair[25].

Les légendes d'autres peuples comptent de nombreuses variantes de l'histoire biblique sur la destruction de Sodome. Plusieurs d'entre elles sont le fait d'érudits. Elles ont les mêmes éléments en commun: une population méchante qui reçoit la visite d'étrangers, en général des créatures divines à qui d'humbles citoyens offrent l'hospitalité après que celle-ci leur a été refusée par ailleurs. La ville est alors détruite, et seuls les hôtes généreux sont épargnés. Aucune de ces légendes ne laisse supposer que la population s'était rendue coupable de péchés de la chair. Le thème central est plutôt la méchanceté générale et le refus d'offrir l'hospitalité à des étrangers de passage. Il semble que le lien entre les pratiques homosexuelles et les péchés de Sodome soit un ajout ultérieur à la tradition biblique, qui a persisté parce que la sodomie désigne maintenant un acte sexuel pratiqué par des hommes, principalement homosexuels.

De toutes les références bibliques à Sodome, aucune ne laisse entendre que l'homosexualité y était pratique courante. Au contraire, dans Ézéchiel 16, 49-50, on lit: «Or, voici quel a été le crime de Sodome, ta sœur: l'orgueil d'être bien repue et d'avoir toutes ses aises s'est trouvé en elles et en ses filles, et elle n'a pas soutenu la main du pauvre et du nécessiteux. Elles

---

25. De toute façon, Sodome et Gomorrhe furent anéanties. Les géologues disent que les cinq villes de la plaine étaient bâties sur une faille en mouvement, les parois de roc poussées de part et d'autre par la convexion des forces souterraines. Un énorme tremblement de terre accompagné de feux incontrôlables détruisit les cinq villes, à l'ère biblique. La mer Morte recouvre aujourd'hui les ruines des établissements bédouins que furent Sodome et Gomorrhe.

ont été hautaines, elles ont commis des abominations [*to'ebhah*, dont le sens habituel est «idôlatrie»] devant moi, et je les ai supprimées quand j'ai vu cela.»

Il est aussi remarquable qu'aucune des condamnations bibliques de l'homosexualité (Lév 18, 22; 20, 13; Rom 1, 26-27; I Cor 6, 9-10; I Tim 1, 10) ne fait référence à Sodome. Bien sûr, les rabbins et les auteurs juifs, et plus tard saint Paul, ont enseigné que l'homosexualité était un péché, de même que toute autre forme de rapport sexuel en dehors du mariage ou dans un but autre que la légitime procréation. Ces politiques ont été adoptées vers le huitième siècle avant J.-C., pendant l'exil babylonien, quand le maintien de familles puissantes était vital pour la survie de la nation juive. La fornication licencieuse, même pratiquée entre hommes et femmes, était associée à l'idôlatrie et n'avait pas sa place dans l'observance des rites juifs ni, plus tard, des rites chrétiens. Par exemple, dans le Lévitique 23, 22, on lit ceci: «Ne cohabite point avec un mâle, d'une cohabitation sexuelle: c'est une abomination» (*to'ebhah*, qui veut dire «idôlatrie»). Mais on ne trouve nulle part dans l'Ancien ou le Nouveau Testament de menace de destruction générale, comme celle de Sodome, en guise de punition de l'homosexualité.

C'est parce que le mot *sodomie* existe maintenant et qu'il décrit communément un acte homosexuel que de nombreux textes bibliques semblent la condamner. Dans II Rois 23, 7, ainsi que dans quatre autres passages, la traduction de *gedheshim* (serviteurs du temple, dont certains pratiquaient des rites sexuels lors de célébrations païennes de la fertilité) est *sodomites*[26]: «Le roi... afin d'accomplir les paroles de cette alliance... démolit les salles des prostitués [*gedheshim*] attenantes à la maison du Seigneur.» Dans le Deutéronome 23, 17-18, on lit: «Il ne doit pas y avoir une prostituée parmi les filles d'Israël, ni un prostitué [*gadesh*] parmi les fils d'Israël.»

---

26. Tant dans la Bible de Jérusalem que dans la Bible de Naudsous ou dans la Bible hébraïque (version du Grand-Rabbin Kahn), qui est la version que nous citons ici, le texte français donne «prostitué» ou «prostitué sacré» et non pas «sodomite». (*N.d.t.*)

On parle donc de pratiques sexuelles illicites, sans spécifier si elles ont lieu ou non entre personnes du même sexe.

Nos sources catholiques et protestantes s'entendent pour dire que «les actes homosexuels entre hommes sont proscrits par le Lévitique pour les mêmes raisons qu'ils le sont dans le Deutéronome et dans le second Livre des Rois. C'est une «abomination» liée aux rites de fertilité des Cananéens. Le Lévitique ne porte pas sur l'homosexualité un jugement éthique. L'homosexualité y est proscrite en raison de son lien avec l'idôlatrie[27].»

Le Christ lui-même ne mentionne jamais l'homosexualité. Comme pour ce qui concerne les péchés de Sodome, Luc 10, 10-13 parle de Jésus promettant la destruction aux populations qui recevraient mal ses disciples. «Mais en quelque ville que vous entriez, si l'on ne vous accueille pas, sortez sur ses places et dites: "Même la poussière de votre ville qui s'est collée à nos pieds, nous l'essuyons pour vous la laisser. Pourtant, sachez-le, le Royaume de Dieu est tout proche." Je vous dis que pour Sodome, en ce jour-là, il y aura moins de rigueur que pour cette ville-là!» Ici encore la méchanceté est associée au mauvais accueil fait aux étrangers.

L'apôtre Paul prêcha et écrivit sous les règnes de Néron et de Caligula, quand la société romaine se livrait à d'indescriptibles débauches. Prostitution mâle et femelle, abus sexuel des esclaves et des enfants, liaisons homosexuelles passagères d'hétérosexuels, tout cela était monnaie courante. Toutes les variétés imaginables de perversions sexuelles étaient marquées par la violence et la déshumanisation.

Paul, en condamnant toute forme de licence sexuelle, présumait que chaque individu avait la liberté de choix. Il ignorait que l'orientation sexuelle pût être une caractéristique innée et il ne savait pas comment contrôler les abus autrement que par un enracinement profond de l'expression

---

27. Kosnik, Anthony *et al.*, *Human Sexuality; New Directions in American Catholic Thought*. Étude commandée par la Catholic Theological Society of America. New York, Paulist Press, 1977, p. 190.

sexuelle dans le contexte formel du mariage chrétien. Citons encore un extrait du rapport sur la sexualité humaine de la Catholic Theological Society of America: «Saint Paul ne parle pas de l'homosexuel véritable qui éprouve de l'aversion pour le rapport sexuel "naturel" ou pour qui le rapport naturel est parfois même une impossibilité. On a compris qu'[il] se référait seulement à ceux qui optaient *délibérément* [sic] pour l'homosexualité au lieu de l'hétérosexualité[28].»

Au moment de la conversion de Paul, les Juifs considéraient déjà que les péchés de Sodome consistaient en pratiques homosexuelles. Philon d'Alexandrie (*ca.* 13 avant J.-C.- *ca.* 50 A.D.) fut de toute évidence le premier auteur à établir un lien entre la destruction de Sodome et la pratique dont le nom dérive de celui de la ville, bien que des documents apocryphes de la fin du deuxième ou du début du premier siècle avant J.-C. l'aient fortement laissé entendre. Les épîtres de Paul, dans le Nouveau Testament, ainsi que la tradition et la législation chrétiennes par la suite, ont été beaucoup influencées par cette dernière interprétation.

Les textes de presque tous les Pères de l'Église au cours des deux premiers siècles après J.-C. étaient imbus des doctrines philosophiques stoïciennes en vogue à cette époque. La «loi naturelle» était un concept central de ces doctrines. Les stoïciens enseignaient que tout acte sexuel n'ayant pas pour but la procréation était un péché contre la nature et contre la raison. Saint Thomas d'Aquin intégra par la suite ce point de vue dans sa version de la loi naturelle. Selon lui, la masturbation, la sodomie et la bestialité (dans cet ordre d'importance) étaient des péchés *contra naturam*, et donc plus graves que l'adultère, l'inceste ou la fornication.

Tous ces interdits visaient principalement les actes «contre nature» commis par des hommes.

> Une anomalie de la tradition chrétienne [...] est que l'on jugeait différemment l'homosexualité féminine. Bien que [...]

---

28. *Ibid.*, p. 195.

pour saint Thomas les deux formes d'homosexualité soient d'égale gravité, les pénitentiels médiévaux, le droit canonique et la religion chrétienne en général sont particulièrement sévères en ce qui concerne l'homosexualité masculine alors qu'ils ferment quasiment les yeux sur les pratiques homosexuelles entre femmes. On semble pouvoir trouver [...] une explication à cette injustice [...] dans l'«androcentrisme» (prédominance du mâle) sexiste qui prévaut en Occident et un respect pour la semence masculine qui frise la superstition. Ignorant tout de la physiologie humaine et s'appuyant sur les connaissances médicales des philosophes de l'Antiquité, les Pères de l'Église et le Moyen Âge ensuite considérèrent que le sperme de l'homme était «presque humain»[29].

Nous nous sommes souvent référées à l'ouvrage du père Anthony Kosnik et de son comité. Leur étude, *Human Sexuality: New Directions in American Catholic Thought*, est née de la pensée libérale que le pape Jean XXIII fit fleurir au sein des théologiens sous Vatican II.

Le pape Jean avait formé en 1964 une Commission pontificale d'étude sur la population, la famille et la naissance. Son rapport rejetait l'idée traditionnelle selon laquelle la sexualité ne devait avoir d'autre but que la procréation, et faisait plutôt valoir que les valeurs morales faisaient partie intégrante de la personne humaine. En outre, la Commission admettait explicitement que des valeurs personnelles et interpersonnelles sont au cœur de la sexualité humaine. Pour être fondées, il faut qu'elles contribuent à la croissance et à l'évolution de l'individu.

Paul VI fut élu pape peu de temps après le dépôt du rapport de la Commission. Il en répudia les recommandations et déclara que le sexe devait d'abord et avant tout servir la procréation. Mais les portes qu'avaient ouvertes Vatican II n'allaient pas se refermer si facilement.

---

29. *Ibid.*, p. 198.

> La diversité des réactions des nombreuses conférences d'évêques, le bouillon théologique qui suivit l'encyclique et les nombreuses enquêtes récentes effectuées auprès du clergé et des fidèles montrent une grande divergence entre les enseignements officiels de l'Église et la pratique[...] Entre autres facteurs qui ont entraîné ce profond changement dans les attitudes et les comportements, le sens accru de la liberté personnelle de l'individu qui se veut maître de sa propre vie a rendu inacceptable l'obéissance aveugle aux décrets de l'autorité[30].

En 1972, le conseil d'administration de la Société américaine de théologie (Catholic Theological Society of America) a commandé l'étude exhaustive sur la sexualité humaine dont nous avons cité plusieurs extraits. Ce rapport a été préparé par trois prêtres; une religieuse spécialiste en patristique — c'est-à-dire l'étude des Pères de l'Église —, en spiritualité et dans le rôle des femmes dans l'Église; un laïc marié qui est psychologue, théologien et avocat. L'un des prêtres a complété une thèse de doctorat sur le mariage sans enfant. Le président du conseil, Anthony Kosnik, est professeur de théologie morale et doyen du Séminaire des SS. Cyrille et Méthode. Il a fait un doctorat en théologie.

Parce que leur ouvrage comprend un important dossier sur l'homosexualité, nous continuons d'en citer des passages pour tenter d'expliquer les tendances à la libéralisation de la pensée catholique contemporaine en Amérique. Le rapport Kosnik n'a cependant pas été reconnu comme doctrine officielle par l'Église.

Le Comité relevait en premier lieu que:

> les homosexuels sont depuis trop longtemps victimes non seulement de l'incompréhension mais aussi du silence et de la négligence des théologiens et des responsables de pastorale dans l'Église... L'homosexualité étant un sujet délicat et chargé

---

30. *Ibid.*, p. 48-49.

d'émotion, particulièrement chez les individus pour qui l'identité sexuelle est source de malaise, il est difficile d'en discuter de façon objective. Même chez les individus sûrs d'eux, l'ignorance engendre souvent une peur irrationnelle de l'homosexualité. Quelle grossière injustice, n'est-ce pas, que celle qui nous porte à penser de tout homosexuel qu'il abuse des enfants ou qu'il fait partie d'un groupe de marginaux subversifs[31].

Après avoir étudié les raisonnements historiques et théologiques qui firent condamner les pratiques homosexuelles, comme nous l'avons mentionné précédemment, le comité d'étude sur la sexualité humaine élabora ensuite une série de réflexions pastorales destinées à servir de guide dans le ministère auprès des homosexuels. En voici un extrait:

> Un pasteur ou un directeur de conscience expérimenté sait que la continence absolue est une grâce divine qui n'est pas donnée à tout le monde. Quand cette grâce est absente, le pasteur ne peut qu'accepter la condition homosexuelle telle qu'elle lui est présentée et aider l'homosexuel à conduire sa vie selon les mêmes principes moraux que les hétérosexuels et dans un même but de créativité et d'intégration[32].

Le comité spécifie qu'une vie sexuelle morale peut exister au sein d'un couple monogame, quel que soit son genre. Quand deux individus s'aiment avec altruisme et qu'ils se manifestent une tendresse réciproque, le partage et la confiance qui en résultent favorisent la croissance et l'évolution personnelles. La promiscuité, les rencontres sexuelles basées sur l'exploitation de l'autre sont jugées destructrices et par conséquent immorales. Ainsi, un couple qui partage une vie sexuelle enrichissante sait qu'il pourra recevoir l'absolution et l'Eucharistie en toute conscience. En revanche, l'ho-

---
31. *Ibid.*, p. 187.
32. *Ibid.*, p. 216-217.

mosexuel homme ou femme qui a des liaisons sexuelles sans conséquences et sans se préoccuper du bien-être de l'autre est en état de péché. Il aura beau se confesser, le gai catholique qui change constamment de partenaire pour sa seule gratification sexuelle ne sera jamais en état de grâce.

Un grand nombre de prêtres et de dirigeants de l'Église adhèrent maintenant à ce point de vue. Au moment de rassembler la documentation de ce chapitre, nous avons parlé avec un prêtre jésuite enseignant qui agit comme conseiller auprès des jeunes dans une université catholique du Maryland. Nous lui demandions quelle était sa réaction face aux homosexuels dont il entendait la confession et qu'il devait ou non absoudre. Le père W. nous répondit que le rôle du prêtre est d'aider le catholique pratiquant dans l'évolution de sa conscience. Ceux qui le font dans la mesure de leurs possibilités doivent être traités avec compassion et amour chrétien. Le pasteur n'aidera personne à s'approcher de Dieu s'il condamne son cheminement personnel. Le comité d'étude sur la sexualité humaine est aussi de cet avis.

> Toutes choses étant égales par ailleurs, un homosexuel qui vit son homosexualité en conscience a les mêmes droits moraux et le même accès aux sacrements qu'un couple marié qui pratique le contrôle des naissances en toute bonne foi[33].
>
> Un pasteur ou un directeur de conscience devrait aider l'homosexuel à déterminer moralement si sa relation et ses actes sont libérateurs, enrichissants pour le ou la partenaire, honnêtes, fidèles, heureux et respectueux de la vie[34].

L'Église catholique veille depuis longtemps avec fierté à promouvoir la justice sociale et à censurer toute forme de discrimination. Il semble bien qu'en défendant les droits civils des homosexuels l'Église américaine d'aujourd'hui adopte une position morale tout à fait appropriée.

---
33. *Ibid.*, p. 216.
34. *Ibid.*, p. 214-215.

L'attitude traditionnelle qu'a entretenue la chrétienté au cours des siècles face à l'homosexualité rend en grande partie l'Église responsable, au moins indirectement, des préjugés et de la discrimination dont souffrent aujourd'hui les homosexuels. En tant que témoins du Christ, les chefs de l'Église ont le grave devoir de veiller à l'élimination des injustices que la société actuelle fait encore subir aux homosexuels. Cela inclut la discrimination dans le logement et au travail. Les dirigeants du clergé seraient bien inspirés de suivre les directives établies par le rapport Westminster commandé par l'archevêque catholique de Westminster, le cardinal Bernard Griffin (1956), particulièrement en ce qui a trait aux législations et aux droits de la personne: «Les sanctions pénales ne sont pas justifiées quand elles ont pour but d'empêcher les outrages aux mœurs sexuelles commis en privé entre adultes consentants[35].»

La reconnaissance des droits d'une personne est souvent le premier pas vers la reconnaissance de son droit à la dignité et au respect de la société en général. Nous en avons été témoins dans le cas des Juifs et des Noirs américains. L'Église fait certes sa part dans ce domaine. Les évêques catholiques des États-Unis ont fait la déclaration suivante lors de leur rencontre bisannuelle de l'automne 1976: «Comme pour quiconque, les droits humains des homosexuels ne devraient souffrir d'aucune discrimination. Les homosexuels ont droit au respect, à l'amitié et à la justice. Ils devraient prendre une part active à la vie de la communauté chrétienne.»
Et, en mars 1977, la Conférence des évêques de l'État de Washington (Washington State Catholic Conference) définissait ainsi sa position: «Nous [...] sommes conscients du fait que de nombreux individus ont une orientation sexuelle physiologique et psychologique différente de celle de la majorité, et que cette orientation n'est pas le fruit d'un libre choix. Nous croyons fermement que toute discrimination à l'endroit de ces hommes et de ces femmes est contraire aux vrais prin-

---

35. *Ibid.*, p. 217-218.

cipes religieux et va à l'encontre des droits civils dont jouit tout citoyen américain.»

Nous aimerions pouvoir vous dire que tous les chefs religieux et tous les membres du clergé adoptent cette position progressiste vis-à-vis des homosexuels. Mais ce n'est pas encore le cas. Les grandes et anciennes institutions acceptent difficilement le changement auquel elles opposent souvent de la résistance et de la peur. On parle rarement d'homosexualité du haut de la chaire, et les prêtres hésitent à adopter publiquement des positions peu populaires, même s'ils ont privément développé un point de vue éclairé sur cette question controversée. Se sentant souvent indignes, rejetés ou les deux, des gais de toutes confessions abandonnent leur foi.

En même temps que l'on reconnaît que les homosexuels ont besoin de participer à la vie religieuse et qu'ils y ont droit, l'on se pose inévitablement le problème de savoir s'ils peuvent devenir membres du clergé des différentes confessions. Les rabbins, les prêtres et les pasteurs homosexuels sont en mesure d'aider les gais, juifs ou chrétiens, à assumer leur sexualité tout en ne perdant pas leur foi en Dieu. Jusqu'à aujourd'hui, seuls les gais non avoués pouvaient espérer embrasser la vocation religieuse. Mais l'on constate beaucoup de progrès dans ce domaine au sein des Églises catholique et épiscopale.

Le comité d'étude sur la sexualité humaine a fait le raisonnement suivant:

> Pour ce qui est des personnes exclusivement ou principalement homosexuelles qui espèrent embrasser la prêtrise ou la vie religieuse [...], les candidats doivent être confiants de pouvoir répondre aux idéaux et aux attentes qui accompagnent les vœux de chasteté... Les prêtres et les religieux homosexuels sont soumis aux mêmes exigences et aux mêmes attentes que les prêtres et les religieux hétérosexuels. [...] [Mais] on ne devrait jamais encourager un homosexuel à entrer au séminaire ou à faire son noviciat dans le but d'éviter d'assumer sa sexualité et d'en faire un élément positif de sa vie[36].

---

36. *Ibid.*, p. 217.

En ce qui concerne l'application de ces recommandations, nous ne connaissons personnellement aucun homosexuel reconnu comme tel qui ait été ordonné prêtre ou reçu dans la vie religieuse catholique, mais nous en connaissons plusieurs qui ont été chassés du séminaire parce qu'ils avaient avoué leur homosexualité.

Cependant, en 1977, l'évêque de New York de l'Église épiscopale des États-Unis ordonnait prêtre une lesbienne. La décision finale a été prise à la suite de l'évaluation des huit membres du Comité permanent du diocèse de New York, d'un curé et de son conseil paroissial, de la Commission diocésaine des ministères, d'une réunion d'évaluation de membres du clergé et de laïcs, des professeurs d'un séminaire, d'un psychiatre et de l'évêque lui-même.

Le très révérend Paul Moore Jr., qui ordonna Ellen Marie Barrett, fut beaucoup critiqué pour avoir agi en sa faveur. Les extraits qui suivent sont tirés de sa réplique aux critiques reçues et résument fort bien nos opinions du message que le Christ a voulu transmettre à l'humanité.

> Le lundi 15 décembre 1975, Ellen Marie Barrett recevait de moi le diaconat, et le lundi 10 janvier 1977, je l'ordonnais prêtre. J'ai agi en toute connaissance de son orientation homosexuelle, et avec la certitude (que j'ai toujours) qu'elle est absolument qualifiée pour entrer dans les ordres.
>
> Elle emportait une excellente recommandation du Séminaire théologique de New York en ce qui concerne son caractère, sa personnalité, son comportement et ses compétences académiques.
>
> Le fait qu'elle ait admis publiquement son orientation homosexuelle n'a pas été perçu par l'évêque ni par le Comité permanent comme étant un empêchement à son ordination. Nous savions tous que de nombreux homosexuels ont été reçus dans les ordres au cours des ans et qu'ils ont été néanmoins de fidèles serviteurs de l'Église. Ils étaient bien sûr forcés de garder cet aspect de leur personnalité dans un secret absolu. Que l'on soit aujourd'hui plus ouvert

quant à son orientation sexuelle représente une saine amélioration.

Les principes moraux, le mode de vie et le comportement de tout prêtre doivent être soigneusement appréciés et sont soigneusement appréciés par l'évêque, la Commission diocésaine des ministères et le Comité permanent, et ce quelle que soit l'orientation sexuelle de cette personne. Toutefois, tant qu'il n'y a pas de scandale public, les valeurs morales d'un prêtre sont [...] une affaire entre lui et son confesseur, son curé ou son évêque. Qu'il me suffise de dire que la vie et la profession de Ellen Barrett n'ont jamais été objets de scandale.

Son ordination n'a pas été une stratégie politique et elle ne cherchait pas par là à faire une déclaration concernant l'homosexualité. Comme dans le cas de toute autre ordination, il s'est agi de la solennelle imposition des mains sur une personne choisie avec soin et après un temps de prière et de réflexion.

De nombreuses personnes, opposées à cette ordination, m'ont fait part de leur opinion d'un point de vue théologique. Je leur répondrai en leur rendant la monnaie de leur pièce. [...] Je crois que l'on trouvera une sagesse plus grande dans l'ensemble des Évangiles que dans des versets isolés extraits à grand-peine des Épîtres ou de l'Ancien Testament. Le message d'amour de Dieu est éternel, il est plus éloquent que les injonctions bibliques dépassées qui trouvent leur source dans des sociétés archaïques.

L'Église s'est décidément éloignée d'une tradition qui acceptait le sexe de mauvaise grâce et uniquement dans un but de procréation pour reconnaître une sexualité plus englobante et pour y voir une belle, une souhaitable façon qu'ont deux êtres d'exprimer l'amour qu'ils éprouvent l'un pour l'autre.

En nous éloignant de l'idée selon laquelle le sexe est exclusivement procréateur pour nous approcher de l'idée du sexe en tant qu'expression de l'amour, nous allons au-delà du message biblique explicite. Je prie pour que le Saint-Esprit nous guide. L'Église a repris conscience du fait que la Vérité n'est pas un processus arrêté mais une révélation continue, et que ce dont nous sommes témoins à notre époque en ce qui concerne la sexualité fait partie de ce mouvement.

Toutefois, bien des gens ne souhaitent pas voir cette révision de l'expression sexuelle s'étendre aux personnes homosexuelles. Quant à moi, je crois que leur acceptation en tant que membres à part entière de l'Église, bénéficiant des mêmes avantages, des mêmes droits et des mêmes responsabilités que tous les autres membres, reflète les opinions du Christ sur la nature humaine telles qu'exprimées dans les Évangiles. Il a, encore et encore, combattu les préjugés du temps pour accueillir et relever les êtres que la société rejetait et rabaissait. Tout comme les motifs de leur ostracisme n'étaient pas de leur ressort, ainsi la condition homosexuelle n'est-elle pas, en général, le résultat d'un choix conscient.

Les forces à l'origine de l'orientation sexuelle d'un individu sont encore mal connues, mais l'on s'entend en général pour dire que notre sexualité se définit très tôt, bien avant la puberté. Ainsi, les préférences sexuelles d'une personne ne sauraient être considérées comme un péché, et les préjugés sociaux, parfois violents, qui s'expriment contre les homosexuels ne sont pas loin de rejoindre ceux que dénonçait le Christ.

Ces dernières années, de plus en plus d'Églises protestantes ont abordé la question de l'homosexualité. À l'été 1977, les presbytériens, les unitariens et l'Église Unie du Christ ont déclaré qu'ils appuyaient la cause des gais.

Les délégués de la seizième assemblée générale annuelle des Unitariens universalistes du continent, qui représentaient plus d'un millier de sociétés membres, ont officiellement exprimé leur solidarité envers la communauté gaie dans sa lutte constante pour sa dignité et les droits civils de chacun. Une majorité écrasante de délégués a ratifié l'amendement à un projet de règlement enjoignant aux sociétés membres de ne pas exercer de discrimination sur la base de «l'orientation affective ou sexuelle», et a adopté une résolution générale demandant que l'on s'oppose à toute forme de tactiques telles celles utilisées dans le comté de Dade, en Floride, pour obtenir, en juin 1977, l'abrogation d'une ordonnance en faveur des gais. Ces mesures ne rencontrèrent pratiquement aucune opposition. Une résolution concernant les droits des gais, proposée par le Caucus gai (Gay Caucus) et adoptée lors de la dernière séance, se lisait en partie comme suit: «QU'IL SOIT DONC RÉSOLU QUE: l'Assemblée générale de l'Association des Unitariens universalistes (Unitarian Universalist Association) invite tous les Unitariens universalistes à déployer des efforts pour mettre fin aux persécutions, aux préjugés et à l'intolérance dont est victime la minorité gaie.»

En juillet 1977, le Synode général de l'Église Unie du Christ a également adopté une résolution déplorant «que l'on s'appuie sur les Saintes Écritures pour provoquer la haine et la violation des droits de la personne des gais et des bisexuels» pendant la campagne référendaire du comté de Dade. Cette résolution, appuyée par environ 90 pour 100 des 703 délégués, incitait les membres de l'Église à «réclamer l'établissement de législations fédérales, d'État et locales dans le domaine des droits de la personne». L'Église Unie du Christ, qui compte 1,8 million de membres, est considérée comme l'une des confessions protestantes les plus libérales.

Lors d'une assemblée annuelle, les représentants de l'Église presbytérienne unie, qui compte 2,6 millions de membres, ont voté en faveur du maintien d'un comité d'étude sur l'homosexualité et l'ordination éventuelle de pasteurs gais. Le comité de travail, constitué en 1976, devait soumettre son rapport en 1978[37]. En outre, l'Assemblée générale des Églises presbytériennes des États-Unis, connue aussi sous le nom d'Église presbytérienne du Sud, adoptait une résolution demandant à ses membres de revendiquer l'égalité des droits pour les homosexuels, et mettait sur pied une étude de deux ans sur les questions homosexuelles. L'assemblée a rejeté une proposition visant à marquer l'homosexualité et les pratiques homosexuelles du sceau du péché, mais néanmoins a déclaré

---

37. Le rapport, effectivement soumis en 1978, *recommandait l'ordination*. Il a été rejeté à la majorité.

que l'homosexualité «ne rencontrait pas les desseins de Dieu» en ce qui a trait aux pratiques sexuelles.

En général, les communautés qui comptent le plus grand nombre de membres dans le Midwest et au Sud sont moins tolérantes envers l'homosexualité que leurs pendants du Nord ou de l'Ouest des États-Unis. En juin 1976, la Conférence de l'Ohio de l'Église Unie du Christ a rejeté une résolution qui aurait accueilli les gais comme membres et comme ministres. Toutefois, aussi tôt qu'en 1972, la Conference de la Californie du Nord de cette même Église ordonnait Bill Johnson en tant que premier pasteur homosexuel avoué dans une congrégation reconnue.

Quoi qu'il en soit, même au sein de groupes plus conservateurs, des changements se font sentir. À l'automne 1977, l'Assemblée générale de l'Église chrétienne (Disciples du Christ, comptant 1,3 million de membres) rejetait une résolution qui aurait condamné l'homosexualité en tant que choix de vie. La résolution fut rejetée à 2 304 voix contre 1 538 après un débat houleux au cours duquel un membre du Bureau des électeurs lut une lettre émouvante de son fils par laquelle il demandait à ses parents de ne pas le juger et de ne pas se sentir coupables de ses préférences sexuelles. L'assemblée adopta une résolution réclamant des lois pour «mettre fin au déni des droits de la personne et à la violation des libertés civiles en raison de l'orientation ou des préférences sexuelles» des individus. La résolution stipulait en outre que les homosexuels sont victimes de discrimination et que les lois contre la sodomie sont injustement et inégalement appliquées dans leur cas. On y admettait que l'Église avait participé à la persécution des homosexuels et qu'elle devait maintenant appuyer toute réforme juridique concernant leurs droits civils.

Les méthodistes forment depuis toujours l'une des Églises les plus conservatrices. Une écrasante majorité des membres réunis au début de 1976 à la Conférence générale de l'Église méthodiste unie à Portland, dans l'Oregon, vota pour le maintien de leur Déclaration des principes sociaux de 1972 plutôt que pour la version libéralisée proposée pour la remplacer. Cette Déclaration des principes sociaux stipule ce qui suit:

> Les homosexuels sont autant que les hétérosexuels des personnes de mérite, qui requièrent le ministère et les conseils de l'Église dans leur quête d'épanouissement, comme aussi le soutien spirituel et émotionnel d'une communauté, grâce auquel ils peuvent se rapprocher de Dieu, d'autrui et d'eux-mêmes. Nous déclarons en outre que toute personne a qualité pour faire respecter ses droits humains et civils, bien que nous n'approuvions pas la pratique de l'homosexualité et que nous la jugions incompatible avec la doctrine chrétienne.

Aucune déclaration par un corps constitué de l'Église ne reflète l'opinion de tous ses membres, et la déclaration des méthodistes que nous venons de citer est un cas d'espèce. En janvier 1977, le révérend Edward W. Bauman, pasteur de l'église méthodiste unie Foundry à Washington, D.C., déclarait que la politique officielle des méthodistes selon laquelle l'homosexualité était contraire aux principes chrétiens était une grave erreur, et que les homosexuels devraient être les bienvenus dans l'Église. S'adressant à sa congrégation à l'occasion d'un sermon qui fut inclus dans le cadre d'une série télévisée sur l'amour et le mariage diffusée à travers le pays, il déclara que ses lectures abondantes sur les questions homosexuelles et sur la situation des gais aux États-Unis avaient «radicalement» transformé son point de vue, et qu'il était passé de l'incompréhension à un désir profond de changement dans les façons de penser tant au sein de l'Église qu'en dehors. Son sermon ayant été diffusé par de nombreuses stations locales de la télévision américaine et sur le réseau des forces armées des États-Unis, les propos du révérend Bauman ont sans nul doute été entendus par des milliers de méthodistes qui ignoraient les principes sociaux officiels de leur Église.

Les groupes religieux qui adhèrent à une interprétation littérale des textes bibliques continuent de croire fermement que l'homosexualité est une orientation inacceptable. Les délégués du congrès de 1976 de l'Église baptiste du Sud ont aussi pris position contre l'homosexualité. Une résolution, adoptée à la quasi-unanimité, marquait «les pratiques homosexuelles du sceau du péché». Elle incitait les quelque trente-cinq mille églises baptistes à «ne pas approuver l'homosexualité par le biais de l'ordination, de l'emploi ou de toute autre participation à un mode de vie normal». Dans une lettre adressée au *National Enquirer* du 19 avril 1977, on citait L. Duane Brown, président du Conseil américain des Églises chrétiennes: «Le problème des homosexuels est qu'ils ne pratiquent jamais seuls leur homosexualité. Ils font leur proie des autres. Voilà pourquoi nous avons des lois qui nous protègent des gens comme eux.»

Puisque l'Ancien Testament condamne si clairement les pratiques homosexuelles, reconnaître que l'homosexualité puisse être une forme positive d'amour a été particulièrement difficile pour les juifs. Mais la reconnaissance croissante ces dernières années du fait que les gais constituent une minorité importante de tous les segments de la société américaine a rendu les juifs réformistes désagréablement conscients des similitudes entre les persécutions qu'ils ont subies eux-mêmes et la discrimination dont les gais sont couramment victimes. Les juifs libéraux et leurs chefs spirituels ont été requis par leur conscience d'examiner attentivement ces problèmes et de remettre en question des valeurs davantage basées sur la tradition que sur une pensée rationnelle.

La rationalité à laquelle on s'efforce de tendre, sans perdre de vue que nos attitudes originelles sont le produit des mœurs et des ragots plutôt que de la connaissance directe des faits, provoque parfois d'étonnantes transformations. Le révérend Bauman, pasteur méthodiste de Washington, D.C., a connu cette expérience. Quand nous avons parlé avec le rabbin David Goldstein de Baltimore, il nous a relaté une expérience similaire à celle du révérend Bauman.

Se rendant compte du fait que l'homosexualité devenait un sujet ouvertement controversé, le rabbin ressentit le besoin d'y regarder lui-même de plus près afin de réaffirmer ou de rejeter les enseignements qui avaient forgé son point de vue sur cette question. La mise à pied récente et sommaire d'un éminent professeur d'hébreu qui s'était ouvert de son homosexualité auprès de ses supérieurs pesait aussi sur sa conscience. Il pressentait là une injustice. Le rabbin conçut le titre d'un sermon — «Les homosexuels juifs: l'outrage ou l'indignation» — qu'il promit de prononcer la semaine suivante.

Cette semaine-là, il se plongea dans l'étude intensive des questions homosexuelles. Il discuta avec des gais juifs. Il lut le témoignage-fiction de Laura Hobson où elle raconte comment elle s'est accommodée du fait que son fils était homosexuel. Il consulta de nombreux articles récemment parus dans des revues professionnelles, dont l'un était signé par le Dr Judd Marmor, ancien président de l'Association américaine de psychiatrie et ardent défenseur de l'homosexualité comme saine alternative au choix de la majorité.

En rédigeant son sermon le vendredi matin, le rabbin Goldstein commença par avouer qu'il estimait présomptueux de parler d'un sujet dont il avait tout ignoré jusque-là. Nous avons extrait les passages qui nous paraissaient les plus pertinents.

> J'ignorais tout de l'homosexualité, j'étais dépourvu d'expérience et de compréhension, je n'avais pas de connaissances précises sur le sujet. J'étais le produit d'une société et d'une culture juives qui avaient systématiquement dénigré les homosexuels en les couvrant de mépris et de ridicule, en les excommuniant presque.
>
> Pourquoi ces jours [où j'ai préparé mon sermon] ont-ils été si difficiles pour moi? Parce que j'ai évolué et que j'ai regretté l'incompréhension que j'avais manifestée auparavant. La croissance et le regret sont toujours douloureux. J'ai lu tout ce qui m'est tombé sous la main sur le sujet, et pourtant, je n'ai fait que gratter la surface. J'ai aussi discuté avec plusieurs membres de la communauté juive, qui m'ont fait confiance. L'angoisse qu'ils m'ont exprimée m'a aidé à prendre conscience du cauchemar presque indescriptible et de la douleur qui ont été les leurs depuis tant d'années.

Le rabbin dit avoir découvert que

> étant donné que nous ne pouvons ou nous ne voulons pas nous comporter avec eux de manière rationnelle, nous les harcelons assez pour, qu'ils se cachent, et même (cela vaut sans doute surtout pour nous, les juifs, en raison de notre éducation), nous avons tendance à reléguer les homosexuels juifs aux bas-fonds psychologiques et sociaux de la perversion et de la dégénérescence.
> Ces jours bouleversants m'ont permis de découvrir que beaucoup d'homosexuels sont des êtres fiers, intelligents, souvent des créateurs pleins de talent qui cherchent désespérément à se faire accepter de la société et à y contribuer. Mais ils en sont incapables, car pour y arriver, ils doivent vivre dans le mensonge. Ils doivent garder secrète leur homosexualité, non pas tant parce qu'ils en ont honte, mais parce qu'ils ne sont pas certains de la réaction qu'elle provoquera chez les autres.
> Il existe depuis peu à Los Angeles une synagogue réformiste dont les membres sont presque tous homosexuels. Elle a été admise l'an dernier au sein de l'Union des communautés hébraïques américaines (Union of American Hebrew Congregations). [Son nom signifie] «Maison de la nouvelle vie». [...] Bien que je ne sois pas convaincu qu'il y ait lieu pour les homosexuels de se regrouper en congrégations spécifiques, je comprends les forces qui ont conduit celle-ci à prendre forme séparément des autres.
> Dans les mots du rabbin Erwin Herman, qui a participé à la fondation de cette synagogue, «la synagogue est un lieu où [les gais juifs] recherchent la chaleur humaine, l'affection et le partage avec leurs frères juifs. Mais le moins que l'on puisse dire est qu'il leur est difficile d'exprimer leur perception de ce que sont la chaleur humaine, l'affection et le partage dans des synagogues déjà existantes sans s'exposer au ridicule et à l'ostracisme.» Je crois que notre rôle dans ce débat en tant que juifs est clair. Notre héritage ne se limite pas à l'outrage des auteurs du Lévitique. Les siècles d'errance et de douleur que nous avons connus devraient nous avoir appris tout le mal que

les sociétés humaines ont pu perpétrer au nom des valeurs et des opinions établies. En particulier nous, les juifs, qui avons tant subi les fers aux mains d'hommes qui prétendaient détenir la vérité, qui ne toléraient qu'une façon de vivre, la leur, nous, entre tous les peuples, devrions entendre l'appel que lancent les homosexuels pour que nous les délivrions de la discrimination et de l'oppression et pour que nous les abordions avec un regard neuf.

La première Église totalement conçue pour rencontrer les besoins des gais a été fondée par le révérend Troy Perry, qui fut pendant quatre ans ministre pentecôtiste avant de comprendre qu'il était homosexuel. Pour être ordonné, il était obligatoire qu'il fût marié. Le révérend Perry était marié depuis l'âge de dix-neuf ans et il avait deux jeunes fils. Quand il demanda conseil à un supérieur de son Église, ce dernier fit immédiatement part de sa confession à l'évêque qui lui demanda sa démission le jour même. Il recommença sa vie dans la région de Los Angeles et, plusieurs années après, encouragé par des amis, il acquit la certitude de devoir fonder une nouvelle Église au sein de laquelle les gais pourraient s'acheminer vers Dieu dans l'acceptation et l'amour.

C'était en 1968. Douze personnes participèrent à l'office religieux, chez le pasteur lui-même. À la fin de l'année, cinq cents personnes, hommes et femmes et leurs amis, se réunissaient dans un cinéma désaffecté et recueillaient dix mille dollars en vue d'acquérir un édifice pouvant abriter une église. L'Église communautaire métropolitaine était devenue une réalité. Depuis, plus de 120 groupes d'étude, missions et communautés légalement constituées ont été fondés dans les plus importantes villes des États-Unis, ainsi qu'en Australie, en Nouvelle-Zélande, au Canada, au Nigeria et en Grande-Bretagne. Quelque trois mille personnes participent aux assemblées générales.

Aujourd'hui, contrairement à ses débuts modestes, l'Église communautaire métropolitaine est une Église œcuménique chrétienne ouverte à tous, en particulier à tous ceux qui, pour des motifs divers, se sentent exclus ou négligés par les Églises traditionnelles. L'Évangile chrétien est le point focal de la vie des membres et le lien qui les unit les uns aux autres.

Le rituel d'union, ou mariage au regard de l'Église sinon au regard de la loi, est l'un des moyens de cimenter ces liens. Nous avons assisté à plusieurs mariages à l'église communautaire métropolitaine, et nous désirons partager avec vous cette expérience émouvante. Par exemple, lors d'un récent rituel d'union à Baltimore, cinquante personnes étaient réunies dans la petite chapelle située au sous-sol d'un édifice. L'office débuta par deux chansons d'amour, puis le couple s'agenouilla pour recevoir la bénédiction du pasteur et le message de l'Église selon lequel amour et fraternité se soudent dans l'amour du Christ. Les amoureux furent invités à s'aimer, à s'ouvrir l'un à l'autre, à entendre ce qui est dit et ce qui est tu. Ils doivent respecter leurs droits réciproques, permettre à l'autre d'être lui-même et s'accepter l'un l'autre tels qu'ils sont. Ils doivent partager leur vie ensemble dans le respect des enseignements d'amour du Christ.

Après l'échange des vœux et des anneaux, on chanta des hymnes et l'on récita des prières, puis tous les fidèles présents reçurent l'Eucharistie. Le pasteur distribua les hosties et le vin à l'autel et donna l'accolade à chaque communiant en lui adressant des mots d'encouragement et sa bénédiction. Les couples se rendaient main dans la main jusqu'à l'autel et recevaient ensemble le message du pasteur qui plaçait ses mains sur leurs épaules.

Dolores Berry, une Noire de vingt-six ans, vient de recevoir l'ordination au ministère à l'église communautaire métropolitaine de Baltimore. Elle nous a parlé de sa vocation lors d'une entrevue enregistrée. Elle s'est exprimée avec une telle clarté que nous transcrivons ici son témoignage:

> J'avais vingt et un ans quand je fus ordonnée ministre de l'Église chrétienne méthodiste épiscopale. J'avais conclu que l'abstinence était la solution à mon problème. J'avais découvert que j'étais gaie et j'avais une opinion très négative à l'endroit des homosexuels. Je croyais que la Bible les considé-

rait comme des pêcheurs, je savais qu'ils étaient exclus par la société, et j'estimais cela juste. Je n'avais pas vraiment connu d'homosexuels, j'étais tout simplement convaincue que les lesbiennes étaient des femmes rudes, masculines et désagréables. Je m'imaginais mal dans cette peau-là. Puis, deux homosexuels vinrent me demander conseil. Ils devaient être âgés de quarante ou cinquante ans. Ayant constaté les pressions qu'ils devaient subir, je me mis à lire sur le sujet. À la bibliothèque, je pus me renseigner sur le milieu gai, ses organismes, ses publications et ses livres. J'ignorais que tout cela pût exister. J'étais très heureuse de cette découverte, et mon attitude changea du tout au tout. Je commençai à sourire aux gais que je croisais dans la rue, songeant qu'eux possédaient un courage et un cran dont j'étais moi-même dépourvue...

Je décidai de me confier à mon évêque. L'Église méthodiste ordonnait les femmes depuis plusieurs années et l'évêque disait à qui voulait l'entendre que le sacerdoce des femmes était tout à fait acceptable... J'avais des remords d'avouer ainsi mon orientation, car je savais que cela jetterait un mauvais éclairage sur toutes les femmes reçues dans le ministère... Puis, je me rendis à l'église communautaire métropolitaine et j'y fis la connaissance d'une femme pasteur qui me dit: «Je suis lesbienne.» Je ne pouvais pas croire qu'elle l'ait dit. Cela fit grande impression sur moi...

Je me confiai à mon évêque et lui demandai quelle était la position de l'Église à propos de l'homosexualité. Il répondit: «Ce que les gens font dans leur chambre à coucher ne regarde qu'eux», et cela me fâche, car ce n'est pas une question circonscrite par la chambre à coucher ou même par la maison. Cela concerne le monde entier. Il me dit qu'il avait fondé sur moi de grands espoirs. Il me demanda de n'en rien dire à personne, et ainsi personne ne le saurait. Mais je lui dis: «Il y a trop de gais qui se cachent. Je ne retournerai pas en arrière.» Il me dit ensuite que je pouvais fonder une Église gaie, une branche de l'Église méthodiste, mais il me dit plus tard que cela ne serait pas possible. Pendant les quatre mois qui suivirent, je n'entendis plus parler de lui. Puis il me dit qu'il ne pouvait me confier un ministère auprès des personnes âgées, car je risquais de les choquer, et qu'il ne pouvait pas davantage me confier un ministère auprès des jeunes, car je pourrais les influencer, mais qu'il pouvait me confier un ministère avec personne dedans: je pourrais rassembler mes propres fidèles à la condition de n'avoir aucun gai au conseil d'administration de mon église. Alors, je suis partie.

Maintenant, je préfère agir comme conseillère plutôt que prononcer des sermons du haut de la chaire. La communauté gaie a vraiment besoin de leadership chrétien, elle a besoin qu'on l'aide à redéfinir sa moralité, à comprendre les liens d'affection et de respect qui unissent les êtres entre eux, et à réinterpréter les points de vue bibliques. Tant de gais ont une mauvaise opinion d'eux-mêmes, comme c'était mon cas, parce qu'ils croient que Dieu est contre eux. Il est très important de se rendre compte que ce n'est pas vrai. J'ai connu un organiste gai qui jouait de l'orgue d'une manière absolument sublime. Il était un merveilleux musicien. Quand je lui ai demandé de venir jouer pendant les offices de l'église communautaire métropolitaine, il a répondu qu'il ne pouvait pas jouer la musique de Dieu à cause de ce qu'il était. Il était convaincu que le fait d'être gai le détournait de Dieu. Combien d'autres pensent ainsi? Tous les jours de leur vie, ils ont l'impression de se détourner de Dieu. Beaucoup de gais sont morts sans savoir que Dieu les aimait. Nous avons placé notre clergé sur un piédestal, mais c'est de réponses que nous avons besoin, d'une direction chrétienne, pour que les gens se rapprochent de Dieu et le portent en eux où qu'ils aillent, et pour qu'ils sachent qu'ils ne sont pas des brebis galeuses.

L'Église communautaire métropolitaine ne s'adresse pas qu'aux homosexuels. Amis et parents trouvent dans ces communautés une chaleur et un soutien qui prédisposent au recueillement. Notre amie June Durham, dont le fils est gai, est diaconesse de l'Église communautaire métropolitaine à Baltimore. Elle est toujours bien reçue dans les bars gais où l'Église l'envoie en mission. Il arrive aussi que des pasteurs d'autres confessions se sentent appelés à exercer leur ministère auprès des gais.

Voici un extrait d'une communication prononcée par Kay (voir page 65) devant sa paroisse méthodiste au moment où elle s'apprêtait à les quitter pour l'Église communautaire métropolitaine de Milwaukee que son mari et elle avaient instituée au prix d'efforts considérables.

> Il y a trois ans j'ignorais l'existence de l'Église communautaire métropolitaine. Il y a trois ans, je ne savais pas que les gais composaient dix pour cent de la population, que le pays en comptait vingt millions... Dieu semble nous avoir appelés, mon mari et moi, à ce ministère, il semble que nous soyons appelés à dire à ces femmes et à ces hommes gais que Dieu les aime et les veut vraiment auprès de lui. Nous commençons à comprendre l'universalité de l'amour de Dieu et de Son Royaume.
>
> Cela ressemble à l'histoire de l'apôtre Paul — dont Dieu fit son messager auprès des Gentils, un peuple qu'il avait jadis persécuté. Au début, Paul ne comprenait pas les Gentils, mais il apprit à les aimer comme son peuple en Jésus-Christ. Nous aussi avons appris à comprendre et à aimer les homosexuels, mais il fallut à Dieu des mois et des mois pour réussir à nous ouvrir le cœur et l'esprit. Aujourd'hui, œuvrer dans ce milieu est pour nous une bénédiction divine.

Nous ne saurions clore ce chapitre sans mentionner deux mouvements religieux actifs à travers le pays qui œuvrent auprès des homosexuels catholiques et juifs un peu comme l'Église communautaire métropolitaine soutient les anciens catholiques et protestants. L'organisme catholique Dignité fut fondé à San Diego en 1969. En 1972, d'autres chapitres furent ouverts dans d'autres villes. Au moment où nous rédigeons ces lignes, des dizaines de milliers de catholiques gais sont regroupés en plus de cinquante chapitres. Un mouvement appelé Intégrité se dévoue au service des gais épiscopaliens.

Le père jésuite John McNeill a participé à la formation de Dignité. Citant la déclaration d'intention de l'organisme, il dit:

> Nous croyons que les homophiles peuvent exprimer leur homosexualité d'une manière conforme à l'enseignement du Christ. Nous croyons que toute sexualité doit s'exprimer dans un esprit de responsabilité personnelle et d'ouverture à l'autre[38].
>
> Le but premier de Dignité est d'aider l'homosexuel catholique à réaliser que pour être chrétien il n'a pas à refuser son homosexualité, mais qu'il devrait plutôt être pleinement lui-même pour être pleinement chrétien. [...] Nous voulons que les gens reconnaissent que, en tant qu'hommes, nous avons le droit d'exprimer notre sexualité de la seule façon qui nous est naturelle. Quand cela sera accepté, on s'apercevra que nous sommes des personnes saines, sur les plans physique et moral, et des citoyens responsables[39].

Les membres de cet organisme espèrent qu'un jour le clergé de l'Église reconnaîtra la validité du but de l'homosexuel catholique: «... d'affirmer dans la foi son orientation sexuelle, de se considérer comme membre à part entière de la communauté croyante, et d'exprimer sa sexualité d'une manière conforme à la doctrine de l'amour enseigné par le Christ[40].»

À bien des égards semblable à Dignité, le mouvement homosexuel juif Jewish Gays s'est étendu aux villes américaines à forte densité juive. Des synagogues dotées de rabbins et de chantres et offrant des programmes d'éducation des adultes exercent leurs activités à Los Angeles et à New York depuis 1972. La synagogue de Los Angeles est maintenant affiliée au groupe réformé national, l'Union des communautés hébraïques américaines.

La synagogue métropolitaine communautaire Mishpocheh (ce qui veut dire «famille») de Baltimore et de Washington est représentative des organismes plus petits et moins formels. Les membres participent à des offices et au sabbat chaque

---
38. McNeill, *L'Église et l'homosexuel: un plaidoyer*, p. 160.
39. *Ibid.*, p. 158.
40. *Ibid.*, p. 17.

vendredi soir, et à l'occasion des grandes fêtes. Voici la relation que donne un membre d'un office du Yom Kippour tenu au domicile de l'un d'eux:

> L'office fut suivi d'un agréable repas de fin de jeûne et d'une discussion entre une quarantaine de personnes, très différente de toutes les discussions auxquelles j'avais jamais participé. Les gens se sont livrés spontanément avec reconnaissance. Ce fut un éveil et une communion. Il y avait là des femmes, des Noirs, des enseignants, un chauffeur de taxi, des avocats, des écrivains, un peintre en bâtiment, un commis de magasin, des architectes, des étudiants, plein d'hommes d'affaires et de fonctionnaires, des membres des forces armées (armée de terre et marine) et encore d'autres. Il y avait là autant de professions qu'en compte une ville. Nous n'avions en commun que trois choses:
> 1. Nous étions juifs.
> 2. Nous étions gais.
> 3. Nous voulions être en compagnie de juifs gais ce jour-là.
>
> J'ignore ce à quoi songeaient les autres. Je ne puis que vous dire ce qui m'est arrivé à moi. Aux autres moments de ma vie où j'avais participé à l'Amidah, la prière silencieuse pendant laquelle nous entrons dans notre cœur et dans notre âme pour demander pardon de nos erreurs, j'avais pleuré en moi-même sur les actes homosexuels que j'avais commis pendant l'année. J'avais demandé une quelconque libération mystique de la culpabilité que j'éprouvais. Dans mes jeunes années, j'avais même demandé à Dieu de me changer. Il ne l'a jamais fait. Et mes angoisses s'intensifiaient avec le retour de chaque automne.
>
> *Mais cette année, j'étais libre.* Je priai, heureux d'être en vie, rendant grâce à Dieu pour cette communauté d'hommes et de femmes qui avaient enfin appris à apprécier la créature de Dieu qu'ils étaient... différente des autres créatures de Dieu sans doute, mais créature de Dieu néanmoins. Voilà pourquoi cet office fut une expérience neuve pour moi, un réveil. Comme le dit mon compagnon baptiste, c'était comme une nouvelle naissance. Pour moi, en tant que juif, c'était *Shalom*.

Comme le dit cet extrait de la déclaration d'intention de la synagogue Mishpocheh:

> Ce groupe a été fondé pour qu'on puisse venir y chercher le sens de l'appartenance et la compréhension que beaucoup d'entre nous n'ont pas pu trouver au sein de leur famille ou dans leur synagogue. Nous nous sommes sentis rejetés et nos besoins sont souvent restés insatisfaits. En tant que juifs, nous avons observé les enseignements de nos rabbins et nous nous sommes réunis pour exprimer notre judéité mieux que jamais auparavant.

Cette dernière déclaration résume ce que signifie pour tous les gais qui aspirent à l'amour de Dieu le fait d'être acceptés ouvertement au sein d'une communauté de fidèles. Nous voulons nous réunir pour exprimer notre foi mieux que jamais auparavant.

8
Parents et enfants ensemble

Dans son livre *Consenting Adult*, Laura Hobson raconte l'histoire d'une famille qui, au début des années soixante, doit faire face à l'homosexualité du fils. Plus d'une fois, les tentatives que fait la mère, Tessa, pour en parler rencontrent les oppositions tant de son fils que de son mari. Jeff refuse souvent de discuter d'un quelconque aspect de sa vie avec sa mère. Quant à Ken, il ne cède pas au besoin de sa femme (ou à son propre besoin) d'exprimer ses sentiments. Tessa fait remarquer quelque part que «chacun de nous [...] est et sera toujours au centre de sa propre souffrance; chacun porte son regard vers les autres comme s'ils n'en faisaient pas partie». Voilà qui exprime bien l'isolement et la souffrance qu'engendre le manque de communication entre les membres d'une même famille. Une version un peu différente de cette situation est celle qu'illustre une femme gaie dans une lettre à ses parents: «Il faut que vous preniez conscience, une fois pour toutes, du fait que *je* ne changerai pas, que je ne peux pas changer. C'est *vous* qui devez changer. J'ai tenté par tous les moyens à ma disposition de vous aider à comprendre, mais vous ne semblez pas entendre ce que je dis.»

Lorsqu'un parent ou un enfant refuse d'écouter l'autre ou de lui parler, le flot de bien-être et d'apprentissage qui leur viendrait en aide à tous les deux est interrompu. Nous ne pouvons pas en arriver seuls à comprendre nos enfants gais — et eux ne peuvent pas le faire à notre place. Une famille doit traverser ensemble cette situation, en gardant le plus possible les voies de communication ouvertes — ce qui veut dire savoir écouter autant que savoir parler; tant les parents que les enfants doivent exprimer sincèrement leurs sentiments, ne pas hésiter à poser des questions et faire part de leur expérience personnelle.

À remarquer que *nous* ne pouvons pas agir pour les autres parents non plus. Tout au plus pouvons-nous transmettre nos expériences et nos convictions et celles d'autres personnes. Nous pouvons relater les découvertes que nous avons faites qui ont aidé tant de parents et de jeunes. Mais nous ne sommes pas plus capables de transformer les attitudes que de provoquer une ouverture chez les esprits fermés. Personne parmi ceux d'entre nous qui travaillent avec des parents n'a pu rejoindre les gens qui refusaient de mettre leurs attitudes et leurs convictions en doute.

Les personnes qui réagissent bien, qui réussissent à traverser cette expérience (et qui eux-mêmes ont quelque chose à nous apprendre), sont ceux qui, quelle que soit leur détresse, sont disposés à faire l'effort nécessaire pour comprendre. Parfois, de savoir qu'un point de vue positif est possible peut ouvrir la voie vers ce point de vue.

Enfin, nous avons découvert que les parents ne sont pas les seuls à requérir de l'aide. Les personnes gaies elles-mêmes veulent en savoir plus long sur les sentiments de leurs parents face à cette situation et sur ce qu'elles peuvent faire pour leur venir en aide. Par conséquent, nous avons beau, ici ou ailleurs, aller au-devant des parents, en réalité nous nous adressons autant aux enfants qu'aux parents, à toute la famille en fait, puisque les autres membres sont entraînés dans le processus d'apprentissage.

Au départ, notre meilleur conseil est *détendez-vous*. Ce n'est pas la fin du monde. Votre enfant gai n'est pas condamné à une vie de souffrance et de malheur. Ni vous non plus. Bien entendu, vous devez discuter de cet aspect de la vie de votre enfant, apprendre à le connaître et à l'assumer de la manière la plus ouverte et la plus agréable possible. Vous avez tout à perdre de l'hystérie, de la colère, de la tension ou du silence. Le fait est que nos enfants gais ont besoin que nous les aidions, ils n'ont pas besoin que nous les condamnions ou que nous évitions le sujet.

Votre enfant gai craint surtout d'être rejeté; vous devez donc en premier lieu le rassurer sur ce point. Il est absolument essentiel que vous disiez à Terri que vous l'aimez encore, que vous rappeliez à Ben qu'il compte toujours autant pour vous, et que vous l'aiderez de toutes les façons possibles. Il n'est jamais trop tard pour dire à votre enfant que vous l'aimez. Si vous avez omis de le lui dire quand vous avez appris la nouvelle, faites-le maintenant. Et n'oubliez pas: une étreinte fait du bien à chacun!

En fait, vous n'avez aucune raison de ne pas apprécier la compagnie de votre enfant gai autant que celle de vos autres enfants. Cela ne sert à rien de voir en lui un être «totalement différent» de ce qu'il était auparavant. Nous savons que les enfants disent à leurs parents: «Je suis la même personne que j'étais avant de tout vous avouer. Simplement, vous savez sur moi une chose de plus.» Nous leur conseillons même de le leur dire. Songez-y: votre enfant n'a pas «changé» d'une manière épouvantable; il a partagé avec vous une part essentielle de lui-même. Si vous concentrez sur lui votre amour et votre attention, vous saurez découvrir ce que signifie pour lui être gai.

Par exemple, pour Irène, Frank et leurs quatre enfants, le fait que l'une des filles soit gaie ne présente aucune difficulté. Voici ce qu'écrit Irène:

> Kate est maintenant une personne *à part entière*... Depuis qu'elle a renoncé à se cacher, elle est plus heureuse, et elle milite davantage en faveur des droits de la personne. Frank et moi sommes très fiers d'elle — et nous l'appuyons à cent pour cent. Son frère et ses sœurs se fichent complètement qu'elle

soit gaie. En ce qui me concerne, je constate et j'apprécie sa vivacité, son enthousiasme et même son émerveillement. C'est une belle métamorphose. J'aimerais pouvoir dire aux autres parents que si leur enfant est homosexuel, qu'il est heureux de l'être et qu'il n'en a pas honte, eux aussi doivent en être heureux et ne pas en avoir honte. Les parents aimeraient-ils mieux que leur enfant soit «hétérosexuel ou mort»? ou malheureux? ou malhonnête?

Je crois que des parents qui «comprennent» éprouvent un sentiment de fierté envers eux-mêmes et de respect envers autrui, et qu'ils ne sont pas pathologiquement obsédés par les formes différentes de la sexualité — «différentes» ne signifiant nullement meilleures ou pires.

Irène et Frank ne sont pas les seuls dans leur cas. De très nombreuses personnes nous ont dit (et nous nous en sommes aussi rendu compte par nous-mêmes) que les parents et les enfants qui discutent sans contrainte d'homosexualité sont plus heureux ensemble. Nous pouvons, si nous le voulons, nous réjouir avec nos enfants gais des nouvelles découvertes qu'ils font.

Il faut cependant reconnaître que beaucoup d'entre nous n'ont pas immédiatement l'esprit tranquille quand leur enfant leur apprend qu'il est gai. Nous dressons souvent des barrières inconscientes qui nous empêchent d'être aussi rationnels devant cet aspect de la vie de notre enfant que s'il nous annonçait un choix de carrière inattendu ou s'il nous présentait sa compagne ou son compagnon hétérosexuel.

Tout au long de notre vie, nous avons associé le mot *homosexuel* à la terreur, à la répulsion et à la peur de l'inconnu. Quand notre enfant tout à coup emploie ce mot pour se désigner lui-même, nous devons affronter d'autres sentiments aussi profondément enracinés en nous, dont certains nous concernent directement.

Il est plus que probable que nous nous sentions coupables ou incompétents en tant que parents. La question «En quoi me suis-je trompé?» est si fréquente qu'elle est devenue un lieu commun, mais elle n'en est pas moins angoissante pour chaque parent qui se la pose. Pendant des années les psychologues (et la société en général) ont rendu les parents responsables des comportements de leurs enfants, de leurs particularités et de ce qui leur arrivait dans la vie. Mais voici ce qu'écrit le Dr George Weinberg: «Le fait d'avoir une fille ou un fils homosexuel ne signifie nullement que l'on a failli comme parent. Le pays compte entre vingt et trente millions de parents d'homosexuels, dont un grand nombre ont été inutilement affectés par la propagation du mythe des parents incompétents[41].»

Ces théories concernant l'impact du milieu sur le développement de la personnalité ont beau être en perte de vitesse, la plupart d'entre nous les avons gravées si profondément dans notre subconscient qu'elles nous paraissent encore vraies. En réalité, l'homosexualité se développe très tôt chez l'enfant, et il semble que ce soit à la fois naturel et inévitable chez certains d'entre eux. En outre, rien ne prouve que les parents en soient responsables.

Nous vous incitons donc à vous rappeler tout ce qui a fait de vous ces bons parents que vous avez été et que vous êtes encore. La preuve de votre compétence, comme le dit une mère, est dans «les bonnes choses que vous savez sur votre enfant, les belles choses qu'il a faites, et le respect et l'amour qu'il vous manifeste.» N'oublions pas que nos enfants nous ont démontré à la fois leur amour, leur confiance et leur foi en nous par leurs confidences. Acceptons ce compliment qui nous rassure et nous redonne confiance en nous.

Nous pouvons aussi trouver un réconfort dans le message suivant, souvent transmis à nos enfants eux-mêmes. Comme le leur rappelle un jeune homme: «Soyez patients! Vos parents mettront autant de temps à accepter votre homosexualité qu'il vous en a fallu à vous-mêmes. Ne leur demandez pas de

---

41. Tiré de la trousse d'information préparée par le Groupe spécial national gai à l'intention des parents de gais (*National Gay Task Force Information Packet*).

faire des miracles.» Nous avons découvert qu'une détermination trop sévère teintée du dépit de devoir en arriver à accepter la situation en empêche plus d'un de se détendre et d'apprécier avec simplicité son enfant gai.

Nous dressons encore une barrière quand nous sommes obsédés par ce que nous croyons avoir perdu à tout jamais, nos rêves et nos espoirs pour l'avenir de cet enfant. La plupart d'entre nous nourrissent des attentes pour leurs enfants: une carrière fructueuse, un conjoint aimant, des enfants (*nos petits-enfants!*), une belle maison, une vie sociale intéressante et le respect de nos semblables. Mais quand notre enfant nous déclare: «Je suis gai», il se peut qu'à nos yeux ces ambitions deviennent aussitôt irréalisables. Le fait est que bon nombre de ces rêves peuvent encore voir le jour pour qui le veut vraiment. Mais nous devons aussi comprendre que *nos* espoirs ne sont pas forcément ceux de nos enfants, fussent-ils ou non homosexuels. Nous devrions souhaiter à nos enfants qu'ils obtiennent ce qu'eux désirent le plus dans la vie, et non pas nous attendre à ce qu'ils répondent à nos attentes.

Souvenez-vous que vous voulez pour votre enfant ce qu'il peut lui arriver de meilleur, et non pas ce qui vous semble lui convenir. Trop de parents se dépêchent de conduire leur enfant chez un psychiatre pour que celui-ci le «guérisse», ou tout au moins songent à le faire. Quand nous rencontrons des parents pour la première fois, ils nous demandent s'il est possible à leur fils ou leur fille de «changer». Nous pouvons leur donner plusieurs réponses.

D'abord, nous trouvons irréaliste l'idée d'une «guérison», car l'homosexualité n'est pas une maladie. C'est une caractéristique de la personnalité d'un individu et, dans l'état actuel de la science, nous pouvons dire qu'elle est le produit du même ensemble de facteurs génétiques et sociaux qui déterminent les autres aspects de sa personnalité.

Ensuite, selon nous, c'est une erreur de chercher à transformer un aspect de la personnalité d'un individu, à moins que cette caractéristique l'incommode ou le rende inapte à vivre en société. Les préférences sexuelles n'entrent pas dans cette catégorie. Encore une fois, c'est l'intolérance qui rend les gais malheureux, et non pas leurs choix sexuels. L'intolérance a beaucoup diminué ces dernières années, de sorte que les gais sont moins souvent victimes de discrimination, surtout dans les centres urbains. Plus les gais affichent leur homosexualité, plus le public est renseigné sur ces questions, plus tendent à disparaître la discrimination et l'oppression. Par le fait même, on insiste moins pour que les gais «changent».

Mais l'important à propos des guérisons est qu'elles sont inefficaces. La majorité des gais qui ont subi des traitements de choc ou divers conditionnements visant à provoquer des nausées ou d'autres réactions négatives à leurs désirs homosexuels n'ont jamais réussi à devenir entièrement hétérosexuels. La plupart d'entre eux reconnaissent avoir encore de fortes attirances homosexuelles. Comme nous le faisait remarquer une lesbienne: «J'ai connu une ou deux personnes que l'on a envoyées consulter un psychiatre dans l'espoir de les guérir de leur homosexualité. Ça ne marche jamais. Le mieux qui puisse arriver est que vous pouvez faire l'amour avec une personne du sexe opposé sans en être malade, mais je ne vois pas l'intérêt de cela! Les psys tirent leur pouvoir de leur habileté à agir sur la façon dont les individus se perçoivent.»

Nous sommes entièrement de cet avis. Tout thérapeute qui ne respecte pas l'orientation homosexuelle de son patient aggravera ses angoisses et abaissera l'estime de soi de l'individu qui assume mal sa sexualité. Selon nous, les jugements de valeur n'ont pas de place en psychiatrie. Par conséquent, si un traitement psychiatrique semble *vraiment* indiqué (pour aider votre enfant à s'accepter et à se respecter tel qu'il est en tant que personne, par exemple), il est absolument essentiel de trouver un psychiatre dépourvu de préjugés contre les homosexuels. Presque tous les gais que nous connaissons s'apprécient tels qu'ils sont. La thérapie n'est certes pas utile à tout le monde.

Outre l'idée que l'on peut «guérir», il y a l'idée que «ça va passer». Certains d'entre nous croient que notre fils ou notre fille traverse une étape, ou bien que notre enfant a été entraîné par quelqu'un d'autre, qu'il va «redevenir» hétérosexuel et que tout va rentrer dans l'ordre. Dans les propos de Jim et de Mona que nous citions au chapitre 3, Jim parle de l'espoir qu'il avait au début de voir Rick s'efforcer de redevenir hétérosexuel. Il dit ce que croient de nombreux parents, que leur enfant est né hétérosexuel et qu'il pourrait le redevenir «si seulement il voulait s'en donner la peine» ou «s'il le désirait vraiment». Tant que nous resterons accrochés à cette chimère, nous ne pourrons pas comprendre.

Nous avons beau énumérer les raisons d'être d'un changement dans nos attitudes, il ne suffit pas de souhaiter qu'il se produise pour qu'il ait lieu. Cette transformation fait partie de tout un processus d'apprentissage grâce auquel nous en venons à comprendre notre enfant.

Voici donc quelques-unes des mesures spécifiques que vous pouvez prendre dans ce but.

Vous confier: Trouver à qui parler, quelqu'un qui comprenne vos inquiétudes, est déjà un soulagement. En confiant vos sentiments à une autre personne vous vous libérerez de certaines tensions et vous vous sentirez moins seul. N'oubliez pas que vous n'êtes pas le seul parent au monde dont l'enfant est gai! D'autres traversent la même expérience. Peut-être hésiterez-vous à parler avec des étrangers d'une question aussi intime, mais croyez-nous, pour nous et pour des centaines d'autres parents, c'est une initiative qui a donné d'excellents résultats. Les groupes de Parents de Gais (Parents of Gays) vous mettent en contact avec des gens qui cherchent à résoudre les mêmes problèmes que vous. S'il n'y a pas de groupe de parents dans votre région, les amis de votre enfant peuvent vous mettre en contact avec une mère ou un père qui ne demandera sans doute pas mieux que de se confier à vous et d'échanger des impressions. Vous pouvez aussi parfois trouver un conseiller, un thérapeute, un travailleur social, un ministre du culte qui vous aidera à vous débarrasser de vos craintes et qui pourra vous renseigner. Quoi qu'il en soit, n'hésitez pas à contacter les organismes gais ou les centres d'écoute de votre secteur. Le personnel sera tout disposé à vous venir en aide directement ou à vous mettre en contact avec ceux qui pourront le faire.

Lire: Si vous êtes en train de lire ce paragraphe, nous n'avons pas à vous convaincre de la nécessité de la lecture. Si cet ouvrage est le premier que vous lisez sur le sujet, nous vous encourageons à vous en procurer d'autres. Il existe une excellente et abondante documentation sous forme de livres, de fascicules, de cassettes, de périodiques, de circulaires d'information, et de nouveaux documents sont publiés chaque jour. La bibliographie que vous trouverez en fin de volume comprend des titres qui nous ont été particulièrement utiles. Votre enfant en connaît peut-être d'autres. De nombreuses librairies générales vendent maintenant des ouvrages traitant d'homosexualité, et il y a de plus en plus de librairies gaies où vous pouvez en commander ou vous en procurer. Si votre région compte une librairie gaie, allez y faire un tour. Vous y trouverez un vaste choix de livres, bien sûr, mais aussi une ambiance chaleureuse et des gens qui vous mettront à l'aise et qui seront heureux de parler avec vous.

Au fil de vos lectures, vous constaterez combien sont émouvants, intéressants et instructifs les nombreux récits que nous font de leur vie les lesbiennes et les gais. Certains d'entre vous seront plus intéressés par la poésie et les œuvres de fiction écrites par et pour des gais. Mais vous trouverez aussi un réconfort et beaucoup d'information dans les ouvrages sur les questions gaies écrits par des psychologues, des théologiens, des historiens, des militants de la cause homosexuelle, des parents et tant d'autres auteurs.

Peut-être songerez-vous à vous abonner à un ou deux journaux gais locaux ou nationaux qui vous tiendront informé des questions homosexuelles importantes pour votre enfant et pour les autres gais, et dans lesquels, en tant que parent soucieux, vous trouverez bon nombre de renseignements pertinents et utiles.

Rencontrer les autres: Pour beaucoup d'entre nous, les différents mots qui signifient *homosexuel* ont toujours évoqué des images vagues et déplaisantes. Le fait d'associer ces images troublantes à notre enfant nous rend confus et courroucés. Le fait est que même si nos idées préconçues sur les gais ont bien peu à voir avec la réalité, ces «images» sont tenaces. La meilleure façon de vous en débarrasser et d'apprendre la vérité sur l'homosexualité est encore de rencontrer des homosexuels hommes et femmes, de parler avec eux, d'apprendre à les connaître. Nombre d'entre vous éprouvent de prime abord de l'appréhension à rencontrer des homosexuels. Mais donnez-vous une chance, et vous verrez comme tout cela change vite! Laissons ici deux mères nous relater leur expérience. Marguerite parle du congrès gai auquel elle a assisté un peu malgré elle.

> J'étais étonnée de constater combien les jeunes avec qui nous parlions étaient sympathiques; ils avaient des visages intelligents et ouverts, ils posaient des questions et y répondaient. Quand je m'aperçus de mon étonnement, je pris conscience du fait que jusque-là, j'avais cru que mon fils Larry était le seul bon garçon de tout le groupe, qu'il était une exception au milieu d'un tas de gens bizarres. J'ai depuis fait la connaissance d'hommes et de femmes gais vraiment exceptionnels ou simplement sympathiques, et cela m'a appris qu'il y a chez les gais autant de personnalités différentes que chez les hétérosexuels. Je n'ai pas à craindre pour mon fils; il est en bonne compagnie.

Phyllis Shafer nous dit comment les choses se passèrent pour elle en 1957, peu de temps après qu'elle a su que son fils était gai: «Un samedi après-midi, Drew arriva à la maison avec sept de ses amis pour que nous fassions connaissance. Ces pauvres garçons étaient *terrifiés,* c'était clair, et j'avais peur aussi! Mais je me suis efforcée d'être aussi aimable que possible, et j'ai jeté mine de rien dans la conversation quelques expressions gaies que j'avais apprises. Ils m'ont aussitôt trouvée très dans le vent!»

Nous vous conseillons vivement d'accueillir chez vous les amis de votre enfant. Ainsi, les «images troublantes» disparaîtront, vous oublierez leur «différence». Bien sûr, les gais sont distincts les uns des autres comme le sont les hétérosexuels. Et beaucoup de personnes gaies souffrent de problèmes psychologiques, tout simplement parce qu'elles font partie d'une minorité marquée d'infamie. Nous croyons cependant que la plupart des gens que vous rencontrerez seront des jeunes hommes et des jeunes femmes sympathiques et intéressants, ouverts, dynamiques et amicaux, et qu'ils seront eux-mêmes très heureux de pouvoir bavarder avec vous. Certains deviendront sans doute vos amis. Quand vous constaterez — comme ce fut notre cas — que beaucoup de jeunes *ne peuvent pas* communiquer librement avec leurs propres parents, vous verrez le prix que ces personnes doivent (inutilement) payer pour être homosexuelles. Vous serez encore plus reconnaissants d'avoir un enfant qui vous aime et qui a confiance en vous. Vous voudrez même vous assurer qu'il n'hésitera jamais à se confier à vous.

Tout en vous aidant vous-même, vous rechercherez des façons appropriées d'aider votre enfant.

Quand vos enfants viennent vers vous, votre accueil doit faire qu'ils se sentent bien dans leur peau. Nous ne devons jamais oublier que nos fils gais et nos filles lesbiennes sont bien plus que nous victimes des préjugés de la société! Nous devons donc éviter de badiner avec les sentiments de honte ou d'incompétence qu'ils éprouvent peut-être, si nous voulons les aider à composer avec une société qui ne leur facilite pas toujours les choses.

Les messages positifs: Ce que nous disons cache parfois un autre message. Par exemple, n'est-il pas plus positif de demander à votre enfant: «Depuis quand sais-tu que tu es gai?» plutôt que de lui dire: «Depuis quand es-tu "comme ça"?» Souvent les parents disent: «Quand elle m'a annoncé qu'elle était *comme ça*...» ou «ce genre de personne», ou «comme ces gens-là». Parlez comme eux. Dites: lesbienne, gai, homosexuel. Toute notre éducation nous rend mal à l'aise en présence de ces mots; on nous a enseigné qu'ils sont honteux. C'est donc particulièrement difficile de les appliquer à nos enfants. Mais nous pouvons apprendre à les prononcer sans malaise, même, nous le devons. Quand nous employons des expressions vagues, c'est un sentiment de honte que nous transmettons à nos enfants.

Ne rien changer aux règles: Il existe d'autres façons d'aider votre enfant gai. Souvent, quand l'enfant vit encore à la maison, les parents croient pouvoir «résoudre le problème» en tenant l'enfant à l'écart des «mauvaises influences» ou d'un ami en particulier. On établit tout à coup de nouveaux règlements: le jeune doit rentrer plus tôt ou ne pas sortir du tout; il a un accès limité au téléphone; ses appels sont surveillés; on lui pose des questions sur ce qu'il fait quand il n'est pas à la maison; on instaure une atmosphère générale de suspicion, de méfiance, d'accusation. (On nous a parlé d'une mère qui ne trouvait que des défauts à son fils et qui attribuait même à sa sexualité son incapacité à sortir les ordures!) Les défenses et les reproches ne changeront rien à l'orientation sexuelle de l'enfant, et garder votre enfant à l'écart de ses amis et lui imposer des interdictions est inutile et injuste. Tous les adolescents ont besoin de la compagnie de jeunes de leur âge, et les jeunes gais en particulier ont besoin du soutien et de l'amitié d'autres jeunes comme eux. Vous n'avez pas à accorder à votre enfant gai une liberté hors de propos, mais les règlements que doivent observer vos autres enfants sont suffisants pour lui aussi.

Les parents découvrent parfois que leur enfant a un ami spécial, beaucoup plus vieux que lui, et ils soupçonnent aussitôt «le pire», c'est-à-dire que leur enfant a été séduit ou «recruté» par cette personne. Pourtant, un jeune homme nous a dit avoir connu sa première expérience homosexuelle avec un homme plus âgé qu'*il* avait lui-même séduit. Son cas est typique. En outre, si nous sommes capables de mettre de côté nos préjugés et nos idées préconçues, nous verrons que dans une telle relation — qui peut bien ne pas être sexuelle — on n'exploite pas forcément votre enfant, qu'il peut, au contraire, en retirer des bienfaits. Les jeunes trouvent souvent un soutien moral auprès d'une personne plus âgée qui les rassure. La plupart des gais que nous connaissons se sentent très responsables de leurs jeunes amis. Ils savent à quel point grandir est difficile quand on est différent, et ils veulent venir en aide à leurs jeunes amis et connaissances.

Isoler nos enfants gais et ne pas avoir confiance en eux n'a rien de bon et ne réussit qu'à les rendre malheureux et souvent, à les acculer au désespoir, alors que nous pourrions tant faire pour eux.

L'amant: Quand votre enfant, quel que soit son âge, vous apprend qu'il y a quelqu'un de spécial dans sa vie, nous espérons que vous accueillerez cet homme ou cette femme dans la vôtre. C'est malheureusement très difficile pour certains parents, parfois même impossible. Nous entendons parler de parents qui refusent d'admettre l'existence de l'amant de leur fils ou de l'amante de leur fille. Une jeune homme nous dit: «Mes parents ne mentionnent jamais Paul. Quand je leur écris pour leur parler des rénovations que nous faisons dans la maison, ou pour leur annoncer la promotion de Paul, ils n'en disent rien eux-mêmes. Si c'est Paul qui répond au téléphone quand ils appellent, ils demandent à me parler et n'étirent pas la conversation. Ils ne lui ont même jamais envoyé le plus petit cadeau de Noël. À leurs yeux, il n'existe pas!»

Une femme nous parle de l'attitude de sa mère: «Quand elle parle d'Angie (ce qui est rarissime), elle dit "cette affaire-là"! Imaginez un peu comment je me sens, et comment Angie se sent! J'aime profondément Angie. Nous sommes ensemble depuis huit ans. Et ma mère l'appelle une *affaire*.»

Sans aller jusque-là, d'autres parents disent néanmoins à leur fille: «Nous aimerions que tu viennes pour les Fêtes, mais ne l'amène pas, *elle*.» Nous savons qu'il en va de même pour des hommes gais aussi.

Nous dressons tant de barrières inutiles, nous creusons tant de gouffres douloureux en agissant de la sorte. Pourtant, *nous* savons, et des centaines d'autres parents savent que de connaître la personne qui compte pour notre enfant peut être une expérience heureuse et enrichissante. Comme le disait une mère en s'adressant à un groupe de parents: «L'amante de Mindy est une femme extraordinairement belle... et moi, j'ai maintenant *deux* filles que j'aime beaucoup.» Bien sûr, notre enfant peut tomber amoureux d'une personne qui nous plaît plus ou moins, mais c'est aussi le cas de nos enfants hétérosexuels! Nous nous devons à nous-mêmes et nous devons à nos enfants de connaître les personnes qui comptent dans leur vie.

Les gestes d'affection: Quand vous accueillez chez vous l'amant de votre enfant, peut-être trouvez-vous difficile d'être témoin des gestes d'affection qu'ils échangent. Certains parents nous ont dit qu'ils seront toujours mal à l'aise même de les voir s'étreindre pour se dire bonjour, ou se prendre par les épaules, ou se tenir la main. Quant à voir deux hommes s'embrasser, alors là, c'est pire que tout! Bien que les gestes d'affection nous répugnent moins entre femmes qu'entre hommes, certains parents, comme la mère de Judy, ne supportent pas de voir deux femmes qui s'aiment «se toucher». D'autres, comme Phyllis, n'en sont pas affectés. Elle dit: «Des gestes d'affection entre deux personnes du même sexe? C'est très bien! Je ne vois pas pourquoi elles devraient se retenir et se cacher plus que les couples hétérosexuels... J'avoue qu'au début, cela m'a paru étrange et j'étais tentée de regarder ailleurs. Mais ça n'a jamais été un problème et ça n'en est certes pas un maintenant.»

Nous aussi avons connu cela. Betty raconte:

> Il y a plusieurs années, Glenn m'invita à une grande fête qu'il avait organisée avec des amis. C'était la première fois que je voyais des hommes (et des femmes) danser ensemble et s'embrasser de temps à autre. J'étais un peu mal à l'aise au début, mais bientôt, je m'amusai follement, je bavardai et je ris avec tout le monde. Bien avant que la soirée ne se termine, mon sentiment d'étrangeté devant leurs étreintes et leurs baisers avait complètement disparu.

Une femme nous dit avoir conseillé à des parents que de telles manifestations d'affection gênaient de demander à leur enfant et son amant ou son amante de s'en abstenir en leur présence. C'est une solution, mais nous préférons inciter les parents à ne pas trop s'en faire et à accepter ces preuves d'affection plutôt que d'imposer des interdits à leur enfant.

Nous pensons que le «problème» des gestes affectueux est simplement que nous n'y sommes pas habitués. Lisa, qui parlait de sa réaction devant l'homosexualité de son fils dans le chapitre 3, a ceci d'intéressant à dire: «Voir des gens s'enlacer ou s'embrasser en public ne m'a jamais gênée. Je suis originaire de Vienne, en Autriche, et j'ai l'habitude de voir des hommes s'embrasser.» Aux États-Unis, au Canada, nos yeux ne sont pas habitués à cela, nos cerveaux non plus, et nos mœurs semblent l'interdire! En fait, fort peu de gens aiment voir un couple, *quel qu'il soit,* faire passionnément l'amour, mais nous ne sommes pas choqués des gestes affectueux qu'échangent devant nous nos enfants ou nos amis hétérosexuels. Quand nous comprenons que l'amour qui existe entre deux personnes gaies est réel, notre attitude change. Nous pensons donc que vous pourriez trouver sympathique et touchant que vos enfants expriment ainsi la tendresse qu'ils éprouvent envers une autre personne.

L'apparence: Voilà bien un domaine où il se peut que vous et votre enfant soyez aux antipodes: les vêtements, la coiffure, l'apparence générale. Le problème en est plus souvent un d'écart entre les générations qu'un problème lié à l'homosexualité, mais il vient parfois accroître le malaise que les parents ressentent face à la vie gaie. Nous ne saurions donner ici des directives valables pour tous. Les attentes en ce domaine varient trop, non seulement entre parents et enfants d'un même noyau familial, mais aussi entre membres de familles différentes. Nous avons donc préparé un pot-pourri de commentaires et de points de vue qui vous aideront peut-être à fixer vos idées.

Dans ce domaine comme dans les autres, ce qui compte, c'est d'aider votre enfant à être bien dans sa peau. Les reproches et les critiques vont à l'encontre de cet objectif. Pourtant, nous sommes parfois horrifiés de voir comment nos enfants s'habillent. Un ministre de l'Église métropolitaine nous raconte ceci:

> Je connais bien ce problème. Quand ils commencent à vivre ouvertement leur homosexualité, les jeunes ne savent pas trop quelle image ils veulent projeter d'eux-mêmes. Souvent, les hommes, parce qu'ils rejettent l'image macho, expriment ce rejet en portant des vêtements extravagants. Quant aux femmes, elles ne veulent pas avoir l'air féminines car elles confondent féminité et désir de plaire aux hommes. Quand les hommes et les femmes combattent des sentiments de culpabilité et de mépris d'eux-mêmes, ce manque d'assurance se reflète parfois dans une tenue négligée et des vêtements défraîchis. C'est en trouvant un style personnel qui nous convient que l'on développe la confiance en soi et la fierté de son apparence, mais pour cela, il faut d'abord acquérir une bonne opinion de soi-même, car c'est grâce à elle que l'individu trouve sa personnalité.

Pour certains parents, le problème lié à l'apparence de leur enfant est créé par un autre membre de la famille. Geneviève, divorcée depuis quinze ans, travaille dans une firme de comptables. Elle dit ceci à propos de sa fille de dix-neuf ans:

> J'ai consacré à Nell les quinze dernières années de ma vie. Je ne suis pas sortie et je n'ai pas eu d'amoureux. Elle est toute ma vie. Je crois en elle et je l'aime. Nous avons une relation exceptionnelle, et je sais qu'elle me fait valoir auprès de tous ses amis. Je veux l'aider par tous les moyens! Mais le problème, c'est ma mère. Elle ne veut pas laisser Nell entrer chez elle. Nous formons une grande famille, et nous sommes très liés; nous nous réunissons souvent pendant les vacances, ou pour le repas du dimanche, etc., mais ma mère dit que Nell n'a pas à se présenter chez elle tant qu'elle ne s'habillera pas décemment. Nell porte des jeans défraîchis, et elle a souvent l'air d'une vagabonde. Elle ne porte pas des vêtements seyants. Ma mère me complique tellement la vie!

Consolons-nous en songeant que si nos enfants s'habillent mal, c'est sans doute seulement temporaire. La plupart d'entre eux ne voudront pas passer leur vie à ressembler à des épouvantails. Nancy raconte ici comment cela s'est passé pour Avril:

> Elle avait l'habitude de porter des vêtements froissés et mal coupés, d'attacher ses cheveux avec un élastique et de courber les épaules. Nous ne pouvions jamais l'amener avec nous dans un restaurant chic — ce qui était fort embarrassant quand nous recevions la visite de ma famille ou de vieux amis. Maintenant qu'elle est ouvertement lesbienne depuis cinq ans, elle porte des chemisiers de bonne coupe qu'elle achète dans des boutiques, et si elle porte parfois des jeans, ils sont propres et ils lui vont bien. Pas de jupes pour elle, cependant. Mais avec son torse assez long et ses jambes plutôt courtes, le pantalon lui va mieux. Ses cheveux sont courts et bouclés. Elle est très fière de sa blondeur naturelle. Elle dépense dix-huit dollars toutes les six semaines pour se faire couper les cheveux par un excellent coiffeur unisexe de Georgetown. Elle se tient droite comme une athlète et elle prend bien soin de son corps en faisant de l'exercice et en surveillant son alimentation. Elle est gracieuse et souple — vraiment très belle. Des gens qui la connaissent m'ont dit: «Quelle *perte*!» — vous vous rendez compte? Comme si seuls les hommes avaient le droit d'apprécier les belles femmes!

Pour Kate, la fille d'Irène, ce fut le cheminement inverse. Comme dit sa mère, «elle était "Kathy", cheveux longs jusqu'aux hanches et beaucoup de maquillage. Elle nous trompait et se trompait elle-même, sans doute. Maintenant, elle est plus garçonne, ses cheveux sont courts, elle porte des jeans, etc. N'est-ce pas qu'il y a là autant de conformisme et d'uniformité que chez les "straights"?»

Bien sûr, ce ne sont pas *toutes* les lesbiennes qui portent des jeans et coupent leurs cheveux courts — et ce ne sont pas *toutes* les hétérosexuelles qui s'habillent comme Farrah

Fawcett-Majors. L'apparence d'un individu en dit long sur son amour-propre, mais le style des vêtements ou la longueur des cheveux (tant pour les hommes que pour les femmes) ne saurait rendre parfaitement compte des préférences sexuelles ou des qualités intrinsèques d'une personne — à moins que «se démarquer de la norme» soit le signe d'une grande tolérance des goûts de chacun. Voici ce que Betty pense de tout cela:

> Je dois avouer que j'aime qu'un homme ait les cheveux longs. Autrefois, Glenn portait ses cheveux beaucoup plus longs que maintenant, et c'était très bien! Et j'ai toujours trouvé que la barbe lui allait bien. Quant à ses vêtements, ce sont des vêtements très ordinaires. Longtemps, il évitait de s'habiller avec même un minimum d'élégance. Comme ni lui ni moi n'avons l'occasion ou le goût de faire des sorties élégantes, cela ne me gênait pas qu'il passe son temps vêtu d'un jean délavé et d'une vieille chemise de flanelle ou d'un T-shirt. Quant à ses employeurs, ils ne lui ont jamais demandé de s'habiller autrement. Mais récemment, il a commencé à porter des vêtements de meilleure qualité.
>
> Ce qui compte, à mes yeux, c'est qu'il soit une «personne bien», qu'il ait du talent, qu'il sache s'analyser et qu'il soit sensible aux autres. J'accorde plus de prix à ces vertus qu'à l'apparence. C'est sûrement notre cas à tous.

En ce qui a trait à l'apparence, donc, le mieux est d'en arriver à un compromis qui convienne à tout le monde. Si vous vous efforcez d'avoir une approche positive en tout, vous aiderez sûrement votre enfant à projeter une bonne image de lui-même.

Le dire aux autres: Tôt ou tard, la question se pose quant à la façon de le dire au reste de la famille et aux amis. Les parents qui viennent tout juste de découvrir le pot aux roses nous demandent souvent: «*Que* vais-je dire à ma mère? À ma sœur? Comment vais-je annoncer ça à nos autres enfants?» Bien des gens s'imaginent que, parce qu'*eux* savent que Bob ou Karen est gai, tous les autres doivent immédiatement l'apprendre, et, en même temps, ils sont terrifiés que cela se sache!

Notre conseil: attendez d'être plus à l'aise avec la situation. Si vous souffrez ou que vous êtes anxieux, le moment est mal choisi de parler à des parents qui risquent de mal prendre une telle nouvelle. Quand ce que vous a dit votre fils ou votre fille vous semble terrible, vous êtes confus, vous avez honte et vous avez peur. Vous risquez de transmettre ces sentiments aux autres. Et la dernière chose dont vous ayez besoin autour de vous, c'est d'une réaction morose ou pessimiste. Mais avec le temps, vous vous sentirez mieux et plus compréhensifs, et vous pourrez annoncer la nouvelle de façon qu'elle suscite une réaction positive. Charlotte Spitzer rapporte brièvement ceci: «Il s'est produit une chose intéressante. J'ai découvert que si je pouvais parler de ma fille à des amis et à d'autres personnes d'une façon positive, ils étaient plus portés à réagir positivement à mes propos.»

Ce point de vue se répète souvent. Une de nos amies, venant tout juste d'apprendre, trois jours plus tôt, que son fils était gai, nous dit, en pleurs: «Je ne sais pas comment je vais apprendre ça à ses frères plus vieux. Ils vont le *tuer*!» Moins de trois mois plus tard, Ilse, qui avait depuis longtemps apaisé ses craintes et sa douleur, nous téléphona pour nous dire que, la veille, profitant d'une sortie de Philip, elle avait annoncé à ses autres fils que leur frère était gai. Ils en furent très choqués, mais quand Philip rentra à la maison, l'un de ses frères l'accueillit en le prenant dans ses bras et en lui disant: «Philip, maman nous a tout dit. Et nous t'aimons autant qu'avant. Nous aurons besoin d'un peu de temps pour comprendre, mais il faut que tu saches que cela n'affecte pas nos sentiments à ton égard.» Si Ilse avait parlé à ses fils au moment où elle était si bouleversée, leur réaction aurait sans doute été très différente.

Dans une longue lettre, Justine avoue avoir encore du mal à croire que sa fille soit «vraiment» homosexuelle. Elle relate ainsi les circonstances qui l'on amenée à annoncer la nouvelle à d'autres et les réactions de sa famille.

Je suis très bavarde, surtout si je souffre — et en décembre et janvier, j'ai beaucoup souffert. Je me suis donc confiée à plusieurs de nos amis, mais j'ai eu le bon sens de choisir ceux qui pouvaient le mieux nous comprendre et comprendre Marsha. Ils l'ont beaucoup aidée. Nous n'avons pas l'intention de le dire à mon père, cependant. Mais je pense qu'il s'en doute.

Quant à nos deux filles, eh bien, Terry, celle du milieu, l'a su l'été précédent puisque Marsha le lui a dit. Elle croyait alors — et elle croit encore un peu — que ce n'est qu'une étape qui vient de ce que Marsha a été rejetée à l'école secondaire et à l'université. Quand la vérité éclata en décembre, Terry écrivit une lettre très vilaine à Marsha. Je l'ai suppliée de ne pas la lui envoyer, mais elle l'a fait quand même. Elle l'a fait en partie parce qu'elle voyait combien cela me faisait souffrir et combien les autres en souffraient aussi. Tout cela est maintenant rentré dans l'ordre, surtout, dit Terry, parce que l'amante de Marsha est une personne formidable.

Notre plus jeune, Lynn, avait rendu visite à Marsha l'automne précédent à l'université de femmes où elle étudie. Elle avait pu constater comment les choses s'y passaient et elle ne fut donc pas étonnée outre mesure. Elle a cependant renoncé à étudier dans cette institution, car elle n'aime pas voir des filles s'enlacer et s'embrasser en public. Elle ajouta que si c'était ce qu'elles désiraient, c'était très bien, mais qu'elle ne tenait pas à en être témoin.

Nous savons qu'il n'est pas toujours possible pour les parents de cacher la nouvelle aux autres membres de la famille jusqu'à ce qu'ils se sentent plus à l'aise pour en parler, mais il semble évident ici que la réaction des deux sœurs à l'homosexualité de Marsha a pu être conditionnée par le fait que Justine avait elle-même du mal à accepter la réalité. (Plusieurs mois après, Justine nous a écrit une lettre dans laquelle elle nous annonçait que ses filles et elle s'étaient prises en main et qu'elles assumaient maintenant très bien le lesbianisme de Marsha. Souvent, même les débuts difficiles connaissent un dénouement heureux.)

Les parents insistent souvent pour que les autres enfants, les plus jeunes surtout, ne sachent rien de ce qui se passe. Bien qu'il soit impossible de prévoir la réaction des frères et sœurs (tout comme les gais ne sauraient prévoir la réaction de leurs parents), nous avons constaté qu'ils ont en général une attitude plus spontanément tolérante que celle à laquelle les parents s'attendaient. Il arrive parfois que la personne gaie leur a déjà parlé, ou qu'ils ont deviné et que cela leur est égal. Chaque nouvelle génération est plus large d'esprit que celle qui l'a précédée. Il peut arriver que les enfants plus âgés, qui sont mariés et qui ont une vie assez conventionnelle, aient plus de difficulté que les plus jeunes à absorber une nouvelle comme celle-là.

En réalité, c'est au jeune homosexuel qu'il reviendrait de décider quand prévenir les autres membres de la famille. Si John demande à ses parents de *ne pas* le dire aux autres enfants, c'est sans doute parce qu'il ne se sent pas prêt à affronter leur réaction, et nul ne devrait l'y obliger tant qu'il n'a pas lui-même développé une bonne dose d'amour-propre. Mais si Laurie est prête à s'ouvrir au reste de la famille et que papa et maman insistent pour qu'elle n'en fasse rien, voilà qui n'est pas très constructif.

On peut sans doute faire exception pour des parents très âgés. «Grand-maman et grand-papa ne comprendraient sans doute jamais — leur façon de penser est trop profondément enracinée.» Mais ce n'est pas toujours le cas! Irène nous écrit: «Au fait, la grand-mère de Kate, c'est-à-dire ma mère, qui est vraiment une dame dans le vent, *n'est pas au courant*. (À me lire, on pourrait croire, ma foi, que Kate a commis un meurtre!) Mais c'est seulement parce que Kate veut tout lui dire elle-même quand elle ira bientôt lui rendre visite. Grand-maman va sans doute fonder un groupe de Grands-parents de gais!»

On nous a dit que seul le gai a le droit de révéler son secret aux autres. Cela ne nous paraît pas très réaliste. Bien sûr, nous devons demander la permission à notre enfant avant d'annoncer cette nouvelle à ses frères ou à ses sœurs ainsi qu'aux autres parents et amis. Mais il n'est ni pratique ni nécessaire que la personne gaie se charge de tout dire elle-même. Nous ne voyons aucune raison pour que les parents, qui ont besoin de se confier, ne partagent pas cette nouvelle avec un ami ou un parent en qui ils ont confiance. Bien sûr, cela ne signifie pas qu'ils doivent annoncer «quelque chose d'épouvantable» ou parler de cette «histoire terrible» qui leur arrive à des gens susceptibles de mal réagir ou de le crier sur tous les toits! Nous espérons, en tout cas, que vous ne l'envisagez pas ainsi!

Les expériences de quelques autres familles peuvent vous aider à fixer vos attitudes et à prendre vos décisions.

> ANNE: J'ai heureusement découvert que la famille pouvait m'être d'un grand soutien quand ses membres sont assez mûrs pour passer outre aux petits préjugés mesquins. J'ai eu beaucoup de chance. Mes sœurs (plus que mes frères) sont très larges d'esprit, et nous avons ouvertement parlé ensemble de mon fils. Elles lui sont très attachées. Il en va de même pour mes nièces. Leur esprit de justice et leur compréhension ne s'adressent pas uniquement à mon fils mais à toute la communauté gaie.
>
> J'ai d'abord été étonnée que cela ne les répugne pas. Je craignais qu'elles ne soient choquées, mais j'aurais aussi bien pu leur dire tout simplement qu'il avait trouvé un autre travail! Je crois bien que mon fils est un homosexuel fortuné qui peut être lui-même avec tous les membres de sa famille. Cela aussi m'a surprise, car, au fond, nous avons été élevés d'une façon très prude, et les préjugés faisaient partie de notre vie quand nous étions petits.
>
> PEG L.: Je n'ai jamais parlé de Barry à mes parents qui ont tous les deux quatre-vingt-un ans. Je n'en ai pas non plus parlé aux autres membres de ma famille qui ont à peu près leur âge. Mais ceux de ma génération, avec lesquels nous sommes très liés, eux le savent. Il y a sept ans, ma belle-sœur — qui a une formation de pédiatre, qui s'est mariée, a élevé quatre enfants, puis a divorcé, et a ensuite suivi un cours de thérapie familiale

— a d'abord réagi aux aveux de Barry en lui disant qu'il devrait voir un psychiatre. Mais elle a depuis changé d'avis et toute son attitude à propos de l'homosexualité s'est transformée. Je ne sais pas quelle est la part de Barry dans tout ça... quoi qu'il en soit, c'est une femme formidable et les enfants l'aiment tous tellement que c'est à elle que Barry a choisi de se confier en premier.

Nous avons prévenu nos amis petit à petit. Nous avons beaucoup été tentés de ne rien dire à ceux qui ne connaissaient pas Barry, car nous croyions qu'ils avaient sûrement une vision stéréotypée de l'homosexuel. Mais puisque connaître Barry c'est l'aimer, je ne peux pas m'imaginer qu'on se fasse une mauvaise opinion de lui simplement parce qu'on apprend un jour qu'il est homosexuel.

En fait, nous sommes ici depuis sept ans et plusieurs de nos amis, à l'église tout au moins, sont au courant et quelques-uns ont fait sa connaissance... Il est venu deux fois nous rendre visite. En 1970, il a participé à une réunion des paroissiens pour prononcer un discours contre la discrimination à l'assemblée annuelle de notre Église. Il parla des homosexuels, et dit que tous en connaissaient sans le savoir... Nous venions à peine d'entrer dans cette communauté; ce fut un instant dramatique pour nous quand il a fait son petit discours, mais nous y avons tous très bien survécu.

PHYLLIS SHAFER: La sœur de mon mari et mon frère sont indifférents à l'homosexualité de mon fils. Je l'ai dit à ma mère et à mon père lors de leur cinquantième anniversaire de mariage, pensant qu'ils le prendraient bien, car nous avons toujours été très proches, maman et moi, et elle adorait son petit-fils. Mais je me trompais. Elle n'a plus rien voulu savoir de Drew. Je savais qu'elle était sous l'effet du choc, et je lui ai dit que si elle n'aimait pas mon fils, elle ne devait pas m'aimer non plus. Eh bien, elle s'est ravisée tout de suite. Elle et papa ont accepté Drew à bras ouverts dès ce moment, et ils ont beaucoup aimé son amant aussi. Ma mère m'a demandé de ne pas tenter de lui expliquer ce phénomène, car elle était trop vieille pour pouvoir comprendre. J'ai respecté son désir.

ANN SHEPHERD: Nous n'avons pas voulu que les plus jeunes des filles sachent tout de suite que Susie était gaie. Quand nous le leur avons appris, elles en furent assez traumatisées au début, quoique Jennifer, qui était alors âgée de dix-sept ans, ait pris la chose assez calmement. Gloria, la plus jeune, traversait une année difficile; elle avait douze ans et demi et était en septième année. Cet été-là, en 1975, elle consulta deux fois la semaine un excellent psychiatre pour enfants qui l'aida à trouver sa propre identité d'adolescente. C'est ce que nous pouvions faire de mieux pour elle, je crois, car elle est maintenant une jeune personne très solide, sûre de son hétérosexualité, elle a deux copains qu'elle fréquente, *et* elle a plein d'amis gais et d'amies lesbiennes — qui sont pour elle autant de frères et de sœurs. En fait, ces temps-ci elle cultive l'amitié d'une jeune lesbienne de seize ans d'une autre école, elle la rassure sur le fait qu'elle est une personne à part entière, elle s'en sent un peu responsable et elle la «conseille». Gloria a aussi accordé une entrevue au journal de l'école en mai dernier, pour dire ce que cela signifiait d'avoir une sœur gaie.

Quand vous aurez enfin décidé à qui le dire et quand le dire, suivez le conseil de Jeff: «Donnez à tout cela un air de fête. Ces confidences ont pour but de rapprocher les êtres. Regardez devant vous, pas derrière. Et n'excluez pas la tendresse.»

Un message à l'intention des gais: Nous sommes assez convaincues que les homosexuels, hommes et femmes, qui liront ces pages tireront de ce que nous disons aux parents des conclusions pour eux-mêmes. Quand les membres d'une même famille résolvent ensemble leurs problèmes, chacun en vient à comprendre l'autre un peu mieux et la traversée des difficultés en est facilitée.

Pourtant, la question qui revient le plus souvent dans la bouche des gais et des lesbiennes qui ne se sont pas encore confiés à leurs parents est: «Comment puis-je leur dire que je suis gai?» Il n'y a évidemment pas de réponse simple à cette question. Nous avons beau croire et espérer que, de nos jours, de plus en plus de parents sauront accepter cette situation sans s'en faire et avec le désir d'apprendre, nous devons reconnaître que ce n'est pas aussi facile pour tout le monde. Quelques-unes des réponses possibles à la question «Comment le dire à mes parents?» sont implicites dans les chapitres qui précèdent, mais nous dressons ici une liste de suggestions qui ont été utiles à de nombreux homosexuels. N'oubliez pas cependant qu'*aucune* réponse n'est garante d'un succès immédiat auprès de tous les parents!

1. En premier lieu, beaucoup de choses dépendent de votre réaction à votre homosexualité. Si, pour vous, c'est extraordinaire, cela ne peut que vous aider.
2. Choisissez un moment opportun, quand tout va bien, ou quand l'atmosphère est relativement calme.
3. Évitez de lâcher maladroitement votre secret pendant une discussion. Il deviendra une arme au lieu d'être une occasion de rapprochement.
4. Vous pourriez décider de ne prévenir qu'un seul de vos parents d'abord. Tout dépend de vos rapports.
5. Préparez vos aveux en rassurant vos parents sur l'affection que vous avez pour eux. Si vous n'avez pas l'habitude de ces épanchements, trouvez quelque chose d'aimable à dire ou à faire.
6. Soyez prêt à une réaction négative de leur part, acceptez qu'ils puissent être blessés ou choqués, et sachez d'avance que l'un ou l'autre pourra se mettre en colère contre vous. Efforcez-vous de ne pas vous défendre avec violence ou avec colère. Donnez-leur le temps d'absorber le choc.
7. Dites-leur: «Vous m'aimiez avant. Je suis la même personne maintenant, et j'espère que vous m'aimez encore autant.»
8. Gardez les voies de communication ouvertes, et rappelez-vous que vos parents devront transformer beaucoup de leurs idées préconçues sur la vie et sur vous — et n'oubliez pas qu'ils n'ont sans doute pas une idée très juste de ce qu'est l'homosexualité.

9. Lisez d'excellents livres sur le sujet et donnez-les à vos parents.
10. S'ils ne peuvent pas être rationnels, ne les y forcez pas. Ne vous pavanez pas d'un air de défi avec vos amis. Mais si vos parents sont prêts à rencontrer vos amis, assurez-vous qu'il pourront le faire.

Enfin, un dernier message aux parents. Souvent, quand nous parlons avec des parents, des gais, des hétérosexuels, nous faisons remarquer qu'il est aussi nécessaire pour les parents de «s'ouvrir», de cesser de se cacher. Il est aussi important pour nous, les pères et les mères, de sortir de l'ombre, de cesser d'être isolés et malheureux, que ça l'est pour nos enfants. Et il est aussi très important que nous puissions prendre autant que possible la parole au nom de nos enfants gais, de leurs amis et de leurs collègues. Ce faisant, nous nous fixons de nouveaux objectifs, nous donnons un autre sens à notre vie et nous devenons des personnes plus aimantes, plus fières, plus compréhensives. Qui plus est, nous nous rapprochons de nos enfants en resserrant les liens familiaux. Rien de tout ceci n'est une métaphore. Nous l'avons toutes deux vécu, et une foule de parents connaissent la même expérience. Réfléchissez. Est-ce trop exiger de vous-mêmes? Oseriez-vous exiger moins?

9
Parents d'enfants gais: un mouvement vraiment efficace

Paula hésita avant de frapper à la porte de l'appartement. À travers le panneau, elle entendit un rire étouffé et la voix grave d'un homme... Comment pouvaient-ils rire? Et comment avait-elle pu venir ici, comment pourrait-elle saluer l'hôtesse qui l'accueillerait, entrer et *affronter* tous ces gens? Elle allait frapper quand elle y renonça. Je rentre à la maison, se dit-elle. Ils ne sauront jamais que je suis venue. Puis, quelqu'un passa furtivement derrière elle dans le hall. Ne voulant pas avoir l'air d'une idiote (ou d'une voleuse) à rester là debout, elle donna sur la porte quelques petits coups rapides et décidés. C'est fait, songea-t-elle. J'y suis, j'y vais!

La porte s'ouvrit brusquement sur une grande femme aux cheveux gris, en pantalon et pull-over foncé. La femme la surprit en tendant la main pour la prendre par le bras.

— Bonjour. Vous êtes sûrement Paula Raines. Moi, c'est Wilma.

Elle avait un sourire chaleureux et fit un geste pour l'inviter à entrer: «Nous étions sur le point de commencer.»

Paula aperçut un groupe de personnes au-delà d'une porte cintrée: plusieurs femmes, quelques jeunes, un homme ou deux, en chemise. À première vue, ils avaient tous l'air de gens très bien, ni bizarres ni menaçants. Mais elle savait que chacun d'eux, tout comme elle, portait un terrible secret. Mais quand Wilma fit les présentations, ils lui semblèrent si aimables et accueillants qu'elle put supporter qu'on l'appelle par son nom. Pourtant, cela lui donnait mal au cœur de savoir que, du simple fait qu'elle était là, tous ces gens savaient que son fils était gai!

Les doutes et les peurs de Paula sont les mêmes pour tous les parents qui se décident à participer à une réunion des Parents d'enfants gais (Parents of Gays), mais ils s'estompent dès que la réunion commence.

Qu'est-ce que le mouvement Parents d'enfants gais (que nous désignerons dorénavant par les initiales PDEG pour aller au plus court)? Que peuvent y trouver les parents qui ont une fille ou un fils gai? Les personnes qui en ont entendu parler disent que c'est un groupe d'entraide, ou un groupe d'éveil de la conscience, un atelier éducatif, un organisme politique et, selon une personne, un endroit où les parents peuvent aller dire «comme c'est terrible d'avoir un enfant gai». On nous a déjà demandé: «Quel est le point de vue des PDEG? Vous efforcez-vous de trouver des façons de transformer votre enfant?» Cette dernière hypothèse mise à part, l'organisme PDEG est à bien des égards tout ce que nous venons de dire, et parfois même davantage.

D'autres questions: Depuis quand le mouvement PDEG existe-t-il et y a-t-il des groupes dans la plupart des régions? Les parents veulent-ils entrer dans un groupe comme celui-là quand ils apprennent que leur enfant est gai? Ces groupes sont-il ouverts à tout le monde ou s'adressent-ils à certains parents seulement? Qui est à la tête de ces groupes et comment les réunions se déroulent-elles?

Parlons histoire. En 1972, il n'existait aucun organisme du genre. En fait, bien que l'on se soit de plus en plus préoccupé des problèmes que devaient affronter les jeunes gais, hommes et femmes, — pour assumer leur orientation homosexuelle, pour dévoiler leur secret à leurs amis et à leurs parents, pour trouver (ou pour fonder) un milieu gai stable dans différentes villes, à leur travail, dans leurs rapports avec les autres, et dans toutes les facettes de leur vie (comme de la vie de quiconque) — les facteurs qui influençaient et dérangeaient le plus les familles, en particulier les parents eux-mêmes, avaient le plus souvent été ignorés.

Puis un changement se produisit soudain. Dans la ville de New York, un jeune militant gai convainquit ses parents, Jules et Jeanne Manford, ainsi que Sarah Montgomery (voir chapitre 3), de former un groupe de parents d'enfants gais. Jeanne, une institutrice à Flushing, et son mari Jules, un dentiste, avaient eu du mal à s'adapter au fait que le fils était gai, mais ils avaient réussi. Bien qu'ils n'aient pas vraiment milité pour la cause des gais, ils étaient disposés à faire quelque chose. Quant à Sarah, elle avait mis, et met encore aujourd'hui, toutes ses énergies à lutter en faveur des hommes et des femmes gais. Ces trois parents, aidés de quelques homosexuels, se sont efforcés de regrouper d'autres parents et d'ainsi alléger leurs angoisses, leurs souffrances et leurs peurs.

Parallèlement, à Los Angeles et à San Francisco, on formait des groupes similaires. En mai 1974, Betty Fairchild réunit le premier groupe de PDEG de Washington, D.C., initiative qui allait mener plus tard à la rédaction du présent ouvrage. Son groupe rassemblait surtout des parents des banlieues voisines du Maryland et de la Virginie. Il existe toujours, mais il s'est agrandi et les réunions ont lieu dans des localités différentes du Maryland, du District de Columbia et de la Virginie.

Peu après, d'autres groupes de parents se formèrent dans d'autres villes. Jean Smith, un des membres fondateurs du groupe de Washington, D.C., déménagea avec sa famille à Pensacola, en Floride, où elle s'efforça de rencontrer des parents de la région. Le poste de son mari dans les forces armées l'oblige à conserver l'anonymat (Jean Smith est le nom qu'elle utilise comme «contact»). Au prix de grandes difficultés, Jean s'est efforcée de proclamer que c'est O.K. d'être gai. Elle rassemble de la documentation, elle écrit des lettres, elle fait circuler de l'information grâce à une monumentale liste d'envoi, elle fait constamment des représentations auprès des dirigeants municipaux, des gouvernements des États et du gouvernement fédéral, auprès des universités, du clergé et des groupes de citoyens pour une plus grande acceptation des gais. (Comme tant de parents qui se dévouent à cette cause, Jean ne reçoit aucun soutien financier. Elle considère ce qu'elle paie de sa poche [qui n'est pas peu] comme une contribution personnelle.) Aucun groupe n'a pris forme dans la localité de Pensacola, qui est à vocation militaire, mais Jean poursuit son travail. Maintenant, on l'invite dans d'autres villes pour prononcer des conférences sur la cause gaie.

En septembre 1975, à Minneapolis, Betty fut invitée à donner une communication lors d'un congrès du Comité des droits des gais du Minnesota (Minnesota Committee on Gay Rights). L'un des parents présents, une mère, fut si touchée d'entendre parler d'un groupe de parents qu'elle décida sur-le-champ d'en fonder un dans sa ville. Depuis, le PDEG de Minneapolis, qui trouve un appui auprès des organismes gais et des dirigeants, est l'un des plus actifs et des plus fréquentés du pays. Récemment, le groupe eut l'initiative (unique, croyons-nous) d'organiser un atelier d'une journée à l'intention des parents qui, habitant des localités périphériques trop éloignées, ne peuvent participer aux réunions mensuelles.

Parents d'enfants gais et lesbiennes (Parents of Gays and Lesbians) à New York, et, à Los Angeles, Parents et amis de gais (Parents and Friends of Gays) sont deux organismes importants qui organisent de nombreuses activités et qui aident aussi des individus d'autres localités à fonder leur propre groupe. Il existe un groupe important à Long Beach, en Californie, auquel participent les parents et les gais eux-mêmes. Dave Cassidy, un jeune militant de Montréal, vient d'y fonder un mouvement PDEG bilingue, et il espère pouvoir bientôt en confier la gestion à un parent. Récemment, nous apprenions qu'un groupe PDEG venait d'être fondé à Edmonton, en Alberta. Le mouvement PDEG est devenu international.

Outre ces organismes, il existe partout des parents (et parfois de jeunes gais, hommes et femmes), qui agissent comme «contacts» pour les mouvements PDEG, c'est-à-dire qu'ils se rendent disponibles pour conseiller d'autres parents ou de jeunes gais, pour parler avec eux et leur venir en aide individuellement.

Combien de fois ne nous a-t-on pas demandé: «Y a-t-il un groupe PDEG chez moi? Ma mère aurait vraiment besoin de quelqu'un à qui se confier.» Trop souvent nous avons dû répondre «Hélas! non.» Mais avec le temps, de plus en plus de parents s'offrent comme contacts et nous disent «Oui, vous pouvez donner mon nom.»

Pour des gens comme Mona et Jim de St-Louis, et Kay et Lloyd, dans le Wisconsin (voir chapitre 3), il s'agit d'une voie tout à fait nouvelle. «Nous-mêmes avons encore des problèmes», dit Jim. «Mais nous nous sentons prêts à aller de l'avant et à faire quelque chose pour aider les autres.» Ce n'est pas toujours facile pour les parents, surtout au début, de se placer ainsi en évidence, de voir leur nom diffusé (même de façon restreinte) à travers le pays, mais ils savent combien c'est important pour les personnes gaies et pour leurs parents de savoir que *quelqu'un* est là pour eux.

Ainsi que nous le disions précédemment, Kay et Lloyd n'ont pas encore trouvé d'autres parents avec lesquels se regrouper, ou même avec qui parler. Ils consacrent donc une partie de leur temps et de leurs énergies à travailler auprès des jeunes et au sein d'autres organismes dans leur localité et dans la ville voisine de Milwaukee. Ils sont d'importants contacts des PDEG dans leur région.

Nous avons eu la grande joie de connaître Phyllis Shafer, qui se dévoue à la cause des gais et de leurs parents depuis plus de vingt ans, c'est-à-dire bien avant que les homosexuels n'éveillent l'opinion publique. Elle dit:

> Il me semble que Dieu m'a appelée à ce travail, que je devais consacrer ma vie et maintenant ce qui en reste (j'ai soixante-

dix ans) à aider les gais et leurs parents. Je suis un «contact» des PDEG ici à Kansas City, et j'espère pouvoir bientôt faire régulièrement du «counselling». J'ai toujours voulu aider les autres à surmonter leur souffrance, car je sais ce qu'ils traversent — je suis passée par là.

Au début de 1977, nous avons appris qu'à Springfield, dans l'Oregon, vit une femme qui a appris à connaître les gais et à s'occuper d'eux, à les aider et à aider certains parents qu'elle conseille avec beaucoup de compréhension. Aussi, un pasteur et sa femme d'une petite ville du Midwest, dont la fille est un ministre ordonné de l'Église communautaire métropolitaine au Colorado, sont depuis longtemps disposés à rencontrer d'autres parents qui voudront se manifester. Et Lisa, dans l'Ohio, fait depuis plusieurs années du «counselling» auprès des jeunes homosexuels qui doivent affronter une société intolérante.

Nous ne mentionnerons pas toutes les personnes engagées dans cette cause — nous serions incapables de les nommer toutes, mais nous serions heureuses qu'elles se fassent connaître. À notre connaissance, au moment de rédiger ces lignes, PDEG compte cinquante-cinq groupes ou contacts dans vingt-sept États, et cinq autres au moins au Canada et en Angleterre. N'est-ce pas encourageant de constater qu'un si grand nombre de parents et de gais, connus ou inconnus, viennent au secours d'autres parents et s'efforcent de transformer les attitudes, non seulement pour le bénéfice de leurs propres enfants gais, mais pour tous les homosexuels?

En quoi les mouvements PDEG sont-ils une aide précieuse? Que font-ils exactement?

Bien que le mouvement ne soit pas encore un organisme national et que les groupes se forment indépendamment les uns des autres, le réseau des PDEG prend de plus en plus d'importance, dans la mesure où ils communiquent les uns avec les autres, encouragent la formation d'autres groupes similaires partout où des parents sympathiques et dévoués à la cause se manifestent, et font circuler de l'information utile à tous. Bien qu'ils ne le formulent pas de façon officielle, tous ces groupes ont pour objectif commun d'aider les parents à voir d'un regard neuf l'homosexualité en général et leurs enfants gais en particulier.

Certains groupes se rencontrent à l'église ou dans d'autres centres communautaires; d'autres, surtout les plus restreints, se réunissent chez l'un des membres. Où qu'aient lieu les réunions, l'ambiance amicale et informelle incite les participants à exprimer leurs sentiments et à relater leur expérience, et les aide à mieux se connaître.

Pour les parents qui en sont à leur première réunion de PDEG, le moment le plus remarquable est celui où ils peuvent dire tout haut, parfois pour la première fois, que leur fils ou leur fille est gai. Nombre de parents ont, bien sûr, traversé beaucoup de solitude, et connu des sentiments de peur et de honte, sans pouvoir parler à personne ni recevoir de réconfort ou de compassion de quiconque. Or, quand une mère telle que Paula se rend pour la première fois à une réunion et qu'elle s'étonne d'entendre rire les personnes présentes, il se peut bien qu'elle dise: «Je viens tout juste d'apprendre la vérité à propos de Peter, et je n'ai pas le cœur à rire.» Les autres la rassurent aussitôt: «Nous savons; nous aussi nous avons pleuré. Mais ce qui est merveilleux, c'est que dans quelques semaines, vous vous sentirez beaucoup mieux.»

— Mon fils est gai, dit quelqu'un. Je ne croyais pas pouvoir jamais l'accepter. Mais je l'ai accepté. Vous le pouvez aussi.

Et la discussion s'engage. On relate des expériences personnelles, on parle des succès et des échecs de nos enfants gais et des problèmes qui les confrontent toujours. Paula se trouve immédiatement soulagée de l'angoisse qui l'avait jusque-là torturée. Non qu'elle «comprenne» tout de suite les préférences sexuelles de son fils, mais pour la première fois, elle sait qu'elle n'est pas seule, que d'autres femmes et d'autres hommes connaissent les mêmes doutes et les mêmes peurs qu'elle.

Tout comme de nombreux jeunes gais ont eu au départ l'impression d'être «tout seuls», les parents ont ressenti un profond isolement (peut-être encore plus que leurs enfants) et une grande incapacité à exprimer et à analyser leurs sentiments. Bien que les parents soient portés, au début, à dire combien «c'est terrible d'avoir un enfant gai», le mouvement PDEG les incite plutôt à développer des sentiments de compassion et de fierté qui peuvent les aider à se rapprocher de leur enfant.

Les parents savent qu'ils sont appelés à faire d'importants pas en avant au cours de ces réunions, le premier étant de confier leurs émotions et leurs expériences aux personnes présentes. C'est ainsi que les sentiments négatifs qu'ils éprouvaient commencent à changer, tout au moins en présence des autres membres du groupe, dès lors que le secret n'existe plus.

Ensuite, le fait de rencontrer et d'apprendre à connaître des personnes homosexuelles lors de ces réunions aide les parents à se débarrasser de l'image stéréotypée qu'ils se faisaient jusque-là des amis de leur enfant et, bien sûr, de leur propre fils ou fille.

En parlant avec ces jeunes, en leur posant les questions qu'ils n'osent pas poser à leur enfant, en écoutant leurs commentaires bien informés et articulés, en étant mis au courant de leurs expériences, les parents apprennent ce que signifie être gai de nos jours. Nous découvrons où ces jeunes gens travaillent, comment leur vie se déroule, quels ont été leurs problèmes, quelles sont leurs ambitions et, en même temps, nous nous apercevons qu'ils sont comme tous les autres jeunes de leur âge — une révélation! Bien sûr, tout ce que l'on entend n'est pas rose; le potentiel de souffrance est encore vaste et les difficultés, nombreuses. Mais nous commençons à comprendre que *tous* les gais n'ont pas forcément des problèmes, et nous sommes rassurés de constater qu'ils sont équilibrés et qu'ils expriment la même variété d'intérêts et d'ambitions qui nous animent tous.

Les parents découvrent aussi que de nombreux organismes existent localement et sur le plan national. La plupart des parents ignorent au départ qu'existe une communauté gaie, et encore moins savent que de nombreux organismes gais offrent des groupes de soutien, qu'ils disposent de bistros gais, de mouvements militants, d'associations de jeunes gais, de cliniques de MTS, de personnes ressources en thérapie et en «counselling» ainsi que dans le domaine juridique et dans le domaine médical, d'associations d'alcooliques anonymes gais, de groupes de parents d'enfants gais, d'assistance en cas de problèmes de garde d'enfants, d'églises, de synagogues et d'autres institutions religieuses. Bref, n'est-il pas rassurant de constater que tous les gais ne traînent pas les rues et les bars, et que nos enfants peuvent trouver de l'aide et des amis dans des milieux stables et sains?

Comment se déroulent les réunions de PDEG? Il y a de l'humour, des discussions, de l'exagération, de l'amitié. Les parents parlent entre eux et découvrent combien ils sont heureux de trouver là du réconfort. Certains groupes ne se contentent pas d'inviter les parents; ils ont parfois des invités dont l'expertise dans un domaine ou dans l'autre peut être d'un intérêt particulier pour les parents et les enfants, des personnes dont les connaissances contribuent à accroître notre compréhension d'un sujet qui nous est parfois si étranger. Plusieurs groupes mettent aussi à la disposition de leurs membres un vaste choix d'ouvrages intéressants et instructifs. De nouveaux titres sont publiés régulièrement qui peuvent nous aider à mieux comprendre la diversité d'intérêts des personnes qui participent à la vie gaie. Les parents aux forts principes religieux trouvent là d'excellents ouvrages de réflexion qui tiennent compte de l'évolution de la pensée dans ce domaine — une pensée trop complexe et trop spécialisée pour faire l'objet d'une discussion détaillée dans le cadre d'une réunion.

Bien entendu, toutes ces activités n'ont pas lieu en même temps, et chaque groupe est différent des autres. Certains d'entre eux invitent rarement des conférenciers et concentrent plutôt leurs travaux sur les échanges entre membres. D'autres, tels que les groupes de New York et de Los Angeles, qui comptent un grand nombre de membres, pour la plupart assez anciens, offrent en général deux activités: l'une «pour parents seulement», où l'on discute de problèmes personnels; l'autre, plus générale, consiste le plus souvent en une conférence suivie d'une discussion.

Quoi qu'il arrive, quels que soient les points de vue exprimés, nous n'insisterons jamais assez sur les bienfaits de la répétition. Nous croyons essentiel, pour qu'une transformation ait lieu, de dire (et d'entendre) souvent les mêmes choses et d'apprendre à connaître bon nombre de personnes homosexuelles. Nous rappelons aux jeunes qu'ils doivent donner le temps à leurs parents d'assimiler la nouvelle qu'ils viennent d'apprendre. Il en va de même aux réunions des PDEG. La plupart des parents ont besoin de temps, ils ont aussi besoin de participer souvent aux réunions avant d'être en mesure d'accepter un renversement aussi total de tout ce qu'on leur a appris à croire comme étant normal, et avant d'être capables de réorienter les espoirs qu'ils nourrissaient pour leur enfant gai.

Pour certains parents, se débarrasser de leurs préjugés est une tâche impossible. Pendant plusieurs mois, Florence L. n'a pas cessé de demander: «Pourquoi? *Pourquoi* est-ce arrivé à mon fils? Lui qui a toujours été aussi aimable et tendre.» Même si elle devait bien admettre, quand on l'acculait au mur, que son fils était toujours aussi aimable et tendre, tant qu'elle n'a pas entendu et vu d'autres parents admettre que leur enfant était aimable et tendre et gai, elle ne pouvait s'empêcher de répéter toujours la même question.

En Floride, un père ne cessait de poser la question suivante: «Croyez-vous que ma fille pourra changer?» N'obtenant pas la réponse affirmative qu'il souhaitait, il se révéla incapable d'entendre toutes les choses positives qu'on s'efforçait de lui faire comprendre. Ainsi, aux réunions des PDEG, il ne suffit pas toujours d'obtenir une réponse à sa question pour régler son problème. C'est tout un ensemble de choses — la fréquentation des réunions, la capacité de voir ses présomptions contestées, l'acceptation de points de vue différents du sien — qui peut aider le parent bien disposé à mieux comprendre ce qui en est.

Certains parents viennent aux réunions de PDEG pour transmettre leur compassion et leurs idées de tolérance. Voici le récit d'une mère à propos de son fils:

> En fait, c'est moi qui ai dit à mon fils qu'il était gai. Tim était très malheureux. Il s'était fiancé à une jeune fille très bien et il avait rompu. Puis il était venu vivre à la maison un certain temps, et je me rendais bien compte que ça n'allait pas. Il sortait un peu avec des filles, mais si le téléphone sonnait, il me disait: «Si c'est Cathy, dis-lui que je ne suis pas là.» Je savais depuis plus longtemps qu'il n'aurait pu imaginer quel était son problème. Un soir, j'invitai à dîner un vieil ami, presque un membre de la famille, un homosexuel d'un certain âge, pour que nous parlions tous les trois. Nous étions tous assis à table, et je dis à Tim: «Chéri, pourquoi n'écoutes-tu pas ce que ton cœur te dit? Je crois que ce sont les hommes qui t'intéressent...» Je n'ai pas forcément employé ces mots-là, mais c'était l'idée générale. Tim demeura assis là, avec un petit sourire triste. Rich, notre ami, se mit de la partie et lui dit quelques phrases pour le rassurer. C'était merveilleux de voir Tim admettre enfin ce qu'il s'était caché à lui-même pendant si longtemps. Maintenant, il a un jeune homme vraiment très bien pour amant. Je les aime beaucoup tous les deux.

Rita et Ken, tous deux dans la soixantaine, débordent toujours d'enthousiasme et de curiosité pendant ces réunions. Ils arrivent souvent munis d'une coupure de journal ou d'un article, ou bien ils lisent une lettre que l'un d'eux a adressée à un courrier des lecteurs à propos d'une question gaie. Lors de leur première rencontre de PDEG, ils nous confièrent n'avoir que deux enfants, deux fils, tous deux homosexuels. Ils racontèrent combien il leur avait été difficile d'entendre leurs confidences (en deux occasions différentes), mais que grâce à leur volonté d'apprendre ce que vivre ainsi signifiait pour leurs fils et grâce à l'amour et à la tendresse qui présidait à leurs rapports avec eux, ils ont pu comprendre et apprécier leur choix de vie.

Comment, en entendant de tels récits, les parents ne sauraient-ils être amenés à mieux comprendre leurs propres enfants?

Parfois, un autre phénomène se produit. Un soir, Lee, qui en était à sa première visite, disait, non sans angoisse, avoir appris six mois auparavant que son fils était gai, et avouait ne pas avoir encore été capable d'accepter la situation.

— Je ne sais même pas pourquoi je suis ici, dit-elle. Jack m'a demandé de venir et je suis venue, mais je sais que je ne comprendrai jamais qu'il soit... comme ça.

On entendit des murmures de solidarité, puis, Barbara qui traversait les mêmes difficultés depuis un certain temps, prit la parole:

— Écoutez, commença-t-elle avec un enthousiasme surprenant, je sais exactement ce que vous ressentez. Mais continuez de participer aux réunions et *je sais* que vous verrez bientôt les choses d'un tout autre œil. Nous avons tous connu cela ici, et regardez-nous! Nous commençons à être très fiers de nos enfants gais!

À ce moment, elle regarda autour d'elle et ajouta, émerveillée: «Avez-vous entendu ce que je viens de dire?»

— C'est formidable, Barb, répondit quelqu'un.

— Ça alors! ajouta Barbara. Je ne me doutais même pas de ce que je pensais!

Quelle est l'importance des PDEG aux yeux des parents, pour eux-mêmes et pour les autres?

Lillian K. nous écrit ceci:

> J'ai d'excellents rapports avec ma fille. Elle dit que je suis «formidable». Je crois qu'elle a une trop haute opinion de moi. Après tout, je n'ai pas à assumer cela publiquement, puisqu'elle habite à trois mille milles d'ici. Mais je dirai quand même que j'ai fait beaucoup de progrès grâce à elle et grâce au groupe PDEG.

Rosa B:

> Quand j'ai commencé à participer à ces réunions, j'en ressentais un grand besoin. Maintenant [plus d'un an après], j'ai toujours hâte d'y venir. On dirait que j'ai besoin de ma «dose». Je me sens toujours si bien après avoir entendu parler de tout ce qui se passe de rassurant, et après avoir été en compagnie d'autres parents qui font le même travail. Et puis, je me rends compte de plus en plus que moi aussi je peux aider les autres, parce que je suis passée par là et que j'ai quelque chose à offrir. Ça aussi, ça m'exalte!

June (extrait d'une communication qu'elle donna lors d'un rassemblement gai):

> Que dire des parents qui se doutent que leur fils ou leur fille est gai, mais qui n'en sont pas sûrs? S'ils nous en parlent, ils trouveront plus facile ensuite de communiquer avec leur enfant.

Betty, qui a travaillé avec des groupes de PDEG tant à Washington qu'à Denver, a souvent dit combien son travail au sein de ces deux groupes avait été enrichissant:

> Parfois, nous regrettons de ne rejoindre qu'un petit nombre de parents (la participation est parfois décevante), mais nous savons que chacun d'entre nous a peut-être contribué à montrer le chemin ne serait-ce qu'à *un* seul parent ou à toute une famille, et contribué à transformer leurs attitudes, et c'est ça qui compte.

Que pensent les jeunes gais de Parents d'enfants gais? Nous avons rarement rencontré des gais qui n'approuvaient pas ce concept avec enthousiasme. Ils disent: «J'aimerais convaincre mes parents de participer», ou bien «Quel dommage qu'il n'y ait pas de groupe dans ma région!», ou encore «Je vais essayer d'amener ma mère à la prochaine réunion!».

Quand Betty déménagea de Washington à Denver, elle fut très heureuse de recevoir la lettre suivante, signée par le président de l'Alliance des activistes gais de Washington, D.C. (Gay Activists Alliance of Washington, D.C. [GAA]):

> Je ne pouvais pas vous laisser quitter Washington sans vous adresser mes meilleurs vœux et ceux de la GAA. C'est à regret que nous vous voyons partir. Nous ne vous dirons jamais assez combien votre travail a compté pour nous, ni l'importance de la part que vous avez prise dans l'amélioration des relations entre gais et non gais.
>
> Quant à moi, je vous suis particulièrement reconnaissant de l'aide que vous m'avez apportée ainsi qu'à mes parents quand j'ai choisi de sortir de l'ombre. Grâce à vous, la vie nous a été plus tendre.

Les jeunes qui participent aux réunions des PDEG avec leurs parents, comme il arrive parfois, ou ceux qui viennent en compagnie de parents qui ne sont pas les leurs, sont très encouragés de constater que *oui*, il y a des parents qui veulent comprendre. En outre, ils acquièrent ainsi une meilleure perception de leurs idées et de leurs sentiments, ce dont ils n'étaient sans doute pas capables auparavant. Tant les enfants que les parents bénéficient de tels échanges.

Maintenant que nous avons démontré l'efficacité du mouvement PDEG, voici de quelle façon les parents intéressés peuvent constituer leur propre groupe. Idéalement, toute collectivité, quelle que soit sa dimension, devrait disposer de cette ressource, car, comme nous l'avons signalé, les homosexuels font partout partie de notre société. Nous sommes certaines que, dans de nombreuses agglomérations urbaines, des parents que nous ne connaissons pas encore pourraient, avec un peu d'aide de leurs amis (nous), fonder un groupe de Parents d'enfants gais s'ils savaient comment s'y prendre. La plupart d'entre nous ont appris en s'engageant, mais pourquoi faudrait-il réinventer la roue chaque fois? Ainsi, tout en ne donnant aucune garantie de succès (aucune recette n'est infaillible), nous avons regroupé ici quelques indications à l'intention du parent ou du couple qui n'a jamais œuvré dans le milieu gai. Disons tout d'abord que vous devez vous attendre à de grands changements dans votre vie, des changements pour le mieux, un grand enrichissement. Mettre de l'avant pareil groupe d'entraide exige beaucoup de travail et de dévouement, mais les bienfaits qu'on en retire sont eux aussi immenses.

Voici ce que vous devez faire.

1. Renseignez-vous sur l'existence d'organismes gais dans votre secteur en commençant par consulter l'annuaire du téléphone. Téléphonez aux organismes gais que vous y trouverez, dites qui vous êtes et pourquoi vous désirez obtenir des renseignements. Voyez aussi s'il y a dans votre région une église communautaire métropolitaine, un mouvement Dignité ou Intégrité. Ce sont des organismes religieux gais qui, eux aussi, devraient s'intéresser à votre projet et l'appuyer volontiers. Renseignez-vous sur les périodiques gais locaux.

2. Annoncez votre intention de former un groupe PDEG auprès de toutes les personnes et de tous les organismes gais que vous trouverez. Demandez-leur leur aide et leur opinion. Si possible, rencontrez ces groupes ou ces individus et faites connaissance. Demandez-leur de recommander votre groupe auprès de parents «potentiels».

3. Dès que possible, donnez un numéro de téléphone où quelqu'un (si possible vous-même) pourra prendre les appels, répondre aux questions, parler avec des parents inquiets ou curieux et de jeunes gais. Vous pourriez, avec l'accord d'un organisme, donner le numéro de téléphone de ce dernier. On vous transmettra les messages et vous éviterez ainsi les appels importuns. (Betty fait remarquer qu'elle a toujours donné son propre numéro de téléphone et qu'elle n'a pour ainsi dire pas reçu d'appels importuns. C'est aussi le cas de la plupart des autres parents qui donnent leur propre numéro de téléphone.) Ce qui compte surtout, c'est d'accueillir personnellement et chaleureusement les personnes qui auront besoin de vous téléphoner.

4. Vous pouvez aussi annoncer votre groupe ainsi: préparez des tracts peu coûteux et faites-les parvenir aux organismes gais, aux églises, aux cliniques psychiatriques, aux hôpitaux, aux bureaux de services sociaux, bref à tous les groupes, bureaux ou individus concernés, de même qu'aux quotidiens gais. Affichez-les sur les babillards mis à votre disposition. S'il n'y a pas de journal gai dans votre région, annoncez dans l'un des journaux nationaux gais. Faites parvenir des communiqués aux stations de radio et de télévision pour diffusion dans le cadre de leurs émissions d'annonces communautaires. Certaines stations les diffuseront, d'autres non. Toutefois, la radio, la télévision et la presse écrite consentent de plus en plus à aborder ces sujets; vous pourriez peut-être même participer à une discussion, ou bénéficier d'un article dans les journaux.

5. Dès que deux ou trois parents se manifesteront, planifiez une première rencontre et, par la suite, réunissez-vous régulièrement (à défaut de quoi ces parents pourraient se désintéresser de votre groupe). Ne vous préoccupez pas d'instaurer des «programmes d'activités» au début, et contentez-vous de vous rencontrer de façon informelle. Fixez vous-même et avec le concours des autres parents les objectifs que vous désirez atteindre en tant que groupe.

6. Entre-temps, lisez (consultez la bibliographie à la fin du présent ouvrage). Renseignez-vous et élargissez votre point de vue. Sans doute pourriez-vous vous abonner à l'un ou l'autre des journaux ou périodiques nationaux gais, pour vous tenir au courant des événements et des questions homosexuelles et pour apprendre à mieux connaître le milieu gai contemporain.

7. Mettez sur pied une bibliothèque de «documentation à l'intention des parents». Beaucoup d'entre eux emprunteront (et retourneront!) des livres qu'ils ne se procureraient sans doute pas eux-mêmes. Assurez-vous de leur faire signer un registre d'emprunts, et vous saurez où sont vos livres.

8. N'attendez pas trop pour inviter un ou deux homosexuels, hommes ou femmes, à vos réunions. Incitez les enfants gais et non gais de vos membres à se joindre à vous.

9. Au début, votre groupe comptera un petit nombre de participants, et vous pourrez vous réunir chez l'un d'entre vous, dans un contexte intime et amical. Mais quand ce ne sera plus possible en raison du trop grand nombre de membres (quel beau jour ce sera!), demandez à votre ministre du culte, à la bibliothèque ou à un autre centre communautaire de vous prêter une salle.

10. Vous serez appelé à dépenser votre argent. Par conséquent, dès que vous pourrez tenir des réunions régulières, n'hésitez pas à mettre le groupe au courant des frais qui vous sont occasionnés et à inviter chacun à offrir sa contribution pour payer les timbres, la promotion, la publicité et les livres.

11. *Ne vous laissez pas décourager si les choses n'avancent pas aussi vite que vous le souhaiteriez.* Deux ou trois mois peuvent s'écouler avant même qu'un seul parent se manifeste. Mais attendez-vous à être contacté par les gais eux-mêmes qui vous feront part de leurs difficultés familiales et qui auront des questions à vous poser.

12. Ne vous inquiétez pas si vous n'avez aucune expérience en «counselling». Très peu de parents dans votre situation sont des experts au départ. Ils apprennent «sur le tas», comme on dit. Quel que soit le degré de notre expérience, nous ne saurions régler tous les problèmes qui se présentent. Mais nous pouvons — vous pouvez — orienter la personne qui fait appel à vous vers une solution. Laissez parler votre cœur. Pour ces personnes en difficulté, ce qui compte et ce qu'elles apprécient est que vous «soyez là» pour elles.

* * *

Remarque concernant l'édition augmentée de ce livre: Depuis la rédaction de ce qui précède — qui n'a rien perdu de son intérêt historique et de son esprit — des développements se sont produits. En 1979, des représentants de plusieurs mouvement PDEG se sont réunis à Washington, D.C., dans le but de se regrouper en fédération nationale, les Parents et Amis de Lesbiennes et de Gais (Parents and Friends of Lesbian and Gays [Parents FLAG]).

Outre qu'elle continue d'aider des milliers de parents et leurs enfants homosexuels à se comprendre, la fédération Parents FLAG est devenue un solide réseau d'action et d'information exerçant une influence considérable dans certaines zones métropolitaines pour tout ce qui touche la cause gaie.

Au moment de rédiger cette notice, la fédération compte plus de cinquante groupes, petits et grands, aux États-Unis, au Canada, en Grande-Bretagne et dans les Pays-Bas, de même qu'une foule de contacts individuels dans les localités où aucun groupe n'a encore été constitué.

10
Le sida et la famille
par Betty Fairchild

BARBARA, une mère: Trois semaines avant le décès de Scott, je suis allée m'occuper de lui. Je n'étais pas préparée à ce que j'ai trouvé là: il était souvent désorienté... il avait des hallucinations... il tombait... et il était toujours préoccupé par les médicaments qu'il devait prendre. Ses amis et moi avions vraiment besoin d'aide. J'essayais de tout organiser, et j'ai songé rentrer chez moi à un moment donné. Je voulais aussi être certaine de «bien» faire. Étais-je trop maternelle? Trop pratique? Je parlais du passé, je m'efforçais de réconforter ses amis, j'étais de garde vingt-quatre heures par jour et je n'avais presque pas d'aide. Les liens du groupe que nous formions se sont resserrés. Nous sommes devenus un groupe compact et intime de six personnes. Quand je pouvais avoir quelqu'un pour me remplacer au chevet de mon fils, j'allais marcher et pleurer le plus vite et le plus fort possible.

JOËL, un homme atteint du sida: Tous mes amis sont là! C'est incroyable de constater combien ils m'aident et combien ils m'apprécient. Aucune réaction négative. Ils sont tous affectueux, serviables, et ils se préoccupent tous beaucoup de moi.

MICHAEL, lors d'une conversation avec moi: Alors c'est sorti comme ça de la bouche du médecin — Michael, c'est le sida...

Ça été difficile... c'est bien le moins qu'on puisse dire! Je me suis tout de suite mis à pleurer, puis je suis rentré chez moi et j'ai prévenu mon employeur et mes colocataires. J'ai attendu un an avant de le dire à ma famille. Ça s'est bien passé.

B (*étonnée*): Ça s'est bien passé?

M: Bof, aussi bien que possible, étant donné les circonstances!

B (*en riant*): Genre: «Chouette! Et puis, quoi de neuf, chéri?» (*Nous rions tous les deux.*)

M: Pas tout à fait, non. Maman a pleuré, et j'ai pleuré aussi, et nous n'avons rien dit.

Depuis la rédaction de cet ouvrage, le monde a changé, le sida est devenu un sujet de préoccupation majeur, surtout pour ceux d'entre nous qui ont un fils gai. Que nous en ayons fait ou non l'expérience dans notre famille, que nous craignions ce phénomène, que nous le niions ou que nous ayons commencé à admettre son existence, que nous connaissions ou non une personne qui soit atteinte de cette maladie, le sida a, de l'une ou l'autre façon, modifié notre optique.

Ces trois ou quatre dernières années, ici à San Francisco, j'ai passé beaucoup d'heures en compagnie de sidéens, avec leurs parents, leurs amants, leurs amis, et avec les personnes qui prenaient soin d'eux. Loin d'être l'expérience déprimante que l'on imagine parfois, ces moments ont, pour la plupart, été féconds en réflexions et exaltants. J'ai appris des choses que j'ignorais à propos du sida, bien sûr, mais j'ai aussi vu là beaucoup de courage, d'amour et de dévouement. Ces occasions, et d'autres circonstances similaires, m'ont mise en face de points de vue différents sur la vie et la mort, qui ont radicalement transformé mes convictions.

Nul ne peut nier les angoisses terribles et les pertes considérables que le sida provoque chez les individus et dans le monde, mais je suis convaincue qu'en manifestant un esprit curieux et de la générosité de cœur, nous pouvons apaiser nos craintes et trouver le courage et la force qui nous aideront dans les moments critiques. Dans ce chapitre, j'espère vous amener à envisager le sida d'un autre œil, et à découvrir les valeurs positives que cette maladie peut semer dans nos vies. J'espère pouvoir vous transmettre les étonnantes «bonnes nouvelles» que ce phénomène occasionne malgré tout et, le cas échéant, vous aider à réagir au sida d'une manière utile et aimante, si par malheur il frappait votre famille.

Médicalement parlant, le sida (syndrome d'immunodéficience acquise) est une maladie que l'on croit provoquée par un virus (VIH — virus d'immunodéficience humaine) qui attaque le système immunitaire de l'organisme. Une personne «séropositive» a été infectée par le virus sans que toutefois le sida se soit déclaré. Cependant, en raison d'un système immunitaire déficient, l'organisme peut laisser s'installer des maladies qu'il aurait par ailleurs combattues. Le sarcome de Kaposi (SK), une forme de cancer naguère très peu répandue, et un type de pneumonie, la pneumocystose *(pneumocystis carinii)*, elle aussi très rare jusqu'à nos jours, sont deux maladies couramment associées au virus du sida, bien qu'existent toute une gamme de maladies connexes. Lorsque l'une ou plusieurs de ces affections sont diagnostiquées chez le patient, on estime généralement cette personne atteinte du sida. D'autre part, du patient qui montre certains symptômes spécifiques, par exemple une enflure des ganglions lymphatiques, des sueurs nocturnes ou une toux persistante, sans qu'aucune des maladies mentionnées précédemment ne soit diagnostiquée, on dit qu'il est atteint du para-sida. Dans ce cas, le sida se déclarera tôt ou tard, quoique cela ne se produise pas toujours.

Les seuls véhicules connus de transmission du virus du sida sont le sperme et le sang. Le virus se transmet d'individu à individu principalement par contact sexuel ou par l'échange de seringues entre toxicomanes. Au moment de l'émergence du virus, hémophiles et enfants, entre autres, ont été contaminés par voie de transfusion sanguine, mais les tests de détection du virus qu'appliquent les banques de sang ont complètement éliminé ce risque dès 1985. Les gais constituent le groupe le plus affecté par le virus du sida, bien que celui-ci touche un nombre toujours croissant de toxicomanes qui s'échangent leurs seringues, qu'ils s'agisse d'homosexuels, d'hétérosexuels, d'hommes ou de femmes. De même, les femmes enceintes séropositives transmettent le virus à leur enfant avant la naissance. Les personnes les moins susceptibles de toutes d'être contaminées par le virus du sida sont les lesbiennes.

Puisqu'on n'a toujours pas découvert de remède contre le sida, la *prévention* est le seul moyen existant pour contrôler la propagation du virus VIH. Beaucoup d'informations destinées aux groupes à risque incitent à la prudence dans les rapports sexuels, et tentent de dissuader les toxicomanes de s'échanger leurs seringues. On encourage l'utilisation du condom tant par les couples hétérosexuels que par les couples homosexuels, en dépit des protestations de ceux qui voient dans cette information pourtant vitale une «approbation des comportements homosexuels». Des sondages locaux ont démontré que la majorité des hommes gais de la région de San Francisco prennent maintenant les précautions qui s'imposent et que l'incidence des rapports sexuels fortuits a beaucoup baissé. Malheureusement, dans plusieurs autres régions du pays où le sida, comptant moins de victimes, *semble* être une moindre menace, les habitudes n'ont pas beaucoup changé.

Passons au bon côté des choses. Il semble que quelques médicaments, dont l'AZT, le plus couramment utilisé, peuvent prolonger la vie de certains patients. Au moment où j'écris ces lignes, au milieu de 1989, de nouvelles découvertes permettent d'espérer que le sida n'entraînera pas invariablement la mort. Même sans espoir de «guérison», on pourrait, grâce à certains médicaments, le réduire à une affection chronique et ainsi maintenir en vie certains individus, un peu comme dans le cas des diabétiques. Voilà qui semble une bonne nouvelle, mais soyons réalistes: cette découverte arrive trop tard pour bien des gens et rien ne permet de croire que tous pourraient y avoir recours à l'avenir.

Il y a cependant deux façons de voir la maladie (le «malaise», c'est-à-dire une absence d'aise et d'harmonie) et deux façons de réagir à ces points de vue. De plus en plus de personnes atteintes survivent *longtemps* au sida. Elles ont des nouvelles encourageantes à nous transmettre, auxquelles nous reviendrons plus loin.

Commençons par aborder la «peur d'attraper» le sida. Tant mieux si ce n'est pas pour vous un sujet de préoccupation. On a beaucoup dit comment le virus du sida, le VIH, est — et n'est pas — transmissible. (Par exemple, en 1988 le «Surgeon General» publiait un rapport précis et éloquent.) Mais il est tout de même utile de répéter ici quelques vérités, histoire de rassurer les lecteurs.

- Le sang et le sperme sont les seuls véhicules connus de transmission du virus du sida.
- Le virus *n'est pas* très contagieux.
- Les simples rapports sociaux avec des personnes séropositives ou atteintes du sida ne sont *pas* dangereux.

Personne ne doit craindre de se trouver en présence d'hommes, de femmes ou d'enfants atteints du sida, personne ne doit craindre de travailler avec eux ou de jouer avec eux, de les soigner, de prendre ses repas en leur compagnie, de les enlacer, de les embrasser ou d'avoir avec eux un contact affectueux ordinaire.

Sachant cela, débarrassez-vous des peurs qui pourraient vous séparer d'un être cher.

En parlant avec des personnes atteintes du sida, avec leurs parents et leurs amants, leurs amis, les personnes qui les soignent, leurs médecins et leurs infirmières, j'ai vite compris que le mot clé — et l'un des aspects les plus positifs du sida — est le mot amour. Je crois que la plupart des personnes qui ont un contact intime avec des maladies mettant la vie en péril éprouvent des sentiments d'amour plus profonds et sont plus portées à les exprimer. Presque tous ceux qui ont travaillé auprès de personnes atteintes du sida disent que cette affection, où l'on ne voit souvent qu'une raison de désespérer, a apporté dans leur vie un nouveau débordement d'amour.

La différence entre le sida et les autres maladies graves vient du nombre de personnes affectées. Dans certaines grandes villes, c'est par milliers que l'on compte les personnes atteintes, et la plupart d'entre elles ont déjà perdu beaucoup d'amis ou d'amants. En dépit de sa charge de souffrance et de deuil (ou peut-être à cause d'elle), le sida a noué des liens solides entre un nombre incalculable de bénévoles: femmes, hommes, gais, lesbiennes, hétérosexuels, jeunes et vieux. Chacun à sa façon, tous ces bénévoles consacrent de longues heures de leur temps à donner de la tendresse, à aider d'autres personnes à vivre et à mourir, à traverser le deuil et à s'en remettre, à répondre aux besoins des personnes atteintes du sida, de leurs amants, leurs familles, leurs amis. Toute cette chaleur humaine constitue ce que certains d'entre nous appellent «l'univers du sida». C'est un univers très particulier.

Mais il n'y a pas partout autant de solidarité, et de nombreuses familles frappées par le sida vivent dans l'isolement et la peur, sans pouvoir se confier à d'autres, ce qui augmente leur stress et les difficultés qu'elles doivent traverser. Nous donnerons plus loin quelques directives et renseignements utiles à ces familles.

Mais, où que nous vivions, quelle que soit notre situation, l'amour est toujours la clé de la compréhension — et de la vie. Nous pouvons tous apprendre à vivre avec générosité.

C'est donc de ce mot, *amour*, et de son pouvoir de guérison et de rapprochement qu'il est question dans ce chapitre sur le sida et la famille.

Pour les parents qui ont un fils gai, le sida est une grande source d'inquiétude et les amène à beaucoup s'interroger. Quand il s'agit de notre propre enfant, même si nous sommes des gens bien informés, nous pouvons nous laisser assaillir par toute une gamme de questions angoissantes.

Tentons d'abord de formuler certaines de ces questions. Nous les aborderons ensuite une par une et, en nous basant un peu sur des cas réels, nous pourrons commencer à y répondre. Dans la première partie de ce chapitre nous analyserons nos inquiétudes les plus fréquentes:

- Nous sommes si inquiets! Nous craignons de demander des nouvelles de sa santé à notre fils. Est-il malade? Est-il bien? Il ne dit jamais rien! Comment savoir sans le troubler?
- Qu'est-ce qui l'inquiète, *lui* ? De quoi a-t-il besoin?
- Nous nous demandons souvent ce qui arriverait *s'il en était* atteint. Quelle réaction ont ces hommes devant le diagnostic? Comment l'annoncent-ils à leur famille? Comment les parents réagissent-ils?
- Notre fils vient de nous apprendre qu'il est atteint du sida. Que va-t-il se passer?

Plus loin, sous l'intitulé «Points de vue», nous aborderons trois aspects importants de cette question: les traitements alternatifs, efficaces dans certains cas; l'expérience bouleversante de la mort de son enfant; et enfin de «vraies bonnes nouvelles» qui nous viennent de l'expérience du sida.

Quand on est inquiet et qu'on n'ose pas le dire

L'inquiétude peut être débilitante et paralysante pour beaucoup d'entre nous. Elle peut, si on le lui permet, dominer notre vie et nous épuiser. Pourtant, pour ceux d'entre nous qui ont un fils gai (et pour bon nombre d'autres parents), c'est tout un défi, de nos jours, que de *ne pas* s'inquiéter.

J'essaie quant à moi de ne pas m'inquiéter outre mesure de ce que je ne peux pas changer. Le fait est que mon fils, Glen, n'est pas atteint du virus du sida. Je suis consciente du bienfait que cela représente. Quand on me demande si je suis «morte d'inquiétude» à son sujet, je réponds que de mourir d'inquiétude ne gardera pas mon fils en bonne santé et ne me servirait à rien. Certaines personnes me trouvent sans cœur et aveugle. Je n'en discuterai pas. Au lieu de m'imposer et d'imposer à mon fils des pensées remplies de peur, nous préférons tous les deux voir la réalité du moment, c'est-à-dire qu'il n'est pas malade.

Bien sûr, vous craignez tous que votre enfant soit atteint du virus. S'il ne vous en parle pas, comment pouvez-vous deviner? Vous ne voulez pas le «troubler» en abordant le sujet (et pour être francs, vous avez peur, au fond, d'entendre sa réponse). Sachez que votre fils — quel que soit l'état actuel de sa santé — risque de trouver votre silence plus bouleversant que vos questions. La plupart des hommes, qu'ils soient ou non malades, veulent parler du sida avec leurs parents mais ils hésitent à le faire, car ils ignorent quelle sera leur réaction.

Même si vous trouvez cela difficile ou délicat, c'est à vous, en réalité, d'aborder le sujet. Ne compliquez pas inutilement les choses. Dites simplement, par exemple: «Je me demande comment tu vas. Avec tout ce qu'on entend aux nouvelles, comment ne pas m'inquiéter?» Ou, mieux encore, dites *le mot*: «Avec tout ce qu'on entend à propos du sida...» C'est fait! Vous avez traversé le mur du silence!

Si vous restez calme et si vous êtes disposé à écouter, votre fils répondra sans aucun doute à vos questions à propos du sida et de son état de santé. Comprenez aussi que vous ne faciliterez pas la communication entre vous et votre fils si vous l'accablez de questions brutales qui ne cachent pas votre panique, si vos portez des jugements de valeur, si vous passez votre temps à lui téléphoner «juste pour savoir si tout va bien».

Une fois que la glace est brisée et que vous avez abordé le «sujet tabou», vous constaterez que ses inquiétudes vous importeront plus que les vôtres. En sachant ce à quoi il pense, vous saurez comment lui offrir votre aide pour faire face à toutes les difficultés qu'il doit traverser.

Qu'est-ce qui l'inquiète, *lui*?

La vie des gais, celle de nos fils gais, a subi de bien plus grandes transformations que la nôtre, notamment en ce qui a trait à l'expression de la sexualité et de l'amour. Certains hommes jouissaient d'une grande liberté personnelle avec des partenaires toujours différents. D'autres étaient et sont toujours engagés dans une relation stable et affectueuse avec une seule personne. Quelle que soit leur façon de vivre, avec l'avènement du sida ils ont perdu beaucoup de leur stabilité et de leur faculté de planifier leur avenir. Voici quelques-uns de ces changements qui affectent peut-être aussi votre fils.

Son état de santé. Tous les jours, nos fils et leurs amis s'inquiètent maintenant de leur santé. Même les hommes encore sains se posent toujours la question suivante: «Est-ce bientôt mon tour?» Pour la plupart des gais, la moindre toux, la moindre douleur, la moindre enflure ou rougeur est suspecte, et ils consultent beaucoup plus fréquemment qu'auparavant. Un homme me disait: «J'ai toujours eu une attitude très positive face à ma santé, mais c'est devenu difficile de ne pas laisser l'hypocondrie avoir le dessus.»

Son plan de carrière et ses projets. Jim[42], un homme d'une quarantaine d'années en excellente santé, a renoncé à un poste important en planification urbaine il y a quelques années. Voici pourquoi:

> Je me disais: si je mourais aujourd'hui, aurais-je des regrets? Je me suis rendu compte qu'il y avait des tas de choses que je n'avais pas encore faites. Maintenant, j'oriente davantage ma vie en fonction de ce que je veux faire *tout de suite,* sans m'inquiéter de ce que je «devrais» faire ou m'inquiéter de l'avenir ou de ma sécurité. Après tout, je serai peut-être mort demain. Ce qu'il y a de bien dans tout cela, c'est que je vis ma vie aujourd'hui.

Le sida a produit, entre autres, cet effet sur la vie des gens: On entend de plus en plus parler d'hommes gais qui effectuent des changements majeurs dans leur travail ou leur car-

---

42. À quelques exceptions près, les collaborateurs nous ont donné la permission d'utiliser leur patronyme et prénom réels. Certaines personnes ayant préféré garder l'anonymat, nous avons changé leur nom et les autres détails pouvant les identifier (Joël, Glenn, Guy/Randy, Carl, Brent/Dwight, Justin, Lance, Alicia Hanks et famille, Terry, Rose/Kevin, et Robert).

rière, parce qu'«aujourd'hui» est peut-être le seul jour qui leur reste. Nous devons comprendre à quel point il peut être décourageant pour ces jeunes d'abandonner tout projet d'avenir. C'est particulièrment douloureux quand ils ont fait des projets avec un amant qui est déjà trop malade pour pouvoir jamais les réaliser.

Son amant malade. Les hommes dont l'amant est atteint du sida ont parfois envie de parler des changements qui affectent leur couple. Voici ce que me disait Mark:

> Le pire, c'est de savoir que rien ne sera plus jamais comme avant. John et moi, nous adorions nous habiller et sortir ou organiser des soirées. Et nous adorions voyager. Nous avions projeté de nous rendre en Europe dans deux ans. Maintenant, il ne peut même plus marcher jusqu'à la salle de bains.
> Et puis, même si c'est très important pour moi de pouvoir m'occuper de lui, à dire vrai le sexe me manque. Nous étions formidables! Maintenant, je le prends parfois dans mes bras — Dieu qu'il est maigre! — mais pour le reste, c'est fini.

Que votre fils soit ou non en mesure de vous parler aussi librement, vous devez être sensible aux transformations et aux pertes qu'il subit.

La mort de son amant. Une mère nous écrit:

> Guy, l'amant de mon fils, est mort du sida en octobre. J'avais vu mon fils en prendre soin avec tendresse et avec patience pendant toute l'année qu'a duré sa maladie. Tout ce que Randy faisait, cette année-là, c'était travailler, rentrer à la maison, et s'occuper de Guy. Je n'ai jamais vu autant de dévouement entre deux hommes.
> Quand Guy est mort, Randy a organisé une cérémonie toute simple, comme le voulait Guy. Il n'y avait pas de prêtre, juste un petit groupe d'amis qui s'étaient réunis pour célébrer sa mémoire. Randy a parlé de leur vie commune avec amour et

avec humour. Puis, j'ai dit quelques mots au sujet de celui qui était presque mon beau-fils et j'ai exprimé ma douleur de perdre un membre de la famille.

Si vous êtes aussi proche de votre fils que cette mère l'est du sien, vous pouvez comprendre que son deuil est aussi pénible que le vôtre le serait dans des circonstances similaires. Comme dans le cas de cette mère et de son fils, votre compassion et votre aide peuvent être un don d'amour.

La perte de ses amis. Tous les gais n'ont pas perdu un amant, mais la plupart traversent un deuil continuel. Ils perdent sans cesse de leurs connaissances: des amis intimes, des collègues, le voisin de palier, le jeune garçon qui arrivait de leur ville natale, ce producteur extraordinaire qui montait de si merveilleux spectacles... le flot des départs ne s'arrête jamais. Un autre coup de fil («Je n'ose plus répondre au téléphone!») annonce qu'un tel est atteint... ou est entré à l'hôpital... ou vient de mourir.

Même si nous avons perdu des êtres chers, il nous est difficile d'imaginer ce que cela pourrait signifier si *cinquante* de nos amis mouraient — comme c'est le cas de plusieurs hommes et femmes... qui ne comptent plus leurs deuils. Quelques parents ne laissent pas leur enfant partager avec eux un aussi lourd fardeau.

Il y a aussi d'autres choses importantes dont nos fils voudraient pouvoir nous parler. Pourtant, tant d'hommes nous disent à quel point leurs conversations avec leurs parents tournent à vide, car ils n'arrivent pas à leur confier ce qui compte le plus pour eux et ce qui les préoccupe vraiment.

Si vous ne l'avez pas encore fait, n'est-il pas temps de passer ce fameux coup de fil et d'écouter de tout votre cœur votre fils bien-aimé?

Et s'il fallait qu'il soit atteint du sida?

Vous vous demandez souvent ce qui arriverait si votre fils était atteint du sida. Comment prendrait-il la nouvelle? Vous le dirait-il tout de suite? Comment les parents réagissent-ils à cela? Il ne peut que vous être utile de savoir comment d'autres personnes ont affronté cette situation.

Ce que cela signifie pour les gais

Carl est dans la trentaine. Il parle de son expérience avec calme et un certain détachement.

> J'ai su il y a six mois que je souffrais de pneumocystose. J'avais plusieurs symptômes du sida depuis un certain temps, mais je n'ai jamais été pris de panique, ni avant ni après le diagnostic. Quand les médecins m'ont laissé entendre que j'étais peut-être atteint, j'y avais déjà songé moi-même.
>
> Mon attitude a dû éloigner des gens de moi. Au moment du diagnostic, je me sentais vraiment très bien. Deux jours plus tard, je suis allé chercher des renseignements à la San Francisco AIDS Foundation sur les services disponibles et les groupes d'aide aux sidéens. Quand le type qui était là a su que les médecins avaient fait leur diagnostic seulement deux jours plus tôt, il n'en croyait pas ses yeux de me voir en aussi bonne forme physique et morale.
>
> Je m'étais préparé mentalement depuis très longtemps; le choc n'a pas été trop grand. Au fond, je me dis: «Ça y est. Je l'ai. Je ne peux pas m'en débarrasser... il faut que je regarde ça en face.»
>
> Je me sens très bien. Je ne suis pas malade. Je ne manque pas d'énergie. Je sais que j'ai de la chance d'être comme ça! Mais le sida est une présence importante et continuelle dans ma vie. Quand j'ai su que j'étais atteint, je ne connaissais *aucun* sidéen. Depuis, quatre de mes amis ont reçu le diagnostic, y compris mon colocataire. Et je sors avec deux sidéens... Tout cela représente beaucoup pour moi. Je fais aussi pas mal de bénévolat pour différents organismes d'aide aux sidéens. Et j'aime garder le contact avec mes amis atteints. La maladie nous rapproche beaucoup.

Brent vit depuis longtemps une relation de couple avec Dwight. Comme beaucoup de ces couples, tous les deux sont atteints du sida. Brent, chez qui la maladie vient tout juste d'être diagnostiquée, me dit ceci:

> Excepté les deux premières semaines pendant lesquelles j'ai été très malade et je devais me rendre à l'hôpital tous les jours pour recevoir mon traitement, j'étais très en forme, et je suis très reconnaissant de cela, car Dwight était plutôt mal en point et moi assez bien pour m'occuper de lui. C'est merveilleux de pouvoir l'aider par de petites choses, comme d'aller lui chercher un verre d'eau ou l'urinoir. (*Je lui demande quel effet a eu sur lui le diagnostic des médecins. Était-il sous le choc ou la maladie de Dwight l'avait-elle en quelque sorte préparé à la sienne?*) Eh bien, mon médecin m'avait laissé entendre ce que ça pouvait être, alors j'étais un peu préparé. Et puis, j'avais connu le choc du diagnostic avec Dwight, alors c'était un peu du *déjà vu*. Je n'avais pas vraiment peur, seulement je me demandais: si nous sommes tous les deux malades, qui va s'occuper de nous?

Ron, dont la pneumocystose a été diagnostiquée six mois auparavant, semble aujourd'hui en excellente santé. Je lui ai demandé comment il avait été affecté par le diagnostic des médecins.

> Je n'étais pas surpris. Les médecins avaient diagnostiqué la maladie de mon amant Ben en 1984, et je m'étais occupé de lui jusqu'à sa mort. Or, à cause de nos relations sexuelles, je savais que je serais malade à mon tour. Quand c'est arrivé, ce fut presque un soulagement pour moi... de le savoir enfin.
>
> J'avais très hâte de prendre de l'AZT. Le jour où j'ai reçu ma première petite bouteille de capsules, j'étais fou de joie. *Moi*, je ne souffrirais pas des effets secondaires; ce serait excellent pour moi. Et je n'ai eu aucune réaction négative au médicament. Mon médecin est très étonné de constater qu'à chaque fois que je lui rends visite, je semble aller de mieux en mieux.
>
> Et puis, j'ai eu la chance de vivre avec Ben, dont l'attitude était très positive. Dès le premier jour, il a décidé qu'il *vivrait*

un jour à la fois — qu'il ne mourrait pas à cause du sida, mais qu'il vivrait *avec* le sida. Il était doté d'une incroyable force morale. Il a été une inspiration pour moi. J'ai décidé de faire aussi bien que lui, mieux même, si c'était possible.

Au moment de cette entrevue, Tim n'est pas atteint, mais il prend soin de son amant Bill, qui est malade. Je lui demande s'il leur arrive jamais de parler de la mort imminente de Bill.

Nous en avons parlé à fond: le testament, les papiers, l'effet que cela aura sur moi (du point de vue de l'organisation, pas spirituellement parlant). Ça n'a pas été trop pénible, parce que nous avons envisagé cela comme si c'était un projet à réaliser. J'ai été très honoré de la confiance qu'il mettait en moi à ce moment en me donnant une procuration qui me permette de m'occuper du testament et tout. Ça m'a fait un bien immense, cette confiance absolue. C'est bizarre, n'est-ce pas, ce qui peut nous faire du bien? Alors, ce fut au fond une belle journée. Même les petits côtés déplaisants de ce genre de tâche ont bien tourné.

Le fait de m'occuper de lui engendre toujours beaucoup d'amour. J'aime prendre soin de lui! (*Je sais que certains hommes qui, pourtant, aiment beaucoup leur partenaire se fatiguent de devoir s'en occuper. Je pose la question à Tim.*) Ouais, ouais... je suppose que oui, de temps en temps j'en ai assez. Je n'ai jamais été le type très maternel qui s'occupe toujours des autres. Je n'ai jamais voulu ça. Mais c'est un peu venu tout seul, et Bill en est vraiment reconnaissant, il me le dit souvent. Il se rend bien compte que j'affronte sa maladie avec lui et que c'est aussi intense pour moi que ça l'est pour lui. Dans ses pires jours, il rassemble tout l'humour dont il est capable et il réussit à me faire rire. Ouais, il m'arrive de m'apitoyer un peu sur mon sort, mais ça aussi, ça vous mange de l'énergie. Ou bien vous attaquez la maladie, ou bien vous la laissez vous attaquer. J'ai beaucoup de chance, d'une certaine façon: j'ai mon travail, mes amis, ma vie et tout. Et j'ai un amant extraordinaire, Bill. Et *lui* aussi a un amant: moi. Il n'est pas seul comme tant d'autres sidéens. Alors, même si le sida est la pire chose qui pouvait arriver, cela *pourrait* être pire encore.

Et quand il s'agit de prévenir la famille?

Le moment de prévenir la famille est *toujours* une étape difficile pour le sidéen. Voici les témoignages de trois hommes:

> JUSTIN: Mon père et ma mère sont morts mais les autres membres de la famille m'aident beaucoup. J'ai un frère marié qui a quatre enfants, âgés de quatre à quatorze ans. Quand je l'ai appelé pour lui dire que j'avais le sida, il l'a tout de suite dit à sa famille, aux enfants aussi, pour qu'ils comprennent ce qui arrivait à oncle Justin. Il n'a jamais été question d'histoires du genre: «Il ne faut pas le dire — surtout pas aux enfants!» Rien de ce qui se passe d'habitude dans les familles.

> BRENT: L'idée d'avoir à prévenir ma famille me compliquait beaucoup les choses au début, quand j'étais très malade. Je me disais toujours que je leur écrirais une lettre, mais j'ai toujours tout reporté au lendemain, et puis je pensais que, de toute façon, j'étais trop mal en point pour pouvoir le faire. Puis, j'en ai parlé avec la travailleuse sociale à l'hôpital. À la question de savoir quand et comment je pourrais dire à mes parents que je suis gai et que j'ai le sida, elle me répondit: «Tu n'as qu'à plonger et le dire.» D'après son expérience, ça avait marché pour ceux qui avaient dû employer cette méthode. Elle ne connaissait qu'un couple de parents qui avaient mal réagi.
>
> Je me suis donc promis de leur téléphoner, mais je n'arrivais pas à décider quand. Puis, un samedi, ma sœur m'appela. Alors je lui ai tout dit. Elle est infirmière. Je pensais bien qu'elle serait très au courant à propos du sida, mais en fait, elle a plutôt mal pris la chose. Le lendemain, j'ai téléphoné à la maison. Ma mère était à l'église. J'ai parlé brièvement à mon père. J'ai été très surpris. Il a pris la nouvelle comme un vieux routier — un vieux routier sage. Il a dit quelque chose comme: «Tu dois jouer tes cartes d'après la donne.» Il a été très positif. Il m'a beaucoup aidé. J'ai rappelé une heure plus tard pour par-

ler à ma mère. Elle a pleuré un peu, mais je ne crois pas qu'elle ait vraiment saisi tout de suite. Plus tard, j'ai eu des conversations plus pénibles avec elle, car elle avait entendu parler du sida aux nouvelles, et elle avait fini par comprendre la gravité de mon état.

(*Je demande à Brent comment vont les choses maintenant, avec sa famille.*) Eh bien, en septembre, Dwight et moi sommes allés rendre visite à mes parents. J'avais un peu peur de cette rencontre. Mais tout s'est formidablement passé. Mes parents ont littéralement *adopté* Dwight. Maintenant, ils nous téléphonent et ils demandent toujours de ses nouvelles. Ils sont revenus dans ma vie. Ils en avaient été absents longtemps.

CARL: J'ai attendu trois ou quatre semaines (après le diagnostic) avant d'en parler à ma famille. Puis, mon frère et sa femme sont venus pour une visite. La veille de son départ, j'ai parlé à mon frère. Nous ne sommes pas très intimes. Il n'a pas dit grand-chose. Tout de suite après qu'il soit parti, j'ai tout dit à ma mère. Je voulais attendre encore une semaine avant d'en parler à mon père. Mais ma mère n'a pu garder le secret: elle le lui a dit elle-même. Depuis, nous n'avons pas peur d'en discuter.

Comment d'autres parents réagissent-ils?

Comme il fallait s'y attendre, les réactions sont nombreuses. Un homme dans la quarantaine me dit que lorsqu'il a su qu'il était atteint, il a fait un long voyage pour retrouver sa famille. Il espérait pouvoir vivre un moment parmi les siens. Mais sa mère n'a pas ouvert la porte moustiquaire et elle lui a dit: «Reviens quand tu seras guéri — si jamais tu guéris!» Quand je l'ai connu, il était revenu à San Francisco, et il vivait dans la rue.

La mère de cet homme fait sans doute partie de ce groupe de gens dont les convictions religieuses les empêchent au départ d'admettre l'homosexualité de leur fils et qui voient probablement dans le sida une «punition que Dieu lui inflige». Puisque de telles convictions sont difficilement vérifiables, il n'est pas facile d'aborder ces questions. La plupart des parents aiment leurs enfants, mais dans des cas semblables, non seulement les parents creusent-ils un gouffre entre eux et leur enfant à cause de son homosexualité et du sida, mais ils ne veulent pas, ou ne peuvent pas, se tourner vers des personnes capables de les aider et de les renseigner avec exactitude. En effet, paralysés de peur et de colère devant ce qu'ils estiment être un secret honteux, ces mères et ces pères endurent sans le dire des souffrances terribles. Par la même occasion, leur enfant malade du sida souffre aussi énormément du manque d'amour et du manque de soutien de la part de sa famille.

Les aspects religieux ayant été abordés au chapitre 7, il n'est pas utile d'y revenir ici. Si les parents curieux en viennent à plus de tolérance et à être mieux informés sur le sida, ils épargneront à leur fils sidéen une condamnation aussi décisive.

On trouve bien sûr des réactions positives et remplies d'affection dans d'autres familles. Steve parle ici de la mère de son ami Lance, qui est très malade.

> Elle était venue jusqu'ici de New York. Vraiment — les mères peuvent parfois être incroyables! Elle passait tout son temps à l'hôpital. Et elle était toujours de bonne humeur quand elle était avec son fils. Très «en forme» et joyeuse. Jamais vous n'auriez pu deviner combien c'était pénible pour elle.
> Puis, j'arrivais, et nous allions marcher dans les corridors de l'hôpital. Et nous marchions, et nous marchions, et de temps en temps elle s'arrêtait, et elle pleurait un moment. Je la serrais dans mes bras, et puis nous allions nous asseoir quelques minutes. Ensuite, elle rentrait dans la chambre de Lance avec le sourire.

Si vous pouviez entendre les histoires que m'ont racontées les parents de sidéens depuis quelques années, je sais que vous seriez très émus par le courage énorme manifesté par ces familles, par l'amour qu'elles ont témoigné face à la mort de l'un des leurs. J'ai choisi de relater ici l'un de ces témoignages, car il rend compte d'une réaction courageuse et généreuse devant la maladie et parce qu'il y est question d'une des expériences les plus pénibles que puisse connaître une famille unie.

Alicia Hanks, du Midwest, nous décrit sa famille dans une lettre: Leonard, son mari, et ses fils Lenny, Nate et Maury. Elle nous a adressé plusieurs lettres relatant les événements qui ont précédé le diagnostic de la maladie de son fils et sa mort. C'est à l'occasion d'une visite chez son fils en Californie qu'il lui avait appris qu'il était homosexuel. Bien qu'Alicia l'ait su «à moitié», la nouvelle lui causa un choc et, pour plusieurs raisons, elle n'en dit rien à son mari et à ses autres fils. En septembre 1984, Lenny téléphona à sa famille et leur apprit qu'il avait eu une pneumonie, mais qu'il était guéri. Alicia et son mari en furent préoccupés mais pas vraiment inquiets, nous dit-elle. Puis elle poursuit:

> Le soir du 7 novembre, Lenny a téléphoné, et lui et moi avons bavardé quelques minutes. Puis il a lancé la bombe qui allait transformer à jamais notre vie.
> — Maman, j'ai le sida.
> Ce qui s'est passé ensuite est un cauchemar. Lenny a su qu'il était atteint en septembre, lors de son séjour à l'hôpital, mais il a décidé de n'en rien dire tant qu'il ne serait pas convaincu de ne pouvoir s'en tirer autrement. Il avait le sarcome de Kaposi et devait commencer ses traitements d'Interferon le lundi suivant. Je lui ai dit que j'arriverais par le prochain avion. C'est ce qu'il voulait entendre.
> Le temps était venu pour moi d'annoncer la nouvelle à son père et à ses frères. Ils allaient subir un double choc: je devais non seulement leur dire que Lenny était gai, mais qu'il avait le sida, cette terrible maladie dont tout le monde parlait. [Je n'ai pas pu parler à mon mari ce soir-là. Mais] le lendemain matin, je me suis rendue à mon travail comme d'habitude et je suis rentrée à la maison pour le déjeuner.

Léonard a deviné que c'était sérieux. J'ai pris sa main, et puis c'est sorti tout d'un coup. Il n'a pas dit un mot. Il fixait la fenêtre. Quand il s'est tourné vers moi, les yeux remplis de larmes, il m'a dit qu'il lui téléphonerait à son bureau après que je serais retournée travailler. Il m'a demandé aussi de réserver immédiatement ma place à bord de l'avion. Il a été merveilleux. Nous nous sommes enlacés, et nous avons pleuré ensemble, et je suis retournée à mon travail pour dire à mes patrons que je devais aller en Californie tout de suite — je leur ai aussi dit pourquoi. Ils m'ont été d'un grand secours, c'est le moins qu'on puisse dire (et ils continuent de m'aider à ce jour). Léonard a téléphoné à son fils et l'a assuré qu'il l'aimait, qu'il le respectait et qu'il pouvait absolument compter sur lui. Dieu merci!

Nous avons préféré ne rien dire à nos deux autres fils pendant un certain temps, du moins pas avant mon retour de la Californie. Nate habite en Illinois et Maury étudiait alors dans le Michigan. Nous leur avons simplement dit que Lenny avait un cancer (ce n'était pas un mensonge, mais ce n'était pas toute la vérité). Maury prit très mal la nouvelle. Nous nous sommes demandé comment il allait supporter la vérité. Nous avons téléphoné en Illinois et raconté la même demi-vérité à Nate. Il était très inquiet et a demandé s'il pouvait faire quelque chose. Je lui ai répondu que je lui téléphonerais de nouveau dès que j'en saurais plus long.

Le samedi, je m'envolais pour la Californie. Notre Lenny, toujours si beau et si fort... Cela me brisait le cœur de le voir si maigre, rongé par la fièvre, sans appétit et sans énergie. Mais il avait un moral de fer.

Lenny a depuis quatre ans une relation exclusive avec un homme appelé Jim, un homme merveilleux qui aide mon fils énormément. Nous lui en sommes très reconnaissants. C'est une bénédiction pour Lenny d'avoir quelqu'un auprès de lui en tout temps. Jim n'a aucun symptôme du sida pour le moment, et il subit régulièrement des examens médicaux. Nous prions Dieu qu'il le garde en bonne santé.

Cette semaine-là, chacun de nous trois a trouvé sa force dans les deux autres. Lenny et Jim ont des amis qui les aident aussi beaucoup. Je les ai tous rencontrés et je les apprécie tous. Enfin, la semaine a fini par passer, et je suis rentrée à la maison à la fin de semaine suivante, complètement vidée émotionnellement, comme vous pouvez l'imaginer.

Lenny a très bien supporté ses traitements qui ont duré sept mois. Il pouvait aller travailler tous les jours. Il a aussi entrepris du bénévolat auprès d'un organisme local appelé AIDS Project et, avec Jim, il a participé à des groupes de soutien.

Le moment était venu pour Léonard et moi de dire toute la vérité à Nate et Maury. Maury devait aller étudier en Californie en décembre 1984 et projetait de rendre visite à Lenny au Jour de l'An. Il fallait qu'il connaisse l'état de santé de son frère. Pour tout dire, nous avons dû lui annoncer la nouvelle la veille de Noël. Ça été terrible! Maury l'a très mal pris.

Inutile de dire qu'il n'a pas rendu visite à son frère. Il avait beaucoup de choses à régler tout seul d'abord, et il s'y efforçait vraiment beaucoup. Lenny et lui ont discuté quelquefois au téléphone pendant qu'il étudiait là-bas. Maury se mourait d'inquiétude pour son frère, mais il était incapable de faire face à tout. Cela a été une époque très éprouvante pour lui. Comme nous, il a fait de son mieux.

Tout de suite après le Nouvel An, je me suis décidée à écrire une lettre à Nate et sa femme Sally. Il n'a été ni étonné ni choqué, comme je le craignais. En fait, il se demandait depuis plusieurs années si Lenny était gai. Ils ont immédiatement appelé Lenny pour lui dire qu'ils l'aimaient et pour lui demander s'ils pouvaient faire quelque chose. Ils ont beaucoup aidé Lenny.

Maintenant, les oncles, les tantes et les cousins de Lenny sont au courant de son état. Ils nous ont tous donné leur appui, ainsi qu'à Lenny. Pour ce qui est de nos amis, nous le leur avons dit quand le moment nous a paru opportun et quand nous avons eu envie d'en parler. Leurs réactions ont été bien différentes et la plupart d'entre eux ont eu de la peine pour nous. Ceux qui ont choisi de ne pas en avoir ne méritent pas qu'on en tienne compte. Ils ne nous importent pas. Comme on dit, c'est en période de crise que l'on reconnaît ses vrais amis. Ce sont eux, les perdants, pas nous. La plupart des amis que nous avons mis au courant ont écrit à Lenny pour l'assurer de leur affection et de leur compassion. À l'Action de grâces, quand il est venu nous rendre visite, beaucoup d'entre eux sont venus le saluer. Ça lui a fait beaucoup de bien et ça nous en a fait, à nous aussi.

Avec le temps, j'en viens à me demander ce qui est pis: perdre son enfant subitement, ou le voir mourir à petit feu. Quoi qu'il en soit, c'est l'enfer de savoir que Lenny va, selon toute vraisemblance, nous être enlevé. Chacune des personnes que nous aimons nous inspire des sentiments différents, mais perdre un enfant va bien au-delà de tout ce que nous pouvions imaginer devoir vivre. Il lutte avec un tel courage! Mais c'est une lutte solitaire. On ne peut l'aider que jusqu'à un certain point. Mon Dieu! quand je pense à ce que mon fils et d'autres garçons comme lui doivent traverser!

Nous avons bien des raisons d'être reconnaissants. Lenny et son père sont sans doute plus proches qu'ils ne l'ont jamais été, et c'est également le cas pour lui et ses frères. Maury a récemment pu passer une fin de semaine chez Lenny et Jim à San Francisco. Il a enfin trouvé le courage d'affronter la situation, et ça va très bien.

Nous ignorons de quoi aujourd'hui et demain seront faits, mais nous savons une chose: Dieu aidant, notre famille sera toujours là pour venir en aide à Lenny.

En songeant à l'histoire d'Alicia, demandons-nous si nous pouvons trouver en nous le même courage et le même amour. Et ne perdons pas de vue que *le sida n'affecte pas tous les hommes gais*. Beaucoup de personnes pensent que si leur fils est gai, il sera un jour ou l'autre atteint du sida. Bien sûr, nous ne pouvons pas écarter complètement cette éventualité, mais il faut aussi savoir que ce n'est pas une certitude. Cela étant, parlons maintenant de ce qu'il convient de faire quand votre fils vous apprend qu'il a le sida.

Maintenant qu'on vous l'a dit

Vous avez reçu un coup de fil, ou une lettre, ou bien il est venu vous voir à la maison et il vous a dit:

— Maman, papa, j'ai le sida.

Quoi que vous ayez fait pour vous préparer à cette éventualité, et bien que certains signes vous l'aient laissé soupçonner, vous êtes sous le choc.

Même sous la violence du choc, n'oubliez pas que le sida frappe votre fils, pas vous, et qu'il ne lui a certes pas été facile de vous apprendre cette nouvelle. La plupart des hommes sont très inquiets de savoir comment leurs parents réagiront. Bien entendu, puisque vous êtes ses parents, le sida vous affecte aussi indirectement. Mais vous devez d'abord penser à lui.

Il a surtout besoin que vous lui disiez tout de suite que vous l'aimez et que vous voulez l'aider. Prenez-le dans vos bras s'il est avec vous, et rassurez-le; dites-lui que vous serez toujours là, quoi qu'il arrive. Assurez-vous qu'il sait que vous êtes prêt à écouter tout ce qu'il a à vous dire. Et écoutez-le. Trop souvent, nos émotions nous empêchent d'entendre les propos de l'autre. Voilà bien une occasion où il est essentiel de contrôler ses émotions. Quand votre tour sera venu de parler, vous aurez sans doute mille questions à formuler. N'oubliez pas: il n'est pas nécessaire de répondre à toutes dès maintenant.

Les perspectives d'avenir. Vous penserez sans doute immédiatement au futur. Sera-t-il très malade? Sera-t-il bien la plupart du temps? Combien de temps lui reste-t-il?

Ce sont des questions difficiles à poser et l'on ne peut répondre à aucune avec certitude. Tant les médecins que les profanes comprennent de plus en plus que l'attitude générale d'une personne influe sur ses chances de guérison. Ainsi, les chances de votre fils dépendent dans une large mesure de son attitude face au sida. Il peut être terrifié par la peur de mourir, ou décidé à faire son possible, ou convaincu qu'il surmontera sa maladie (nous y reviendrons un peu plus loin).

Nous avons beau, pour la plupart, pensé que tous les sidéens sont mortellement atteints, ce n'est pas exact. Certains hommes, c'est vrai, sont très malades dès le départ. Mais d'autres restent relativement en bonne santé, même s'ils doivent faire des séjours périodiques à l'hôpital. Un jeune homme de ma connaissance n'était pas bien du tout quand je l'ai connu en 1986. Il était sans énergie et très apathique. Depuis qu'on le traite à l'AZT, il va très bien, si bien qu'il n'est plus admissible aux prestations d'invalidité et qu'il est retourné travailler au début de 1989.

Soit dit en passant, certaines personnes semblent bien réagir à l'AZT; d'autres non. Les bienfaits de l'AZT perdurent chez certains individus tandis qu'ils s'interrompent chez d'autres. Il n'y a, par conséquent, aucun moyen de prévoir comment chaque individu atteint réagira au médicament.

Quoi qu'il en soit, avant de tirer des conclusions à propos des perspectives d'avenir de votre fils, efforcez-vous de découvrir comment il les entrevoit, lui. Puis, quelles que soient ses idées, encouragez-les avec confiance. Bien sûr, il ne sera guère utile à personne que vous encouragiez ses peurs, si ce sont des peurs qu'il vous manifeste. Mais reconnaissez qu'elles existent en lui (et peut-être aussi en vous). Puis exorcisez-les en vous renseignant davantage.

J'ai trouvé fort utile de lire beaucoup d'ouvrages précis et encourageants sur le sida. C'est une excellent façon d'éliminer les confusions, d'effacer les idées préconçues, d'apaiser la peur de l'inconnu et d'accueillir un point de vue compatissant et positif. Il existe, outre les ouvrages strictement documentaires, de nombreux témoignages personnels et même des textes de fiction sur le sida qui vous aideront à comprendre avec votre cœur comment cette maladie peut bouleverser des vies et comment vous pouvez le mieux y faire face.

Les libraires et les bibliothèques offrent beaucoup d'excellents ouvrages sur le sujet (la bibliographie en fin de volume offre un grand choix de titres sur le sida et les questions connexes). Votre fils a peut-être lui-même en main quelques livres et prospectus qu'il pourrait vous remettre, et il peut sans doute vous en procurer d'autres. En outre, plusieurs librairies disposent de catalogues de vente par correspondance, vous donnant ainsi accès à d'autre documentation.

Gardez le contact avec votre fils. Si beaucoup de parents se refusent carrément à aborder ce sujet avec leur enfant (ou avec qui que ce soit d'autre) pour ne parler que de la température, de la famille, de politique ou de sport, d'autres parents exagèrent dans l'autre sens et sont trop curieux de savoir ce qui se passe, quel est l'état de santé de leur fils et ce que le docteur a dit.

En fait, il peut être difficile de *ne pas commencer* une conversation téléphonique avec votre fils par un simple «Comment vas-tu?» alourdi d'anxiété et suivi d'un chapelet de questions sur son état de santé. Pour les pères et les mères, c'est la manifestation normale de leur inquiétude, mais les sidéens font remarquer que *tout le monde* leur pose incessamment cette question. Il leur devient pénible de toujours parler de leur état de santé, qu'il y ait ou non du neuf à en dire, surtout si leurs parents sont portés à l'anxiété.

Avant de lui demander comment il va, essayons de savoir si, inconsciemment, la question que nous voudrions poser n'est pas plutôt: «Je t'en prie, parle-moi d'un miracle», ou bien «Cette toux, est-ce mauvais signe?» Quel que soit le degré de notre inquiétude, nous devons être confiants que notre fils nous dira ce qu'il veut que nous sachions. Comme nous le mentionnions précédemment, cela inclut sa liberté à nous parler de ses angoisses ou de sa souffrance.

Voici ce que notre ami Danny dit à propos des sujets de conversation:

> Les sidéens vivent *d'autres* aspects de leur vie aussi. Toute leur attention n'est pas concentrée sur leur maladie. Bien sûr, elle ne disparaît jamais complètement... sauf peut-être, dans certaines occasions. Il leur arrive de ne pas penser au sida. Dans ces moments-là, ce sont des personnes à part entière.
>
> C'est du moins ce que j'ai pu constater avec deux amis à moi. Bien entendu, ils étaient très préoccupés par leur maladie et par ce qu'ils devaient faire pour obtenir ce dont ils avaient besoin. Mais quand nous allions au cinéma, ils se concen-

traient sur le film; quand nous allions dîner au restaurant, ils se concentraient sur le repas; et quand nous allions à la plage, ils ne pensaient qu'à s'étendre au soleil, ou à se fâcher parce qu'il ne faisait pas assez beau — exactement comme tout le monde.

Or, rappelez-vous ceci: votre enfant sidéen veut avoir des nouvelles de sa famille si elles ne sont pas trop mornes; parfois il a envie de parler de ce qui lui arrive; parfois non. Il aimerait à l'occasion parler d'autre chose que du sida.

Et son travail? Certains hommes continuent de travailler, d'autres en sont physiquement incapables, d'autres enfin choisissent de quitter leur emploi.

Dans plusieurs villes, les règlements municipaux interdisent aux employeurs de congédier un employé parce qu'il est atteint du sida, mais ce n'est pas le cas partout. Les sidéens sont très prudents quand il s'agit de faire connaître leur état de santé au travail, notamment parce qu'ils craignent la réaction négative de leurs collègues insuffisamment renseignés sur la maladie.

Même dans des situations plus éclairées, il faut prendre des décisions. En général, l'assurance-invalidité couvre le sida; ainsi, différentes voies s'ouvrent au malade qui vient d'être diagnostiqué. Si son travail est gratifiant et qu'il n'est pas malade, il pourrait choisir de continuer de travailler. En revanche, si son travail n'est pas enrichissant, il pourrait décider que ça ne vaut pas la peine de rester.

Les trois récits qui suivent donnent une bonne idée des différentes approches possibles.

> CARL: J'ai choisi d'arrêter de travailler. J'ai une excellente assurance-invalidité et puis mon travail ne me satisfaisait pas. Je n'avais pas l'impression d'accomplir quelque chose: que des corvées et des tâches qui semblaient ne jamais finir. Comme en plus de l'assurance j'ai des économies, financièrement ça va. Et puis, dès que j'ai su que j'étais atteint, j'ai décidé de ve-

nir en aide aux autres sidéens, et ça, je savais que ça me prendrait beaucoup de temps.

TOM: Je me trouvais à Los Angeles, loin de la maison, si l'on peut dire, et ça n'allait vraiment pas au travail. Pas à cause du sida. À cause des gens. Alors je me suis dit que la vie est vraiment trop courte et que je n'avais pas besoin de ça. J'ai parlé à ma patronne ici, et elle s'est débrouillée pour que je puisse revenir dans ma région. Voilà la sorte de personne qu'elle est. Alors, je me suis retrouvé ici, à faire du graphisme. J'adorais ça. C'est bizarre, quand j'étais à L.A., mon thérapeute m'avait dit: «Tu pourras sans doute travailler encore six mois.» Mais j'ai travaillé deux ans.

DAVID, au Colorado, quinze mois après avoir eu son diagnostic: Oui, je travaille toujours, et je me sens en pleine forme. Ils savent que j'ai le sida, et ils sont très compréhensifs. Non, je ne démissionnerai pas encore. Qu'est-ce que je ferais de tout mon temps?

Les décisions que nos enfants adultes prennent — dans le domaine du travail ou dans d'autres domaines — ne correspondent pas forcément à ce que l'on souhaiterait. Si vous vous efforcez de ne pas oublier que votre fils sidéen a d'excellentes raisons de choisir lui-même ce qui peut l'aider le mieux à rester en bonne santé et à avoir une vie enrichissante, vous approuverez sa décision.

Et pourquoi ne pas lui rendre visite? ou même emménager chez lui? Les parents qui n'ont que des rapports distants avec leur fils gai sont susceptibles de refuser de lui rendre visite s'ils apprennent qu'il est atteint du sida. Un psychothérapeute travaillant avec des sidéens dans un hôpital m'a raconté l'histoire suivante à propos d'un patient hospitalisé aux soins intensifs:

Il avait une pneumocystose puis d'autres infections, et des plaies ouvertes autour de la bouche. Il était entubé et pratiquement paralysé, mais il a réussi à nous faire comprendre qu'il voulait voir ses parents. Sa mère est venue, mais pas son père, qui n'avait jamais totalement accepté l'homosexualité de son fils. Je m'attendais à une occasion heureuse, puisque sa mère était là; je pensais que leurs problèmes s'aplaniraient. Mais elle est entrée dans sa chambre et elle l'a vu. Elle en est ressortie aussitôt pour appeler son mari et lui dire que leur fils était vraiment très malade. Il lui répondit de rentrer tout de suite à la maison.

Elle n'est plus jamais retournée dans la chambre de son fils. Elle est partie. Je sais combien cela a dû être terrible pour elle de voir son fils aussi malade et de ne pas être capable de décider de rester. Et l'ami du patient... ce fut très dur pour lui de devoir lui dire: «Ta mère a parlé à ton père. Elle ne reviendra pas.»

Heureusement, tous les parents ne sont pas aussi terrifiés ni aussi inaccessibles. Mais ce récit fait ressortir un aspect majeur et différent du problème: l'importance de rendre visite à votre fils dès que possible et aussi souvent que vous le pouvez après le diagnostic des médecins. Parmi les nombreuses raisons de cela, il y en a une à laquelle vous n'avez sans doute pas songé. Des visites fréquentes, commencées le plus tôt possible, vous permettront de vous habituer, le cas échéant, aux changements dans son apparence. Beaucoup de sidéens demeurent en bonne santé pendant un certain temps et leur apparence ne change pas, mais s'ils deviennent très malades des changements vont sans doute se produire. Ils peuvent, entre autres, être d'une maigreur extrême, perdre leurs cheveux, avoir des enflures ou des marques sur le corps. Ces transformations sont toujours bouleversantes pour les parents, surtout s'ils n'y sont pas préparés. Certains parents mal avisés se mettent aussitôt à pleurer ou à pousser des exclamations d'horreur, ce qui est bien la dernière chose dont leur fils a besoin.

Quoi qu'il en soit, comme le dit un ami: «Quand vous l'aurez vu une fois, quelle que soit l'étendue des changements dans son apparence, vous les oublierez, pour voir seulement l'être que vous aimez.»

J'ajouterais ceci: ne reportez pas votre visite à plus tard, par peur de ce que vous verrez. La plupart des sidéens désirent par-dessus tout la présence de leurs parents, et savoir que leur père et leur mère les aiment, quelle que soit leur apparence. N'oubliez pas que votre fils est très conscient et très affecté par la perte de sa beauté. Le fait de le regarder malgré votre désarroi, de l'enlacer, de lui tenir les mains et de l'embrasser, le fait d'être à l'aise avec lui, tout cela lui dira mieux que des mots combien vous l'aimez.

Des visites périodiques produisent parfois des résultats merveilleux. Je connais des parents qui visitent leur fils bien qu'ils soient un peu craintifs et mal à l'aise à cause de son homosexualité et de son sida. C'est «Jake» qu'ils viennent voir; ils ne sont pas du tout curieux de faire la connaissance de ses amis. Mais ils découvriraient, s'ils avaient l'esprit ouvert, que Jake est entouré d'hommes et de femmes, gais ou non, qui l'apprécient, des amis et des bénévoles qui prennent soin de lui, dans certains cas depuis plusieurs mois. Ces amis sont disposés à accueillir papa et maman, à répondre à leurs questions, à rendre leur séjour agréable, à les réconforter.

Beaucoup de parents sont ainsi surpris de constater que les lesbiennes et les gais peuvent être des personnes vraiment formidables.

Certains parents (des mères, le plus souvent) décident, avec les meilleures intentions du monde, d'emménager chez leur fils pour s'occuper de lui. Ainsi, une femme de soixante-dix ans devait quitter sa famille dans l'Est pour venir vivre avec son fils dans son minuscule appartement de San Francisco, bien qu'elle n'y eût pour ainsi dire aucune intimité. Elle faisait tout pour lui. Elle préparait ses repas (y compris la nourriture qu'il devait prendre avec l'AZT, toutes les quatre heures, vingt-quatre heures par jour) et le comblait de ses soins. Elle semblait très heureuse d'agir ainsi, mais les choses tournèrent mal. Son fils devint critique et exigeant. Elle hésitait à le laisser seul. Et quand les amis de son fils venaient lui rendre visite, il n'y avait d'intimité pour personne.

D'après ce que j'ai pu constater, emménager avec son fils n'est pas une bonne idée pour la mère, en dépit de ses bonnes intentions. Voyez plutôt:

- Plus ou moins consciemment, la mère est terrifiée et irritée par la maladie de son fils, elle éprouve du ressentiment à «devoir» faire tant de choses, mais elle est incapable de s'arrêter, même si elle est exténuée. («N'est-ce pas après tout le rôle d'une mère?»)
- Les vieux schémas parent/enfant refont surface, quel que soit l'âge du fils. Aucun des deux ne dira ce qu'il pense vraiment: ils n'y sont pas habitués.
- Des tensions se créent entre la mère et l'amant de son fils (ou ses amis). Chacun est irrité que l'autre «revendique» le fils. Ou bien l'amant s'est occupé du fils pendant plusieurs mois, et voilà que la mère arrive, prend charge de tout, ne tient pas compte de l'amant de son fils et est incapable de reconnaître son dévouement; ou bien les tensions naissent de ce que chacun des deux emploie des méthodes différentes.

Mère et fils peuvent parfois s'entendre dans une situation semblable, surtout si les rapports de la famille avec le fils, son amant et leurs amis intimes sont déjà excellents. Parfois, c'est aussi une bonne solution que le fils revienne vivre avec ses parents. Mais on ne doit présumer de rien. Consultez votre fils et, s'il le faut, soyez prête à l'entendre vous dire qu'il n'a pas «besoin» de vous — sans en faire une dépression! Si vous vous inquiétez de savoir qui prendra soin de votre fils s'il n'a personne, sachez que dans de nombreuses localités existent de plus en plus d'organismes et de groupes bénévoles qui viennent en aide aux sidéens. C'est là un des effets bénéfiques de la crise du sida.

À qui le dire? À qui parler? Tôt ou tard, la question se pose de savoir à qui dire que votre fils a le sida. Les remarques du début du livre, où il est question de dévoiler l'homosexualité de votre fils, valent ici également: il s'agit de choisir des personnes qui vous prêteront une oreille compatissante et de ne leur parler que si vous vous en sentez capables.

Sauf que, cette fois-ci, c'est plus difficile. Le problème est que le pays ne regorge pas d'oreilles compatissantes et que les parents ne se sentent jamais capables de parler de ce sujet. L'homophobie quasi omniprésente a été intensifiée par une peur presque panique du sida, empêchant ainsi les familles anxieuses d'exprimer des inquiétudes majeures.

Ceux d'entre nous qui habitent des zones métropolitaines où nous disposons de services d'aide aux sidéens et où tout le monde parle du sida ont tendance à oublier que la majorité des familles qui doivent affronter ce problème vivent dans l'isolement et la peur d'être découverts.

Dans un article paru dans la livraison de mars 1989 du magazine *MS.*, Barbara Ehrenreich décrit d'une façon poignante le dilemme d'une famille de banlieue dont le fils est séropositif. Bien que le sida ne se soit pas encore déclaré, ses parents sont extrêmement inquiets. Pourtant, ils doivent même cacher la séropositivité de leur fils, sans quoi celui-ci risquerait de perdre son poste d'enseignant. En outre, les seuls «amis» à qui ils aient osé confier leurs terribles inquiétudes les ont laissé tomber. Ehrenreich décrit aussi nombre d'autres circonstances frustrantes et douloureuses de la vie de cette famille.

Ces parents ont trouvé un thérapeute à qui ils pouvaient se confier et un groupe d'entraide pour des gens dans la même situation. Mais en dépit de ces contacts fructueux, ils se sentent toujours aussi isolés du monde ordinaire.

Heureusement, la communication entre ces deux personnes est excellente et elles sont capables de s'entraider. La situation est beaucoup plus difficile quand un seul des deux parents sait que l'enfant est malade et qu'il ne se sent pas capable d'en parler à l'autre.

Il existe quelques endroits où les familles isolées peuvent trouver de l'aide.

Dans certaines localités, des groupes de mères de sidéens, entre autres, ont mis sur pied des groupes d'entraide. Ces mères attentives et compatissantes (et quelques pères), dont la plupart ont perdu un fils ou une fille, morts du sida, organisent des réunions et consacrent aussi de longues heures à dialoguer avec d'autres parents venus d'ailleurs et ayant besoin de soutien et de compréhension.

Quelques groupes Parents FLAG ont formé d'autres groupes internes de parents de sidéens. Même sans sous-groupe, les mouvements Parents FLAG sont fréquemment disposés à rencontrer des groupes de parents de sidéens. Renseignez-vous auprès du siège social national des Parents Flag pour les coordonnées d'un groupe dans votre région. J'espère qu'avec le temps il deviendra plus facile aux parents isolés de malades du sida de partager leurs émotions et leurs inquiétudes. Entre-temps, je vous souhaite de toujours avoir la générosité et le courage requis par les circonstances. Si isolé que vous soyez, vous savez, maintenant, que vous n'êtes pas seul.

POINTS DE VUE

Soins alternatifs et médecines douces

Nous entendons de plus en plus fréquemment parler de gens qui refusent le verdict de mort associé au diagnostic du sida.

La vérité est qu'un nombre croissant d'hommes et de femmes réagissent à ce diagnostic en décidant fermement «de ne pas laisser le sida [les] dominer, mais de dominer le sida». Pour y arriver, ils se tournent en partie vers les médecines dites «douces».

L'approche holistique, qui affirme que le cerveau, le corps et l'esprit ne font qu'un et que la maladie survient quand ces trois éléments sont en déséquilibre, est à la base des soins alternatifs. On croit aussi que vivre, mourir et guérir sont trois aspects inséparables du même processus. Presque tous ceux qui font appel aux médecines douces constatent une amélioration de leur état de santé général, une évolution spirituelle et émotionnelle, et souvent, dans le cas des sidéens, une diminution des symptômes de la maladie.

Cette information est très importante pour tous ceux que le sida affecte. C'est un espoir de plus, quelque chose de nouveau qu'ils peuvent tenter pour s'aider eux-mêmes.

Ce qui sous-tend l'approche holistique des méthodes alternatives de traitement est l'idée de choix. Dans notre vie de tous les jours, nous effectuons sans cesse des choix, dont certains sont immédiatement discernables: aller travailler ou rester à la maison; rester dans une relation ou la quitter; faire un voyage ou payer le loyer. Quand il s'agit de notre santé ou des soins que nous recevons, nous n'avons pas autant conscience de pouvoir choisir. Nous nous sentons souvent impuissants devant la maladie et nous croyons n'avoir d'autre choix que de nous fier à ce que nous disent les professionnels de la santé, même quand ils ne sont pas certains de la réponse, comme c'est le cas pour le sida.

Par définition, les méthodes «alternatives» nous offrent le choix.

Les patients qui ont recours aux soins alternatifs adoptent une variété de méthodes et de pratiques: changements dans l'alimentation, tisanes, yoga, acupuncture et shiatsu, exercice, méditation et visualisation. Parfois on combine ces pratiques avec la médecine conventionnelle, parfois on se tourne complètement vers les médecines «orientales» ou «traditionnelles», par exemple, la médecine chinoise. Si certaines personnes adoptent par elles-mêmes des méthodes alternatives, d'autres consultent des praticiens professionnels qui leur dispensent des soins particuliers ou qui les guident dans leurs démarches spirituelles et mentales.

La meilleure façon de se renseigner sur les médecines douces est de parler avec ceux qui les utilisent. Certaines idées énoncées ici vous inspireront ou vous stimuleront peut-être. D'autres remettront en question vos convictions. Quoi qu'il en soit, rappelez-vous que ces méthodes prolongent parfois l'existence des personnes atteintes du sida et améliorent leur qualité de vie, tout en leur permettant une meilleure compréhension de la vie, de la guérison et de la mort.

RON: J'ai bien l'impression d'être un de ces sidéens qui seront encore ici pour un bout de temps, cinq ou six ans au moins. J'espère que d'ici là on aura trouvé autre chose encore qui puisse prolonger ma vie. Entre-temps, je prends de l'AZT et de la pentamadine en aérosol, un prophylactique qui prévient l'apparition de la pneumocystose. Et chaque jour je me concentre sur une de mes affirmations. *(Il me tend une pile de cartes-fiches. En voici un échantillon):*

- *J'apprends aisément tout ce que je dois savoir pour guérir.*
- *Je me vois plein d'énergie, en pleine forme, en quête de ce que je veux dans la vie.*
- *J'ai droit à une bonne santé. Je ne suis atteint d'aucune maladie.*
- *Ma foi est plus forte que le doute, la peur, l'anxiété ou la maladie.*

Ces affirmations m'ont fait beaucoup de bien. Une chose est sûre: elles éloignent de moi les pensées négatives.

Je participe aussi à deux groupes d'entraide pour sidéens. L'un d'eux en particulier me permet de développer des méthodes très positives pour appeler la guérison. Nous ne parlons pas beaucoup de nos symptômes, nous parlons surtout de tout ce qui nous arrive de bien. Par exemple, j'ai récemment effectué un séjour en montagne avec un groupe de sidéens. C'était formidable! J'ai aussi participé à un atelier pour apprendre à donner des massages thérapeutiques. Je veux pouvoir en administrer aux autres. Voilà quelques-unes des bonnes choses qui m'arrivent.

JOËL: Un des secrets de la guérison, c'est de vivre pour l'instant présent et d'être aimant surtout quand pardonner est difficile. C'est toujours ça le premier pas. Même s'il y a beaucoup de souffrance et de colère dans vos rapports avec les autres, vous devez être capable de tout pardonner à tous.

[Depuis que le sida s'est déclaré en moi] j'ai tout fait pour garder un bon moral. On peut beaucoup améliorer l'instant présent grâce aux techniques d'affirmation et de visualisation.

MICHAEL: Je m'efforce d'apprendre à me relaxer, à me débarrasser du stress. J'essaie d'avoir une vie aussi normale que possible, mais aussi de ne pas avoir à toujours dépendre des médecin ou des autres professionnels de la santé. J'ai refusé la chimiothérapie dès le départ. En fait, je me vois non pas comme une victime du sida ou un patient atteint du sida, mais comme une personne qui doit vivre avec le sida.

JOHN (*qui observe un régime macrobiotique, qui fait de l'exercice et du jogging*):

Je crois que la race humaine en est à un moment crucial de son histoire où les gais, en apprenant à se guérir eux-mêmes, aideront la société entière à guérir.

Voici une de mes affirmations: *Je suis déjà guéri en pensée, et le corps le ressent déjà.* Cette [déclaration] vous permet de reconnaître que votre corps a commencé à guérir mais qu'en pensée, le processus de guérison est achevé.

Autre chose: Il faut savoir *dire merci*. La plupart du temps, nous ne remarquons pas tout ce qui nous arrive de bien. Quand vous dites merci, consciemment, chaque jour, vous ouvrez votre cœur à tout le bien qui peut y pénétrer.

Pour moi, avoir le sida c'est avoir la possibilité de m'ouvrir et de trouver en moi ma propre force. Je ne l'envisage *jamais* comme une expérience négative. J'ai connu des moments difficiles en rapport avec le sida [avec le personnel médical], mais c'est le sida qui m'a permis de me reprendre en main, de découvrir ma vraie nature. Ç'a été l'expérience la plus extraordinaire de toute ma vie.

Outre ces témoignages positifs de sidéens dont le diagnostic est récent, nous en entendons de plus encourageants encore provenant d'hommes qui survivent au sida depuis plusieurs années. En effet, on entend de plus en plus souvent parler de personnes qui vivent beaucoup plus longtemps que les médecins le leur avaient prédit, avec une bonne santé et un bon moral. Ils mènent en général une vie active et beaucoup d'entre eux écrivent ou prononcent des conférences le plus souvent possible pour annoncer cette bonne nouvelle: *le sida n'est pas forcément mortel!*

Qui sont ces hommes? En voici quelques-uns.

Dan Turner, atteint du sarcome de Kaposi depuis le début de 1982, œuvre dans le domaine du sida depuis ce temps. Il a choisi plusieurs thérapies et pratiques dont, au début, la chimiothérapie et les médicaments pour le sida, puis l'acupuncture, la méditation et la visualisation. Il est musicien, et il a continué son travail créateur tout en adressant des communications à travers le pays en tant que personne qui vit avec le sida. «L'expression créatrice semble éliminer les toxines, dit-il. La créativité guérit.»

Aujourd'hui, en 1989, Tom O'Connor, dont le diagnostic du para-sida remonte à 1981, est en bonne santé et capable de faire ce qu'il veut. Dans son récent ouvrage à l'intention des sidéens, *Living With AIDS: Reaching Out* (voir la bibliographie), il décrit ce qui l'a le plus aidé. Comme d'autres dans son cas, il donne des conférences et participe à des ateliers ici et à l'étranger. «Nous sommes entièrement responsables de notre état de santé, dit-il. Je suis très heureux que mon diagnostic m'ait amené à connaître d'aussi belles expériences.»

George Melton et Wil Garcia ont su qu'ils étaient atteints en 1985. Ils sont aujourd'hui en excellente santé et leur dossier médical démontre que leur état n'a pas suivi la pente dégénérative habituelle.

Comme beaucoup d'autres personnes qui se tournent vers les médecines douces, George et Wil en ignoraient à peu près tout au moment de leur diagnostic. Dans leur ouvrage intitulé *Beyond AIDS: A Journey into Healing* (voir la bibliographie), George fait un compte rendu fascinant des changements qui les ont amenés à progressivement régler «non seulement leurs malaises physiques mais aussi ceux de l'esprit et ceux de l'âme».

Depuis la fin de 1987, ce couple porte à travers le pays son message d'encouragement et d'espoir.

«Savoir se pardonner et savoir pardonner aux autres est la clé de la guérison.»

«Concentrez-vous sur ce qui va dans votre vie et dans votre corps, plutôt que sur ce qui ne va pas.»

«Chacune de nos expériences est une leçon que nous nous donnons à nous-mêmes. Et, bien sûr, le sida est une GRANDE leçon!»

«Nul ne survit sans espoir.»

Enfin, ils transmettent leur message le plus important de tous: «Tous les sidéens ne meurent pas du sida.»

Ces messages de survivants qui nous apportent de l'espoir peuvent nous paraître une cause d'amertume pour les parents dont le fils est mort ou malade. Mais les parents à qui nous en avons parlé n'expriment que de la compassion.

«C'est trop tard pour mon fils, dit une mère. Mais je suis vraiment heureuse que d'autres hommes réussissent à demeurer en bonne santé. Et je sais à quel point c'est *merveilleux* pour leur famille.»

Quand la mort est la prochaine étape

«Je suis trop fatigué», dit un jeune homme après plusieurs semaines de maladie. «Je n'en peux plus d'essayer.» Depuis son diagnostic trois ans auparavant, Terry a eu une attitude courageuse et positive, et même récemment il semblait mû par une volonté illimitée de recevoir des traitements pénibles. Mais aujourd'hui, il dit à sa mère debout à son chevet: «Je ne veux plus d'intraveineuse, pas de chimio. Je ne veux plus rien. Je suis trop fatigué.»

— Tu as été merveilleux, dit-elle. Tu as essayé très fort. Je suis si fière de toi! Je t'aime, mon fils chéri!»

Le garçon se recule un peu pour la regarder et un murmure passe sur ses lèvres gercées: «Je t'aime, maman... la meilleure... maman du... monde.» Il ferme les yeux et pousse un long soupir.

Deux jours plus tard, la mère est debout au chevet de son fils. Ses yeux bleus pâlis et aveugles sont à moitié fermés. Son corps est relâché. Sous le murmure continuel des appareils, on n'entend que la respiration de Terry — inspiration rapide... long et lent soupir... (un arrêt interminable)... et une autre inspiration rapide.

La mère tient entre ses mains la main flasque de son fils. Elle respire, tremblante, puis elle dit tout bas:

— Il faut partir, mon chéri. Laisse-toi aller. Tu peux le faire, je sais que tu le peux. C'est facile, Terry. Je t'aime tellement et tu vas toujours me manquer, mais je sais qu'il est temps que tu partes. Tu seras bien là-haut», ajoute-t-elle, en souriant à travers ses larmes, puis elle embrasse ses paupières bleuies. «Tu le sais. Tu n'auras plus mal. Il n'y aura plus d'aiguilles. Juste de la paix... et du bonheur... Laisse-toi aller, chéri. Laisse aller ton souffle. C'est si facile...» Elle continue ainsi d'une voix douce pendant quelques minutes.

Et il inspire, expire... inspire encore.

Au bout d'un moment, la femme pose les mains de son fils sur la couverture, embrasse ses lèvres pâles et gercées, et va s'asseoir dans le fauteuil placé dans un coin de la chambre. Au début, elle pleure et secoue doucement la tête, puis elle s'endort.

Pendant la nuit, Terry (un jeune homme d'à peine vingt-cinq ou vingt-six ans, compatissant et créateur, qui avait eu un si grand appétit de vivre) quitte paisiblement notre monde.

Vient un temps pour de nombreux sidéens où, quels qu'aient été leur désir de vivre et leurs efforts pour demeurer en bonne santé, le corps dépérit au-delà de leur capacité — ou de leur désir — de le guérir. Arrivés à ce point, la mort *est* la prochaine étape. Mais le sens que peut prendre cette mort varie énormément d'une personne à l'autre de même que varient pour nous et nos proches les sentiments et les convictions qu'elle nous inspire ainsi que notre façon de l'affronter. Et puis, notre opinion personnelle de ce passage inévitable subit souvent de grandes transformations au cours de notre vie.

Il y a quelque temps, je parlais à une amie de l'ironie (ou du paradoxe) que représente le fait, pour certaines personnes, d'avoir réussi à guérir complètement, puis de retomber très vite malade et de mourir. Au bout d'un moment, elle dit: «Si le but de notre passage sur terre est de nous faire croître en esprit, de nous apprendre à nous approcher de Dieu, que le corps reste ou parte n'a sans doute plus d'importance.»

Quand le bon sens de cette remarque m'est apparu, je pus constater combien le point de vue de mon amie sur la mort et le mien s'étaient transformés au cours des ans.

Nous avons pour la plupart été élevés à penser à la mort comme à un ennemi, ou à ne pas y penser du tout. En Occident, la mort représente l'échec ultime, la dernière tragédie («le pire qui puisse arriver»). Parce qu'elle est tabou, nous ne voulons pas en parler, surtout pas à une personne qui va mourir. Nous disons plutôt: «Parlons d'autre chose!» ou «Tu verras, tu vas bien aller!».

C'est ainsi pour la plupart d'entre nous. Mais même si nous n'envisageons pas la mort de cette façon, nous n'y pensons et nous n'en parlons qu'avec peine. Un fond de peur et de négation subsistera en nous tant et aussi longtemps que nous n'aurons pas minutieusement analysé nos convictions et nos attitudes.

Pendant plusieurs années, des gens tels qu'Elisabeth Kübler-Ross, les Simonton et Stephen Levine ont œuvré auprès des mourants. Leurs noms sont des mots de passe dans le domaine relativement nouveau de la thanatologie. L'étude de la mort s'est beaucoup développée, et l'on perfectionne de nouvelles méthodes, de nouvelles façons de comprendre le processus de guérison ou d'assister une personne qui meurt en lui rendant ce passage plus facile, pour faire ensuite connaître ces méthodes dans le cadre d'ateliers et de séminaires et par des livres, des cassettes, et autrement. Il n'est pas étonnant que des sidéens eux-mêmes participent à ces travaux d'importance vitale et qu'ils en bénéficient.

Bien sûr, pour des parents dont le fils va mourir, l'idée qu'il contribue ainsi à des travaux «d'importance vitale» est extrêmement douloureuse. Comme nous le disait plus tôt Alicia Hanks, «la mort de son enfant est la dernière chose que l'on puisse souhaiter». Mais je dis qu'il existe des moyens qui nous aident à affronter plus sereinement une telle éventualité, et des façons d'accompagner une personne mourante dans un contexte d'amour partagé et de paix spirituelle.

L'idée que la mort est «le passage d'une vie à l'autre» n'est pas nouvelle, mais je puise personnellement du secours dans l'idée que la mort «fait autant partie de la vie que la naissance». Si nous envisagions l'existence comme un trajet que nous accomplissons sans cesse, nous éprouverions moins d'appréhension devant la «transition» finale et nous ne la verrions plus comme un échec. Même pour ceux que la mort vient prendre en pleine jeunesse, elle ne représente pas la faillite de vivre, mais un pas de plus sur le chemin à parcourir. Avec la mort, bien sûr, le corps disparaît, et cette finalité est douloureuse pour ceux qui restent. Mais quand nous sommes capables de regarder ce passage avec sérénité et paix, nous nous permettons et nous permettons à ceux qui nous entourent d'éliminer les peurs et d'éprouver un soulagement, peut-être même un certain bonheur, de voir que l'être aimé a fini de souffrir.

Qu'il parle ou qu'il écrive, Stephen Levine dégage une intimité chaleureuse qui nous permet de guérir ou de nous engager dans la voie de la guérison — voie que, consciemment ou non, nous suivons tout au long de notre vie. Dans l'extrait qui suit, tiré de son ouvrage intitulé *Who Dies? An Investigation of Conscious Living and Dying,* Levine parle de la guérison et de la mort comme étant une seule et même chose.

> Souvent, quand nous parlons de guérison, on nous pose la question suivante: «Comment savoir quand nous devons arrêter de guérir pour commencer à nous préparer à la mort?» Cette question montre qu'on n'a compris qu'à moitié. En fait, commencer à guérir et se préparer à la mort sont une seule et même chose...
>
> Tant que nous opposons guérison et mort, il y a confusion. Tant que nous séparons la vie de la mort, nous séparons l'esprit et le cœur. Nous avons toujours quelque chose à protéger, quelque chose à devenir, et nous perpétuons les causes de discordance et de maladie. Quand notre rapport à la guérison est en équilibre, notre rapport à la mort l'est aussi.

Il convient de relire ce passage plusieurs fois...

La mort d'un enfant: c'est si difficile d'y faire face, si douloureux, si pénible à accepter. Pourtant, les parents nous répètent sans cesse combien il a été important pour eux d'être avec leur enfant et avec ses amis dans ce passage, et de savoir, par leur présence, qu'il est maintenant en paix.

Nous sommes très mal préparés à voir sereinement mourir quelqu'un. À quelques exceptions près, nous évitons une telle expérience — ou bien, elle nous est épargnée. Quand le moment se présente pour nous de pénétrer dans la chambre où est en train de mourir une personne chère, notre éducation nous empêche vraisemblablement de manifester notre douleur ou de savoir quoi dire.

Le mieux que nous puissions jamais faire, c'est de laisser parler notre cœur. Mais que veut dire cela? Avec votre propre enfant, tout dépend des rapports qui ont existé entre vous. Si vous étiez proches et si vous communiquiez aisément entre vous, vos émotions s'exprimeront sans peine. Mais si vous n'avez jamais exprimé vos sentiments, et si la douleur refoulée vous paralyse, vous aurez du mal à commencer maintenant à le faire, et surtout à parler de ce qui est en train d'arriver, du fait que votre enfant est en train de mourir. Mais même si c'est difficile, il faut essayer. Voyons ce que disent deux mères de cette expérience:

> FRAN: Je regrette *vraiment* de ne pas l'avoir laissé parler de sa mort, parce que je ne pouvais pas l'accepter moi-même. Je l'ai trahi (elle pleure). Quand il commençait à parler de cela, je répliquais: «Non, tu ne mourras pas...» [Alors, ce n'était pas] démoralisant comme si j'avais dit «Je sais que tu vas mourir». Il a souvent essayé d'en parler, souvent, ça, je ne peux pas le nier. Il disait: «Je veux que tu bénéficies de l'assurance» — et je répondais: «Vas-tu arrêter, mon fils? Cesse de dire des bêtises.» Ou bien, il disait: «Je voudrais être incinéré...» [et je le faisais encore taire]. Je devais être très égoïste et incapable de le laisser partir.

Le sida et la famille

> ROSE: Vous savez, Kevin et moi n'avons jamais parlé de la mort. Il ne semblait pas vouloir. En fait, il disait: «Je ne mourrai pas!» et il n'en parlait pas. Mais moi, j'avais tant de choses à lui dire. Mon seul regret, je crois bien, c'est de ne pas avoir pu lui dire tout ce que j'aurais voulu qu'il entende.

Fran regrette de ne pas avoir été capable de parler de la mort avec son fils, même quand celui-ci l'aurait souhaité. Et comme le fait remarquer Rose, il arrive que votre enfant ne veuille pas en parler. Le fait de prendre dès maintenant conscience des difficultés peut vous aider à ne pas avoir de regrets pour les choses jamais dites.

Sans doute est-ce difficile de savoir ce que vous «devriez» dire. En réalité, il n'y a aucune règle. Tout dépend de vous. Vous pourriez dire quelque chose comme: «Mon fils, j'ai toujours été fière de toi, même si je ne te l'ai jamais fait savoir», ou «Je regrette de t'avoir causé des problèmes quand tu étais plus jeune». Rappeler un heureux souvenir vous fera aussi du bien à tous les deux. Il arrive parfois que la personne qui va mourir s'accroche à la vie parce qu'elle se fait du souci pour ceux qu'elle quitte. Ainsi, si vous en êtes capable, rassurez votre enfant; dites-lui qu'il peut partir en paix et qu'il n'a pas à s'en faire pour vous, pour ses parents et sa famille. Et puis, les mots les plus simples et les plus beaux sont toujours «Je t'aime».

Dans le récit précédent, une mère courageuse donne à son fils la permission de mourir. J'ai eu d'abord connaissance de ce concept dans les ouvrages de Stephen Levine. Tout de suite, cela m'a semblé une façon unique et très spéciale de participer au départ d'un être cher.

Quelques années plus tard, l'occasion s'est présentée pour moi de mettre ce concept en pratique avec un jeune ami. La famille de Jon et moi-même avions passé plusieurs jours à l'hôpital à le veiller, tandis qu'il souffrait et qu'il était dans un état semi-comateux. À un moment donné, sa mère a dit combien elle souhaitait que quelqu'un lui donne la permission de mourir. Après quelque hésitation, je lui ai proposé d'essayer.

J'étais trop embarrassée pour le faire en présence des autres, et j'ai attendu d'être seule avec Jon pour commencer.

«Laisse-toi aller, Jon... c'est si facile de rendre un dernier soupir et de partir... nous t'aimons et nous voulons que tu sois libre...» Aussitôt, mes mots ont pris un rythme, un mouvement. À mesure que je continuais mon leitmotiv, je me sentais envahie par un sentiment de bien-être et d'amour dont j'espérais qu'il touchât Jon, qu'il le rejoignît tandis qu'il était étendu là. Il mourut le lendemain. Ce fut pour moi une expérience inoubliable.

Donner à quelqu'un la permission de mourir, l'encourager à le faire peut sembler bizarre et au-dessus de vos forces. Mais c'est une chose à envisager. Si vous ne vous sentez pas capable de le faire, quelqu'un d'autre qui était proche de la personne qui va mourir pourrait sans doute y arriver.

Le fait d'être sensible aux autres personnes qui sont proches de votre enfant est une façon de plus de l'accompagner avec amour. Une travailleuse sociale me disait qu'il y a des parents qui viennent voir leur fils à la dernière minute, puis qui se chargent aussitôt de tout sans tenir compte de l'amant et des amis du malade — et parfois en chassant ceux-là même qui en ont pris soin pendant plusieurs mois. Reconnaître et apprécier leur dévouement affectueux, et être sensible à leur tristesse autant qu'à la vôtre sera pour tous un réconfort.

Après la mort, certaines familles en deuil insistent pour faire des funérailles traditionnelles, sans connaître ou sans tenir compte de la volonté de leur fils ou du désir qu'ont ses amis de la respecter. Il se pourrait bien que votre fils ait souhaité une cérémonie très différente de celle à laquelle vous songez. Un parent affectueux et sensible cherchera à savoir ce qu'aurait souhaité son fils et respectera autant que possible sa volonté.

Par exemple, de nombreux jeunes hommes veulent être incinérés et laissent des instructions précises pour la disposition des cendres.

En outre, les jeunes d'aujourd'hui ne veulent pas, en général, de funérailles à proprement parler et leur préfèrent un service commémoratif. La forme peut varier, mais en général, parents et amis se réunissent d'une façon plus ou moins formelle pour honorer la mémoire du disparu, parfois avec des prières, souvent au son de la musique et par la relation d'événements heureux. Les parents qui participent à ces cérémonies éprouvent en général une grande émotion à exprimer là, en compagnie des amis de leur enfant, leur amour, leur joie et leur tristesse.

Il est aussi de plus en plus populaire d'organiser une simple fête pour célébrer la vie de celui qui n'est plus là. J'ai participé à une telle fête en l'honneur de mon ami Carl. Elle eut lieu chez lui, parmi ses meubles élégants et familiers. J'y ai rencontré des amis, et j'y ai aussi parlé avec les parents de Carl pour qui il était très important de participer à une telle fête en compagnie des amis de leur fils. Nous avons mangé et bu, nous avons parlé de ce que nous aimions chez Carl, nous avons admiré des objets qu'il aimait et regardé des photos de lui et de ses amis en d'autres circonstances. Nous avons ri et nous avons pleuré d'une façon qui m'a semblé convenir parfaitement au départ d'un ami et d'un fils.

Le deuil commence parfois avant la mort de l'être cher. Ces émotions précoces sont souvent bénéfiques en ce qu'elles allègent quelque peu le choc suivant immédiatement la mort.

Pendant ce temps, on peut exprimer sa peine. Encore une fois, il est important de ne pas perdre de vue que le mourant, qu'il s'agisse d'un jeune ou d'un adulte — a besoin de savoir qu'il n'a pas à s'inquiéter pour ses parents. En parler ouvertement, pleurer, exprimer ses sentiments, tout cela contribue à libérer et à réconforter celui qui s'en va et ceux qui restent.

Après ce passage, après les derniers adieux, le service ou la célébration, quand les amis et la famille se dispersent et retournent à leur propre vie, le deuil peut sembler insurmontable. Voici quelques points utiles à ne pas oublier.

Vivez votre deuil. Ne vous sentez pas coupable d'être en colère, ou déprimé, ou de souffrir encore beaucoup. Pleurer souvent pendant plusieurs semaines est normal et thérapeutique. Permettre à votre deuil de s'exprimer au lieu de l'étouffer ou de le nier est une part intégrante du processus qui vous amènera tôt ou tard à accepter plus sereinement les faits. Notez la différence entre «permettre» à son deuil de s'exprimer et «se complaire» dans son deuil. La première attitude vous fait avancer, lentement mais sûrement. La seconde vous enfonce dans ce que l'on pourrait appeler l'Abîme du Désespoir.

Parlez de votre enfant! Si certains de vos amis bien intentionnés vous incitent à «ne plus y penser», trouvez-en d'autres qui sauront vous écouter. Parler des bons moments, du temps où votre enfant était petit, raconter vos meilleurs souvenirs, parler de vos regrets et de ce qui vous manque le plus, bref, dire ce qui vous passe par la tête est très thérapeutique.

Acceptez de sentir la présence de votre enfant après sa mort. Des tas de personnes disent être conscientes de temps à autre de la présence à leurs côtés d'un être disparu. Peut-être avez-vous déjà vécu cette expérience. J'ai connu un homme que la présence de son amant décédé mettait tellement à l'aise qu'il disait: «Je lui demande de me trouver une place pour garer ma voiture!» Sans aller jusque-là, vous pouvez parler à votre enfant si vous le désirez. Ou... écouter ce qu'il vous dit lui-même.

Ceux d'entre vous qui aiment lire peuvent trouver sagesse, soutien et réconfort dans des ouvrages telsque celui de Stephen Levine, *Healing into Life and Death*, et celui de Ann Brooks, *The Grieving Time — A Year's Account of Recovery from Loss* (consulter la bibliographie pour d'autres ouvrages).

Bonnes nouvelles et points de vue positifs

> Il n'y a rien de bon dans [le sida]. Là où il y a du bon, c'est dans notre façon de réagir au sida.
>
> Cleve Jones, dans *The Quilt*

À mon sens, ces mots expriment l'aspect le plus positif du sida. Car c'est dans le deuil apparemment interminable et la dévastation de milliers de vies que les gens les plus intimement affectés par le sida découvrent des valeur génératrices de vie et le courage d'affronter ce terrible défi. Je suis toujours impressionnée par les messages qu'ils transmettent. Il me paraît opportun d'en citer ici quelques-uns.

Messages de sidéens, entre autres

MICHAEL: Une des bonnes choses dues au sida, c'est la croissance spirituelle. Plus de gens s'analysent et explorent leurs échelles de valeur. Ceux d'entre nous qui resteront seront plus forts et plus généreux. Les gens apprennent à aimer mieux et à donner davantage. Et la communication entre les milieux gais et les milieux «straight» s'est améliorée. C'est si bon d'être exposé à tant de générosité!

JOËL: En affrontant franchement le sida, en travaillant dans ce domaine, en apprenant tout ce que vous pouvez apprendre sur cette question, vous évoluez forcément. On peut beaucoup grandir et se développer quand on apprend à être honnête envers soi-même et envers les autres, à donner une valeur à sa vie, à la rendre productive et agréable. C'est une chance qui nous est donnée d'évoluer spirituellement, et beaucoup d'entre nous font précisément cela.

TOM: Ce qui est bien, c'est de me rendre compte que je ne suis pas obligé d'être une victime. Je peux choisir de prendre ma vie en main.

RON: Les moments que j'ai vécus avec mon amant après qu'il a su qu'il avait le sida représentent la période la plus importante de ma vie. Notre relation s'est beaucoup approfondie, et nous nous sommes beaucoup donné. J'ai été plus ouvert avec lui, avec ma famille — mon père, ma mère et ma sœur. Jamais je n'avais ressenti autant d'amour et d'appui de la part des miens et de mes amis. Il y a eu tant d'amour et de générosité dans ma vie que jamais je ne me suis senti aussi vivant. Je n'avais jamais auparavant serré mon père dans mes bras. Maintenant, je le fais. C'est miraculeux!

SCOTT: Les sidéens m'ont aidé à comprendre ce que signifie vivre, ils m'ont aidé à être plus conscient du temps qui passe et de ce qui m'attache à mes amis. Nous sommes plus intimes maintenant.

Messages de parents

RALPH: [Depuis la mort de mon fils] j'ai remis de l'ordre dans ma vie: j'ai cessé de boire, je fais de l'exercice, j'accepte ma vie telle qu'elle est et je refuse de tolérer ce que je n'aime pas. Et puis, je ne reporte pas à demain ce que je veux faire aujourd'hui. Dans deux semaines, Judy et moi prenons nos premières vacances depuis la mort de Michael.

JUDY: La mort de Michael a fait de moi une femme plus tolérante. Je suis moins portée à critiquer. J'ai beaucoup travaillé à la cause du sida depuis. Et parfois, je me demande: «La vie existait-elle avant le sida? Existe-t-elle après?» J'essaie de comprendre ce qui est important pour moi.

ALICIA: Notre Lenny chéri nous a quittés en avril. Jamais, même dans mes rêves les plus fous, je n'aurais imaginé tirer fierté de la mort d'un de mes fils. Pourtant je n'ai jamais été aussi fière de mon Lenny que ce dimanche-là et pendant les dix-neuf mois qui l'ont précédé. Il est mort en paix. Il était prêt.

ROSE: Je sais que mon fils est heureux maintenant. Il ne souffre plus, il n'a plus peur, il n'est plus découragé. Il est peut-être là-haut en train de sculpter des petits anges comme si demain n'existait pas et de peindre des arcs-en-ciel. Sa grand-mère a dû rire et battre des mains quand elle l'a vu arriver!

LEE: Je prie pour que les parents comprennent que, même si leur fils est gai et qu'il a le sida, il a besoin de leur amour. L'amour peut faire des miracles!

FRAN: Depuis la mort de Curt, j'apprécie les petites choses de la vie que je ne voyais pas auparavant, car j'étais trop occupée. Les moments que je passe avec mes enfants et mes petits-enfants, par exemple. Ou quelqu'un qui souffre — je vois maintenant comme c'est triste. On dirait que mon cœur a doublé de volume. Le sida ouvre une autre porte aussi, celle qui vous permet de mieux comprendre les choses. Vous avez envie d'y aller et de vous rendre utile.

MARIAN: Le sida vous force à séparer le bon grain de l'ivraie. Ce qui comptait auparavant n'a plus aucune importance.

ROBERTA: Le sida m'a aidée à mieux comprendre mon fils, et il nous a permis à tous les deux de tirer des enseignements l'un de l'autre. Après sa mort, j'ai offert mes services à un organisme local d'aide aux sidéens et je me suis jointe au mouvement Parents FLAG. Je veux aider d'autres parents. C'est extrêmement gratifiant et bénéfique.

[J'aimerais dire aux parents de] ne jamais oublier leur fils. Je parle du mien, même si personne n'aborde le sujet. Les autres croient qu'on souffre d'en parler, mais en réalité nous en avons besoin.

D'autres messages de sidéens, entre autres

DAVID: Le diagnostic a eu un effet très positif sur ma vie. À bien des égards, le sida a été un bienfait. Quand je verrai ma mort en face, tout se passera bien, car j'aurai compris le vrai sens de la vie.

JUSTIN: Parlez du sida! Parlez-en! Sortez-le au grand jour, sortez le sida de sa cachette, de la cachette où l'on a enfermé l'homosexualité! Dites au gens ce qui se passe, ce que vous avez, ou ce dont votre fils souffre, ou votre frère, ou qui que ce soit d'autre qui est atteint du sida. Dites-leur que vous vous sentez bien, si vous vous sentez bien. Sinon, dites-le aussi. Mais dites surtout que vous êtes toujours le même, que vous avez besoin de vos amis, et que vous voulez en parler!

MICHAEL, dont l'amant est décédé: Croyez en vous-même, ayez confiance en vous-même, dites la vérité même si c'est pénible. Mais dites-la avec amour pour qu'on l'entende avec amour. Observez votre cœur, et si vous constatez qu'il se ferme, rouvrez-le tout doucement. Quand vous affronterez la mort, ne fuyez pas, elle n'est pas si laide. Elle est douloureuse. Mais elle nous apprend beaucoup.

Voilà ce que j'ai retenu du sida. Être atteint à mon âge est un bienfait. Vraiment, c'est un bienfait.

ROBERT: Je n'aurais pas pu vivre aussi longtemps si ma famille n'avait pas été là pour moi. Je me demande comment les sidéens font pour continuer sans l'amour et sans l'aide de leur famille! Moi, je veux que les gens se souviennent, même si c'est difficile — gardez précieusement l'amour qui était le vôtre avant que le sida n'entre dans votre vie. Même si vous êtes dévasté, aimez toujours. Vous n'êtes pas seul dans cette galère.

Nous y sommes tous, que nous le sachions ou non.

Et des messages de moi

Oui, nous sommes tous dans cette galère. Nous apprenons à voir notre vie et le sida autrement. Si nous faiblissons en cours de route, songeons au thème de ce chapitre: *La clé, c'est l'amour.*

L'amour apporte la guérison dont nous avons tous besoin, constamment.

Guérir ne signifie pas toujours soigner une maladie ou rendre sa santé au corps.

Cela veut dire guérir le cœur et l'esprit.

À mesure que notre cœur s'ouvre, à mesure que notre esprit guérit, efforçons-nous de trouver encore d'autres moyens de transcender notre souffrance et notre peur, pour affronter avec espoir et avec courage les défis que le sida nous lance et pour renouveler et resserrer les liens d'affection qui nous unissent à notre famille.

Bibliographie commentée
par Betty Fairchild

Les titres suivants sont ceux d'ouvrages que je connais ou qui m'ont été hautement recommandés. L'édition mentionnée est, au meilleur de ma connaissance, la plus récente. Il s'agit souvent d'une édition de poche. Beaucoup d'autres ouvrages existent dans différents domaines, qui peuvent intéresser les lecteurs. En outre, la plupart des ouvrages mentionnés ont eux-mêmes une bibliographie qu'on aura tout intérêt à consulter.

Sur l'homosexualité

Back, Gloria Guss, *Are You Still My Mother? (Are You Still My Family?)*, New York, Warner Books, 1985.
   Dans un style chaleureux et compréhensif, cette mère d'un garçon gai et travailleuse sociale auprès des familles de gais répond aux besoins des parents d'enfants homosexuels.

Bailey, Derrick Sherwood, *Homosexuality and the Western Christian Tradition*, Hamden, CN, Archon Books, 1975.
   Rapport de recherche sur les fondements historiques des attitudes judéo-chrétiennes face aux comportements homosexuels.

Berzon, Betty, éd., *Positively Gay*, Los Angeles, Mediamix Associates, 1984.
   Recueil d'articles sur, entre autres, les relations familiales, la religion et la santé mentale écrits par différents auteurs,

et regroupés par Betty Berzon, une psychothérapeute qui propose ici une approche positive de la vie gaie et de la vie lesbienne.

———— *Permanent Partners*, New York, E.P. Dutton, 1988.
Un excellent ouvrage, pour les couples gais et lesbiens, sur la façon d'édifier des relations stables.

Blumenfeld, Warren et Diane Raymond, *Looking at Gay and Lesbian Life*, Philosophical Library, 1988.
Fruit d'une excellente recherche, cet ouvrage propose une saine réflexion sur la vie gaie et homosexuelle dans les années quatre-vingt.

Borhek, Mary V., *My Son Eric*, New York, Pilgrim Press, 1984.
L'histoire émouvante d'une mère qui apprend à accepter que son fils soit gai — et plus encore.

———— *Coming Out to Parents... A Two-Way Survival Guide for Lesbians and Gay Mens and Their Parents*, New York, Pilgrim Press, 1983.
Le titre ne requiert aucune autre explication.

Brown, Howard, *Familiar Faces, Hidden Lives: The Story of Homosexual Men in America Today*, New York, Harcourt Brace Jovanovich, 1976.
Le récit particulièrement émouvant de la vie de plusieurs hommes, dont celle de l'auteur, par l'un des premiers médecins à avouer publiquement son homosexualité.

Clark, Don, *The New Loving Someone Gay*, Berkeley, CA, Celestial Arts, 1987.
Un guide pratique, simple et bien fait, pour quiconque aime «quelqu'un de gai». Ce livre s'adresse aux gais eux-mêmes, à leurs parents, leur épouse, leurs amis ou leurs enfants. Un ouvrage indispensable pour les parents.

———— *As We Are*, Boston, Alyson Publications, 1988.
En se penchant sur l'émergence des gais et des lesbiennes, Clark décrit ce que le milieu homosexuel a dû traverser, parle de ce qui se profile à l'horizon et de ce que signifie être gai dans notre société actuelle.

Greenberg, David F., *The Construction of Homosexuality*, Chicago, University of Chicago Press, 1988.

Un survol historique et multiculturel de l'organisation sociale de l'homosexualité, de la perception qu'en a la société et des réactions de cette dernière.

Griffin, Carolyn Welch et Marian J. et Arthur G. Wirth, *Beyond Acceptance: Parents of Lesbians and Gays Talk About Their Experiences*, New Jersey, Prentice-Hall, Inc., 1986.

Comme le titre l'indique, cet excellent ouvrage va au-delà de l'acceptation initiale de l'homosexualité; il présente et commente des témoignages personnels qui illustrent toute la gamme des propos, des sentiments, des niveaux de compréhension et parfois même des activités militantes dont beaucoup de parents ont fait l'expérience (avec leurs enfants gais). L'ouvrage est suivi d'émouvantes postfaces signées des propres fils gais des auteurs.

Kirk, Marshall et Hunter Madsen, *After the Ball*, New York, Doubleday, 1989.

Une critique éclairée de la vie hétéro et de la vie gaie actuelles, et des propositions à la fois réalistes et extraordinaires pour transformer l'attitude des Américains. Le livre décrit comment notre pays pourra surmonter son homophobie et sa haine dans les années quatre-vingt-dix.

Kopay, David et Perry Deane Young, *The David Kopay Story*, New York, Donald I. Fine, Inc., 1988.

La biographie du premier athlète professionnel, un joueur de football célèbre, à admettre publiquement son homosexualité. Émouvant et de lecture facile.

Loulan, JoAnn, *Lesbian Passion: Loving Ourselves and Each Other*. San Francisco, Spinsters/Aunt Lute, 1987.

Un ouvrage sur les lesbiennes et leur vie, inspiré d'un total de dix-sept mille années d'expérience lesbienne.

McNaught, Brian, *On Being Gay*, New York, St.Martin's Press, 1988.

Un regard pénétrant et souvent humoristique sur des questions telles que l'«admission» de son homosexualité, le maintien des liens familiaux, l'édification de relations amoureuses stables, la recherche d'un rapport honnête avec Dieu, le sida, et l'acceptation de soi en tant qu'être digne de respect.

McNeill, John, J., s.j., *L'Église et l'homosexuel: un plaidoyer*, traduit de l'américain; suivi d'un dossier critique préparé par Michel Demaison et Eric Fusch. Genève, Labor et Fides, 1982.
Ce classique étudie et analyse l'homosexualité d'un point de vue théologique, biblique, éthique et moral. Il ouvre la voie à la compréhension de l'homosexualité d'un point de vue religieux.

——————— *Taking a Chance on God*, Boston, Beacon Press, 1988.
McNeill traite d'une manière positive de la religion et des autres problèmes avec lesquels se débattent les homosexuels.

Muller, Ann, *Parents Matter*, Tallahassee, FL., Naiad Press, Inc., 1987.
Alors que la plupart des ouvrages sur l'homosexualité traitent d'homosexualité masculine, celui-ci s'inspire à parts égales des relations qu'ont les parents avec leur fils gai ou leur fille lesbienne.

Nicolson, Nigel, *Portrait of a Marriage*, New York, Atheneum, 1973.
Un portrait sensible et intime des parents de l'auteur, en particulier de sa mère, Vita Sackville-West.

Perry, Troy et Charles L. Lucas, *The Lord Is My Shepherd and He Knows I'm Gay*, New York, Bantam Books, 1973.
Le fondateur de l'Union internationale des Églises métropolitaines communautaires (Universal Fellowship of Metropolitan Community Churches [MCC]) raconte dans un style très vivant comment son homosexualité et son profond engagement chrétien l'ont amené, en période de crise, à s'accepter et à élaborer des projets de grande envergure.

Rafkin, Louise, éd., *Different Daughters*, Pittsburgb, Cleis Press, 1987.
L'ouvrage traite de la famille, de la communauté, de la religion et de politique. Vingt-cinq mères de lesbiennes relatent l'évolution de leurs relations mère-fille.

Warren, Patricia Nell, *La dernière course*, roman, traduit de l'américain par Guillaume Desaint, Paris, Presses de la Renaissance, 1981.
L'un des premiers romans qui raconte l'amour entre un homme mûr et son jeune protégé. Franc mais respectueux, émouvant et convaincant.

Livres épuisés qu'il vaut tout de même la peine d'emprunter à la bibliothèque ou de rechercher dans les librairies d'occasion ou ailleurs:

Abbott and Love, *Sappho Was a Right-on Woman*, New York, Stein & Day, 1972.
Clarke and Nichols, *I Have More Fun with You Than Anybody*, New York, St.Martin's, 1972.
Hobson, Laura Z., *Consenting Adult*, New York, Doubleday, 1975.
Martin and Lyon, *Lesbian/Woman*, New York, Bantam, 1972.
Vida, Ginny, éd., *Our Right to Love*, New York, Prentice-Hall, 1978.

Sur le sida

Approches personnelles

Alyson, Sacha, éd., *You Can Do Something About AIDS*. Service public de l'industrie de l'édition, 1988.
Un livre de poche gratuit qui réunit divers articles sur ce que les individus et les communautés peuvent faire pour lutter contre le sida.
Martelli, Leonard, et al., *When Someone You Know Has AIDS: A Practical Guide*, New York, Crown Publishers, Inc., 1987.
Écrit par un «camarade-soignant» de sidéen et deux thérapeutes, il s'agit d'un ouvrage pratique, utile et compréhensif à l'intention de tous ceux qui ont un ami, un parent ou un amant atteint du sida ou du para-sida.
Moffatt, Betty Clare, *When Someone You Love Has AIDS: A Book of Hope for Family and Friends*, New York, Plume Books (NAL), Penguin USA, Inc., 1987.

Une mère relate la maladie de son fils, leur appel aux méthodes alternatives, l'évolution de leur relation pendant la maladie, et plus encore.

Monette, Paul, *Borrowed Time: An AIDS Memoir*, San Diego, Harcourt Brace Jovanovich, 1988.

L'histoire d'amour de deux hommes atteints du sida.

Nungesser, Lon G., *Epidemic of Courage: Facing AIDS in America*, New York, St.Martin's Press, 1986.

Nungesser, décédé depuis du sida, relate ici ses conversations avec sept sidéens à propos de l'impact que la maladie a eu sur leur vie et sur leur spiritualité, ainsi que des entrevues de personnes qui aiment les sidéens ou travaillent auprès d'eux.

Peabody, Barbara, *Au cœur de la nuit,* traduit de l'anglais par Alain Jarry-Caron et Jacqueline Sag, Paris, Presses de la Cité, 1987.

Un récit souvent poignant par une mère qui a accompagné son fils tout au long de sa maladie et de sa mort. Une expérience humaine très réelle, vive et émouvante. (Peut-être trop intense pour un parent qui n'a pas encore assez de recul. Excellent pour plus tard.)

Reed, Paul, *Facing It. A Novel of AIDS*. San Francisco, Gay Sunshine Press, 1984.

Le premier roman sur le sida. Intéressant et puissant. Le livre montre dans quel contexte deux hommes pouvaient s'aimer il y a quelques années.

⸻ *Serenity: Challenging the Fear of AIDS — From Despair to Hope*, Berkeley, CA, Celestial Arts, 1987.

Affronter notre peur du sida est difficile mais nécessaire si nous voulons atteindre à la paix d'esprit. En huit chapitres, l'auteur parle des tensions, de la colère, du désespoir, et propose des solutions pour transformer ces sentiments et trouver la sérénité.

Ruskin, Cindy, auteur; Matt Herron, photographe; Deborah Zemke, graphiste, *The Quilt*, New York, Pocket Books, 1988.

Un bel et émouvant album de photographies et de récits provenant de la célèbre courtepointe «The Quilt», à laquelle une multitude de gens ont collaboré à travers le monde pour garder vivant le souvenir des milliers d'êtres chers morts du sida. Un livre qui saura bouleverser le lecteur. Un ouvrage essentiel pour qui cherche à comprendre.

Shilt, Randy, *And the Band Played On: Politics, People, and the AIDS Epidemic*, New York, Penguin Books, 1988.

La chronique explicite et bouleversante de l'épidémie de sida, des politiques et des gens que cela concerne, de 1976 à 1988. Un ouvrage fascinant, mais que feraient mieux d'éviter les personnes trop émotives, qui s'initient au domaine de l'homosexualité et du sida.

Sontag, Susan, *AIDS and its Metaphors*, New York, Farrar, Straus & Giroux, 1989.

Il s'agit de la suite de *La maladie comme métaphore* (traduit de l'américain par Marie-France de Paloméra, Paris, Seuil, 1979), qui vise à dissiper la peur du sida et les préjugés.

Whitmore, George, *Someone Was Here: Profiles in the AIDS Epidemic*, New York, NAL, Penguin USA, Inc., 1988.

Portraits de personnes réelles, allant au-delà des statistiques, pour donner une description inoubliable du prix payé au sida par les malades, leurs familles, leurs amis et leurs amants, et par les personnes qui cherchent à les aider.

Informations et approches médicales

Douglas, Paul Harding et Laura Pinsky, *The Essential AIDS Fact Book: Expanded and Updated*, New York, Pocket Books, 1989.

Des renseignements récents et complets, incluant une mise à jour des traitements disponibles. Pour le grand public.

Eidsen, Ted, éd., *The AIDS Caregivers Handbook*, New York, St.Martin's Press, 1988.

Un manuel à l'intention du personnel soignant professionnel ou bénévole, couvrant tous les aspects du sida — scientifique, médical, nutritionnel, psychologique, inter-personnel et spirituel — depuis la liste des infections opportunistes à la manière de changer des draps sans déranger le patient.

Gong, Victor, *Understanding AIDS, A Comprehensive Guide*, New Brunswick, NJ, Rutgers University Press, 1985.
Le titre ne requiert aucune autre explication.

Jennings, Chris, *Understanding and Preventing AIDS — A Book for Everyone*, Cambridge, MA, Health Alert Press, 1988.
Trente-deux pages de renseignements et de conseils.

Langone, John, *AIDS: The Facts*, Boston, Little, Brown, 1988.
Le titre ne requiert aucune autre explication.

Approches alternatives

Badgley, Laurence, M.D., *Healing AIDS Naturally*, San Bruno, CA, Human Energy Press, 1987.
Le message: le sida et le para-sida ne sont pas forcément mortels. Les personnes infectées peuvent recouvrer la santé. Le Dr Badgley a étudié et mis en pratique ces techniques de médecine douce depuis 1972. Il décrit et propose plusieurs traitements possibles. Tous ne conviendront pas à tous, mais il vaut la peine d'y regarder de plus près.

Hay, Louise L., *You Can Heal Your Life*, Santa Monica, CA, Hay House, 1984.
Une approche positive particulière et des exercices expliqués par une femme admirée par des milliers de personnes, qui a réussi à vaincre son cancer. Un guide inspirant et inestimable pour quiconque, malade ou sain, souhaite améliorer la qualité de sa vie.

———— *The AIDS Book: A Positive Approach*, Hay House, 1988.
À la lumière de ce qui précède, le titre ne requiert pas d'explications. Procurez-vous d'autres ouvrages de cet auteur, de même que ses cassettes, dont *AIDS: A Positive Approach*.

Melton, George, en collaboration avec Wil Garcia, *Beyond Aids: A Journey into Healing*, Beverley Hills, CA, Brotherhood Press, 1989.

La description minutieuse des transformations vécues par ces deux hommes tout au long de leur guérison du sida, de même que de nombreuses approches et de nombreux points de vue utiles au lecteur.

O'Connor, Tom, en collaboration avec Ahmed Gonzalez-Hunez, *Living With AIDS: Reaching Out*, San Francisco, CA, Corwin Publishers, 1987.

Un guide de «survie» complet, positif et très pratique, par un homme atteint du para-sida qui a survécu.

Serinus, Jason, éd., *Psychoimmunity and the Healing Process*, Oakland, CA, The Holistic Group, 1988.

Un excellent ouvrage sur les soins alternatifs, réunissant des articles, entre autres, de Elisabeth Kübler-Ross, Kevin Ryerson, The Holistic Group, et plusieurs autres, y compris des sidéens faisant eux-mêmes appel aux médecines douces pour guérir.

Simonton, Simonton et Creighton, *Getting Well Again*, New York, Bantam, 1982.

(Une version plus exhaustive accompagnée de cassettes est disponible par le Simonton Cancer Counseling and Research Center, 1300 Summit, Suite 710, Ft. Worth, TX 76102.) Un autre classique: rapport de recherches sur l'interrelation entre le cerveau, le corps et l'évolution de la maladie. L'ouvrage décrit les méthodes développées par les Simonton pour lutter contre le cancer et incite les gens à prendre une part active dans la transformation de leur désespoir et de leur dépression.

Sur la mort

Boerstler, Richard W., *Letting Go: A Holistic and Meditative Approach to Living and Dying*, South Yarmouth, MA, Associates in Thanatology, 1982.

Un court ouvrage, très sensible, sur l'adaptation d'une ancienne et inestimable technique de respiration associée à la méditation, que tous peuvent apprendre pour aider un être cher à mourir.

Brooks, Anne M., *The Grieving Time: A Year's Account of Recovery from Loss*, Garden City, NY, The Dial Press, Doubleday & Company, Inc., 1985 (illustrations de Ted Ramsey).
Un journal intime magnifiquement écrit et illustré, en douze chapitres consignés après la mort du mari de l'auteur. Profondément personnel et honnête. Tant le texte que les illustrations peuvent bouleverser quiconque vient de perdre — ou est sur le point de perdre — un être cher.

Foos-Graber, Anya, *Deathing: An Intelligent Alternative for the Final Moments of Life*, York Beach, ME, Nicholas-Hays, 1988.
Une méthode particulière pour apprendre à mourir consciemment et dans la joie, expliquée par le biais d'anecdotes, et accompagnée d'«exercices» à effectuer par avance par la personne dont la mort est proche et par celle qui lui vient en aide.

Hine, Virginia, *Last Letter to the Pebble People*, Santa Cruz, CA, Unity Press, 1979 (*épuisé, mais vaut qu'on s'efforce de le trouver*).
Le compte rendu sensible et émouvant de la maladie mortelle et de la mort du mari de l'auteur. On y relate la part «consciente» de toute la famille dans ces événements, ainsi que leur intention de prolonger la vie et la qualité de la vie, et les moyens pris pour réaliser cet objectif.

Kübler-Ross, Elisabeth, *Les derniers instants de la vie*, traduit de l'anglais par Cossette Jubert et Étienne de Peyer, Genève, Labor et Fides, 1975.
Une introduction classique à une nouvelle approche de la mort, par une psychiatre, thanatologue et éducatrice réputée. Transcription de nombreuses entrevues.

──────── *SIDA, un ultime défi à la société*, traduit de l'américain par Anne Ferrier, Montréal, Stanké, 1988.
Kübler-Ross décrit avec sensibilité son travail auprès d'hommes, de femmes et d'enfants atteints du sida, et démontre la nécessité de traiter avec amour et compassion les personnes atteintes de ce terrible virus.

Levine, Stephen, *Who Dies? An Investigation of Conscious Living and Dying*, New York, Anchor Books, 1982.

Un livre exceptionnel susceptible d'intéresser chacun de nous. Présente une nouvelle façon généreuse de voir la mort et aussi la vie. Les méthodes orientales sont adaptées aux Occidentaux. À lire.

──────── *Meetings at The Edge: Dialogues with the Grieving and the Dying, the Healing and the Healed*, New York, Anchor Press, 1984.

Un autre inestimable ouvrage par un homme qui a œuvré pour les vivants et les mourants pendant de nombreuses années.

──────── *Healing into Life and Death*, New York, Anchor Press/Doubleday, 1987.

Un livre exceptionnel, où Levine traite de la guérison comme d'un processus vital continu. Plusieurs méditations, et une approche sage, tendre et généreuse dont nous pouvons tous bénéficier.

Table des matières

Remerciements 9
Introduction 11

1. Maintenant qu'on vous l'a dit 13
2. Le récit des enfants 33
3. Le récit des parents 56
4. Que signifie être gai? 87
5. Se tailler une place au soleil 116
6. Vivre en couple 147
7. La religion et les gais 175
8. Parents et enfants ensemble 209
9. Parents d'enfants gais: un mouvement
    vraiment efficace 235
10. Le sida et la famille 253

Bibliographie commentée par Betty Fairchild 301

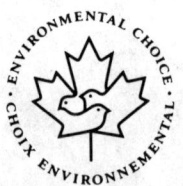

Ce livre est imprimé sur
du papier contenant plus
de 50% de papier recyclé
dont 5% de fibres recyclées.

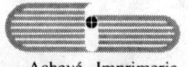

Achevé   Imprimerie
d'imprimer Gagné Ltée
au Canada Louiseville